国家出版基金项目
NATIONAL PUBLICATION FOUNDATION

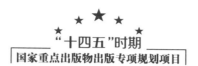

"十四五"时期
国家重点出版物出版专项规划项目

Springer

空间生命科学与技术丛书

名誉主编　赵玉芬　主编　邓玉林

U0267915

植物向重性研究方法与规程

Plant Gravitropism: Methods and Protocols

[美] 艾里森·B. 布兰卡弗洛（Elison B. Blancaflor）　编

郭双生　唐永康　译

北京理工大学出版社
BEIJING INSTITUTE OF TECHNOLOGY PRESS

图书在版编目(CIP)数据

植物向重性研究方法与规程／(美)艾里森·B.布兰
卡弗洛编；郭双生，唐永康译. -- 北京：北京理工大
学出版社，2023.11

书名原文：Plant Gravitropism：Methods and
Protocols

ISBN 978 - 7 - 5763 - 2988 - 9

Ⅰ. ①植… Ⅱ. ①艾… ②郭… ③唐… Ⅲ. ①失重 -
影响 - 植物生长 - 研究 Ⅳ. ①R852.22②Q945.3

中国国家版本馆 CIP 数据核字(2023)第 198305 号

北京市版权局著作权合同登记号 图字 01 - 2022 - 3803

First published in English under the title
Plant Gravitropism：Methods and Protocols
edited by Elison B. Blancaflor, edition：2
Copyright © Springer Science + Business Media, LLC, part of Springer Nature, 2022
This edition has been translated and published under licence from
Springer Science + Business Media, LLC, part of Springer Nature.
Springer Science + Business Media, LLC, part of Springer Nature takes no responsibility and
shall not be made liable for the accuracy of the translation.

责任编辑：钟　博	文案编辑：钟　博
责任校对：周瑞红	责任印制：李志强

出版发行 ／ 北京理工大学出版社有限责任公司
社　　址 ／ 北京市丰台区四合庄路 6 号
邮　　编 ／ 100070
电　　话 ／ (010) 68944439 (学术售后服务热线)
网　　址 ／ http：//www. bitpress. com. cn

版 印 次 ／ 2023 年 11 月第 1 版第 1 次印刷
印　　刷 ／ 三河市华骏印务包装有限公司
开　　本 ／ 710 mm × 1000 mm 1/16
印　　张 ／ 22.75
彩　　插 ／ 9
字　　数 ／ 454 千字
定　　价 ／ 99.00 元

译者序

《植物向重性研究方法与规程》（Plant Gravitropism：Methods and Protocols）由美国国家航空航天局（NASA）肯尼迪航天中心的资深专家艾里森·B. 布兰卡弗洛（Elison B. Blancaflor）组织编写，由著名的施普林格出版社于2022年出版，为第二版（第一版于2015年出版）。

由于地球的吸引而使物体受到的力叫作重力（gravity）。植物向重性（gravitropism）是植物感受重力的刺激，并在重力矢量方向上发生生长反应的现象，是植物的一种重要生理特性，对植物的生长、发育、繁殖和进化等均具有重要影响。那么，在太空微重力（microgravity）［或叫作失重（weightlessness）］条件下植物如何实现向重性反应则成为了当前一项重要的研究课题。

本书共包含19章，分别由该领域不同方向的专家撰写，重点介绍了针对不同高等和低等植物在不同重力水平条件下其向重性反应的基本研究方法、操作手段、操作规程和技巧等，并力图通过列举具体实例进行深入阐释，相信对开展植物向重性研究具有重要的指导作用和参考价值。

很高兴该译著现在能够与我国读者见面。本书可供从事太空植物研究和太空农业研究的科研人员和大专院校的师生参阅，也可作为大专院校的辅助教材。

本书由译者全面组织翻译工作。另外，合肥高新区太空科技研究中心的科技人员熊姜玲参加了翻译工作，王鹏参加了校对工作。在此，对他们的辛勤付出表示衷心的感谢。

本书得到了中国航天员科研训练中心人因工程全国重点实验室和国家出版基

金的资助；得到了中国航天员科研训练中心领导和课题组同事的热情鼓励、帮助与支持；得到了译者家人的默默关心与支持！在此，一并表示衷心的感谢！

由于译者水平有限，书中不妥和疏漏之处在所难免，敬请广大学者和同仁不吝批评指正！

郭双生　唐永康

2023 年 10 月

前　言

　　第一版《植物向重性研究方法与规程》（*Plant Gravitropism：Methods and Protocols*）于 2015 年出版。第二版在第一版的基础上，更新了第一版的几个章节，并在新的章节中介绍了研究植物根据重力（gravity）重新调整生长这一迷人现象的方法。植物利用向重性（gravitropism）来优化它们的生长，从而确保它们的根向下生长，这样便于其在土壤中适当固定，并促进水分和营养物质的获取。茎的向上生长也说明了植物向重性如何使光合组织最大限度地吸收光。对向重性的研究加深了我们对植物用于将环境刺激转化为生长反应的细胞、分子和生物化学网络的理解。因此，本书所描述的规程对于深入了解其他植物的生理过程仍具有广泛用途。第一版和第二版的主要区别是，第二版增加了有关太空植物或利用模拟微重力研究植物生物学现象的几个章节。毕竟，研究植物向重性的一个主要动机是为人类探索太空的任务提供基于植物生物学的解决方案，而不仅是在地球上实现农业应用。我希望本书成为第一版的有用配套书。

　　我衷心感谢所有作者的贡献，特别是在全球 COVID－19 大流行带来重大挑战的时刻。我再次感谢丛书主编约翰·M. 沃克博士对该项目的指导。

　　　　艾里森·B. 布兰卡弗洛作于佛罗里达州梅里特岛（Merritt Island）
［美国国家航空航天局（National Aeronautics and Space Administration，NASA）
　　　　　　　　肯尼迪航天中心利用与生命科学办公室
　　　　　　（Utilization and Life Sciences Office）所在地］

撰稿人

姓名	工作单位
Utku Avci	土耳其埃斯基谢希尔·奥斯曼加齐（Eskisehir Osmangazi）大学农业学院农业生物工程系
Richard Barker	美国威斯康星大学麦迪逊分校植物学系
Proma Basu	美国俄亥俄大学环境与植物生物学系 美国俄亥俄大学分子与细胞生物学跨学科研究中心 美国加利福尼亚大学分子、细胞和系统生物学系
Aditi Bhat	美国宾夕法尼亚州立大学生物学系
Elison B. Blancaflor	NASA 肯尼迪航天中心（John F. Kennedy Space Center）
Wolfgang Busch	美国索尔克生物研究所（Salk Institute for Biological Studies）植物分子与细胞生物学实验室
Ashley E. Cannon	美国农业部农业科学研究院（Agricultural Research Service）小麦健康、遗传和质量研究组
Jinke Chang	中国兰州大学生命科学学院细胞活动与逆境适应教育部重点实验室
Hugo Chauvet – Thiry	法国马赛国际科学技术研究所、法国中央研究院及艾克斯－马赛大学
Sabrina Chin	美国威斯康星大学麦迪逊分校植物学系

姓名	工作单位
Malgorzata Ciska	西班牙最高科学理事会玛格丽塔·萨拉斯生物研究中心（Centro de Investigaciones Biologicas Margarita Salas – CSIC）
Me'lanie Decourteix	法国克莱蒙奥弗涅大学（Université Clermont – Auvergne）
Marta Del Bianco	英国利兹大学植物科学中心 意大利航天局
Cody L. Depew	美国宾夕法尼亚州立大学生物学系
Colleen Doherty	美国北卡罗来纳州立大学分子与结构生物化学系
Caleb Fitzgerald	美国威斯康星大学麦迪逊分校生物系统工程系 美国黑加利纳咨询公司（Black Gallina Consulting）
Jérôme Franchel	法国克莱蒙奥弗涅大学
Jiří Friml	奥地利科学与技术学院［Institute of Science and Technology (IST) Austria］
Simon Gilroy	美国威斯康星大学麦迪逊分校植物学系
Christian Goeschl	奥地利 GREENPASS GmbH 公司
Félix P. Hartmann	法国克莱蒙奥弗涅大学
Karl H. Hasenstein	美国路易斯安那大学生物学系
Jessical L. Hellein	美国 NASA 肯尼迪航天中心
Raúl L. Herranz	西班牙最高科学理事会玛格丽塔·萨拉斯生物研究中心
Takayuki Hoson	日本大阪城市大学理学院生物学系
Christina M. Johnson	美国 NASA 肯尼迪航天中心 美国华盛顿特区大学空间研究协会
Motoshi Kamada	日本筑波先进工程服务有限公司（Advanced Engineering Services）
Khaled Y. Kamal	西班牙最高科学理事会玛格丽塔·萨拉斯生物研究中心
Stefan Kepinski	英国利兹大学植物科学中心
John Z. Kiss	美国北卡罗来纳州立大学分子与结构生物化学系

姓名	工作单位
Jürgen Kleine – Vehn	德国弗莱堡大学生物学院，综合生物信号研究中心，植物分子生理学系
Colin P. S. Kruse	美国俄亥俄大学环境与植物生物学系 美国俄亥俄大学分子与细胞生物学跨学科研究中心 美国洛斯阿拉莫斯国家实验室生物科学部
Nathalie Leblanc – Fournier	法国克莱蒙奥弗涅大学
Howard G. Levine	NASA 肯尼迪航天中心
Jia Li	中国兰州大学生命科学学院细胞活动与逆境适应教育部重点实验室
Lanxin Li	奥地利科学与技术学院
Jonathan Lombardino	美国威斯康星大学麦迪逊分校植物学系 美国威斯康星大学微生物学博士培养项目
Darron R. Luesse	美国南伊利诺伊大学爱德华斯维尔分校生物科学系
Ará Nzazu	西班牙最高科学理事会玛格丽塔·萨拉斯生物研究中心
Shouhei Matsumoto	日本大阪城市大学理学院生物学系
F. Javier Medina	西班牙最高科学理事会玛格丽塔·萨拉斯生物研究中心
Alexander Meyer	美国俄亥俄大学环境与植物生物学系 美国俄亥俄大学分子与细胞生物学系
Jerry Miao	美国威斯康星大学麦迪逊分校生物化学系 美国威斯康星大学麦迪逊分校协作科学环境
Nathan Miller	美国威斯康星大学麦迪逊分校植物学系
Gabriele B. Monshausen	美国宾夕法尼亚州立大学生物学系
Bruno Moulia	法国克莱蒙奥弗涅大学
Jin Nakashima	美国诺布尔研究所有限责任公司（Noble Research Institute）
Srujana Neelam	NASA 肯尼迪航天中心 美国华盛顿特区大学空间研究协会

姓名	工作单位
Takehiko Ogura	美国索尔克生物研究所植物分子与细胞生物学实验室
Imara Y. Perera	美国北卡罗来纳州立大学分子与结构生物化学系
Stéphane Ploquin	法国克莱蒙奥弗涅大学
Jeffrey T. Richards	NASA 肯尼迪航天中心微重力模拟支持设施，AECOM 管理服务公司
Stanley J. Roux	美国得克萨斯大学奥斯汀分校分子生物科学系
Suruchi Roychoudhry	英国利兹大学植物科学中心
Anna Maria J. Ruby	NASA 肯尼迪航天中心
Tanya Sabharwal	美国得克萨斯大学奥斯汀分校分子生物科学系
Nathan Scinto – Madonich	美国康奈尔大学植物生物学研究生
Tatsiana Shymanovich	美国北卡罗来纳州立大学格林斯伯勒生物学系
Kouichi Soga	日本大阪城市大学理学院生物学系
Tait Sorensen	NASA 肯尼迪航天中心
Sarah J. Swanson	美国威斯康星大学麦迪逊分校植物学系
Joseph S. Tolsma	美国北卡罗来纳州立大学遗传学项目
Jacob J. Torres	美国 NASA 肯尼迪航天中心微重力模拟支持设施，AECOM 管理服务公司
Miguel A. Valbuena	西班牙最高科学理事会玛格丽塔·萨拉斯生物研究中心
Jack J. W. A. van Loon	荷兰阿姆斯特丹自由大学阿姆斯特丹运动科学学院口腔颌面外科/病理学系 荷兰欧洲航天局技术中心
Cullen S. Vens	美国威斯康星大学麦迪逊分校植物学系 美国威斯康星大学麦迪逊分校计算机科学系
Alicia Villacampa	西班牙最高科学理事会玛格丽塔·萨拉斯生物研究中心
Sascha Waidmann	德国弗莱堡大学生物学院综合生物信号传导研究中心分子植物生理学系（MoPP）

续表

姓名	工作单位
Matthew Westphall	美国威斯康星大学麦迪逊分校森林与野生动物生态学系 美国 i3 产品开发公司
Chris Wolverton	美国俄亥俄卫斯理大学植物学与微生物学系
Julia Woodall	NASA 肯尼迪航天中心
Sarah E. Wyatt	美国俄亥俄大学环境与植物生物学系 美国俄亥俄大学分子与细胞生物学跨学科研究中心
Sachiko Yano	日本 JAXA 空间环境应用中心
Ye Zhang	NASA 肯尼迪航天中心
Yuzhou Zhang	奥地利科学与技术学院

目　录

第 1 章
植物向重性：对地球上植物功能到地外植物生存的机制认识

作者：**Sabrina Chin** 和 **Elison B. Blancaflor**

本章提要：向重性（gravitropism，又叫作向重力性）——根和茎朝向或远离重力（gravity 或 gravitational force）方向生长——已经被研究了几个世纪。这些研究不仅有助于更好地理解向重性过程（gravitropic process）本身，而且为更深入地了解广泛的研究领域开辟了新的道路。这些领域包括激素生物学、细胞信号转导、基因表达调节、植物进化和植物与各种环境刺激因素的相互作用。除了有助于认识植物的基本功能外，越来越多的证据表明，向重性给作物带来了适应性优势，特别是在边际农业土壤（marginal agricultural soil）条件下。因此，向重性正逐渐成为提高农业生产力的育种目标。此外，对向重性的研究已经催生了几项关于微重力下植物生长的研究，从而使研究人员能够将重力的影响与其他向性的影响分离。在过去的 10 年中，尽管传统分子生物学、生理学和细胞生物学等手段的继续推动导致人们对向重性有了更深入的了解，但在下一代组学平台（omics platform）和微重力模拟设施方面所体现出来的技术创新已丰富了这些手段。在本章中，我们回顾了向重性领域，重点介绍了最近为这一经典研究主题提供了独特见解的里程碑式研究，同时讨论了这些研究对地球和地球以外农业的潜在贡献。

关键词：农业；基因组学（genomics）；微重力；太空飞行；根系发育；向性（tropism）

1.1　引言

在罗伯特·富尔古姆（Robert Fulghum）的《我真正需要知道的是我在幼儿园学到的》（*All I Really Need to Know I Learned in Kindergarten*）一书中，他写道："注意奇迹。还记得泡沫塑料杯里的小种子吗？根向下而茎向上，但没有人真正知道这是为什么或这是如何做到的。"[1]这段话聚焦了植物学中的一个经典话题——科学家已经研究了两个多世纪，其中包括查尔斯·达尔文（Charles Darwin）关于植物运动的研究[2]。根向下生长和茎向上生长的现象被称为向重性[在早期文献中被称为向地性（geotropism）]。在过去的10年里，向重性一直是许多综述文献的主题，但大多数文献都侧重于研究在细胞和分子水平上如何调节这一过程[3-10]。虽然对植物如何调节其发育的看法是关于向重性研究的重要成果，但现在越来越多的研究正在考虑如何将有关这种植物环境反应的知识应用于农业生产[11,12]。此外，随着开展人类空间探索的努力不断推进，世界各地的各种空间机构已恢复支持旨在更好地了解植物如何在低重力（reduced gravity，这里也就是微重力——译者注）下生长的研究。向重性仍然是植物生物学研究的前沿。在很大程度上，该领域的快速发展是由于世界各地的实验室开发了大量方法以在地球和空间研究向重性。其中一些方法在本书的后续章节中予以介绍。本书首先重点介绍人们对基本的植物重力响应机制所提出的一些新的看法，然后讨论如何将这些知识应用于农业和太空探索。

1.2　向重性概述和组学研究的启示

向重性传统上被描述为一种由三个连续事件组成的过程：重力感知（gravity perception）、重力信号转导（gravity signal transduction）和重力响应（gravity response）。地上器官（aerial organ）如花序茎（inflorescence stem）[13]、嫩芽（shoot）[14-16]、下胚轴（hypocotyl）[17]、谷类植物的叶座（pulvini）[18,19]和胚芽鞘（coleoptile）[20]等对重力的响应是负向的，而地下器官如根[21,22]和花生雌蕊[23,24]

对重力的响应是正向的［图 1.1（a）］。尽管在地上器官和地下器官中的向重性导致其向着相反方向的生长，但人们普遍认为它们具有共同的重力感应机制。在高等植物中，重力感应主要是由淀粉－平衡石假说（starch－statolith hypothesis）解释的，该假说涉及淀粉体（富含淀粉的细胞器）的沉积（sedimentation of amyloplasts），这在茎的内胚层或根的小柱（columella）中起平衡石（statolith）的作用［图 1.1（b）］。随后，平衡石的物理运动被转化为导致不同器官生长的生化信号[25-27]［图 1.1（b）］。而且，平衡石沉积（statolith sedimentation）被认为会破坏肌动蛋白细胞骨架网络（actin cytoskeleton network）、扭曲内质网（endoplasmic reticulum）并激活质膜（plasma membrane）上的机械敏感性离子通道（mechanosensitive ion channel）[28-31]。随后是第二信使（secondary messenger），如肌醇－1，4，5－三磷酸盐（inositol－1，4，5－tri－phosphate，InP_3）、胞质钙（cytoplasmic calcium，Ca^{2+}）、活性氧（reactive oxygen species）

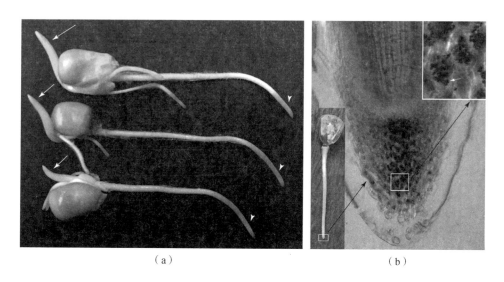

（a）   （b）

图 1.1 玉米幼苗的向重性反应（附彩插）

（a）4 d 龄玉米幼苗胚芽鞘和根系重新定向，分别水平向上（带线箭头）和向下（无线箭头）生长；（b）玉米幼苗根冠的中位纵切面显示在小柱细胞（浅色方形）中存在充满淀粉的淀粉体（带线箭头，右上插图），它们起到了平衡石的作用，平衡石沉降被广泛认为是高等植物根部重力感应机制的一部分以及根柱细胞胞质 pH 值的碱化和根冠质外体 pH 值的酸化的快速增加[32-35]。Cholodny-Went 假说（一种生长素分布不均匀假说）解释了由重力感应和信号转导引起的器官生长的重新定向（reorientation，也叫作再定向）[36]，该理论认为通过输出载体（如 PIN2 和 PIN3）和输入载体（如 AUXI）的重新定位，生长素在根尖或茎中进行再分配，从而使其在器官下侧积累[37-39]。上、下侧之间的生长素梯度（auxin gradient）导致不对称生长，即根向重力方向弯曲或茎逆重力方向生长，并最终在平衡石重新调整时变直[17,40]。

向重性是一个极其复杂的过程，人们在了解不同路径如何相交以协调从重力感知到生长响应的步骤方面仍然存在空白。例如，第二信使是如何被传递的？其传递过程有没有层次结构？不同的第二信使如何直接和/或间接地改变基因、蛋白质和代谢物的表达？20 年来，人们通过组学（omics）方法 [包括转录组学（transcriptomics）、蛋白质组学（proteomics）和代谢组学（metabolomics）] 来更全面地了解向重性的作用。表 1.1 总结了这些组学的研究，本节将对其予以讨论。

在根相对于重力矢量（gravity vector，也叫作重力向量）重新定向后，小柱细胞中的平衡石很快开始沉积，而且重力刺激（gravistimulation）约 1 min 足以引起拟南芥（*Arabidopsis thaliana* (L.) Heynh.）根部的生长响应[25]。谷类植物的叶座在重力刺激下，InP3 等第二信使蛋白浓度在 10 s 内升高，而拟南芥小柱细胞中的细胞质 pH 值在 1 min 内开始碱化[32]，胞质 Ca^{2+} 浓度在 25 s 左右迅速升高，并在 90 s 时达到峰值[35]。此后，在拟南芥根和烟草茎弯曲过程中，生长素的再分配通常发生在不对称生长前的 1~1.5 h[40,49]。因此，组学研究应考虑与重力刺激相关的时间，包括：①显现时间，即引发重力信号的时间；②感知时间，即在弯曲反应之前感知并传递重力信号的时间；③反应时间，即器官表现出不对称生长的时间。

表 1.1 在地基向重性研究中探索差异表达基因和蛋白质的转录组学、蛋白质组学和代谢组学研究结果总结

方法	植物	处理	组织类型	时间	总结	参考文献
				转录组学		
8.3 kB 基因芯片	拟南芥 Columbia 型, 3 周龄	黑暗生长, 旋转 90° 或 360°	整个幼苗	0 min, 15 min, 30 min	• 141 个重力特异性基因在重力刺激后 30 min 内发生变化。 • 按富集程度的降序排列，未分类蛋白、氧化、应激/植物防御、代谢、转录、细胞壁/质膜、信号转导、热激蛋白（heat shock protein）、乙烯应答、伴侣结合因子、钙结合蛋白、能量和细胞骨架等基因表达发生了变化。	[41]
全基因组芯片	拟南芥 Columbia 型 7 d 龄	黑暗生长, 旋转 135°	根尖	2 min, 5 min, 15 min, 30 min 和 60 min	• 转录因子（MYB, RingH2, KNAT1, HFR, NAM）、细胞壁修饰酶（木葡聚糖内转糖基化酶、果胶酯酶）、转运体（离子、糖、嘌呤）、特异性组蛋白异构体、RNA 聚合酶和 ACC 合成酶等基因的表达发生上调（↑）。部分特异性基因，如 AtPEN1，参与了油菜素内酯（brassinolide）的生物合成，而 SAMT 同源基因可能参与了基于水杨酸甲酯和茉莉酸甲酯途径的系统防御。 • 染色质组织和修饰基因（DNA 解旋酶、染色质甲基化酶、组蛋白凝结蛋白、组蛋白 H2A 和 H3、DNA 旋回酶、SNF2 结构域解旋酶、SET 结构域调控因子及复制因子）、PIN2、ACC 氧化酶等基因的表达发生上调/下调。 • 生长素应答基因的表达发生快速上调/下调（SAUR, IAAs）。	[21]

续表

方法	植物	处理	组织类型	时间	总结	参考文献
			转录组学			
全基因组芯片	水稻 japonica 品种，3 周龄	光照生长，旋转 90°	茎基部的上、下侧	0.5 h 和 6 h	● 在 0.5 h 出现 167 个差异表达基因，包括乙烯、细胞分裂素和次生代谢物等基因。 ● 在 6 h 出现 1 202 个差异表达基因。转录子（transcript）参与了激素的代谢与运输 [如生长素、赤霉素（GA）、油菜类固醇（BR）] 以及细胞壁扩张。 ● 48 个基因 [生长素诱导、细胞壁降解酶和次生代谢基因] 在两个时间点均有差异表达。 ● 在 0.5 h 和 6 h 时，上、下侧的转录子基因表达存在差异，DNA 类别上调，糖解下调，脂质代谢下调，发酵下调。 ● 拟南芥研究中常见的基因（[21, 41]）有细胞色素 P450、扩张蛋白（expansin）、木葡聚糖内转糖基酶（xyloglucan endotransglycosylase）、果胶酯酶（pectinesterase），生长素响应基因（auxin-responsive gene）和 PIN2。 ● 在芸薹属（[17]）上、下侧面研究中常见的基因是扩张蛋白、SAUR、IAAs 和糖基相关基因	[15]

续表

方法	植物	处理	组织类型	时间	总结	参考文献
				转录组学		
RNASeq	玉米 HN17 和 LA1 – ref 突变体，4 周龄	光照生长	第三个地上节点	未知	• WT 和 la1 – ref 节点之间的整体转录组谱比较显示 646 个基因上调，285 个基因下调。 • 差异表达基因与 RNA 调控、转运和激素代谢有关，功能类别涉及 10 个 Ca²⁺ 信号基因，7 个 pH/H⁺ 调节基因，12 个光信号基因，13 个生长素响应基因和 15 个生长素转运相关基因。 • RNASeq 的结果补充了其他生理学证据，通过介导生长素转运和生长性基因在幼苗向重性方面的作用，揭示了 ZmLA1	[42]
拟南芥 2 Oligo 基因芯片	拟南芥 Columbia 型，10 d 龄	光照生长，旋转 90°	花序茎的上、下侧	10 min 和 30 min	• 下侧有 30 个基因的表达增加，其中包括 SAURs、类 SAUR、ACC、IAA、葡萄糖调控因子（kinase regulator）和赤霉素氧化酶（gibberellin oxidase）基因。 • 对 IAA 基因的详细分析表明，重力刺激后 30 min 在下侧中 IAA5 表达水平显著升高，而重力刺激后 15～60 min 在上侧中 IAA2 表达水平低	[13]

续表

方法	植物	处理	组织类型	时间	总结	参考文献
			转录组学			
Agilent 4×44 kB 基因芯片	拟南芥 Columbia 型及 PIN2 和 PIN3 突变体，5 d 龄	Carbocryonix 固定室，在地面为恒定 1g；抛物线飞行为 1g 和 1.8g 系列模式或 1g，1.8g 和 μg 系列模式	整个根	16 个或 31 个抛物线	• 在微重力条件下，上调基因涉及信号转导和防御反应、蛋白质代谢、脂质运输、碳水化合物代谢、应激反应、细胞骨架组构以及细胞壁进程等。 • 在微重力条件下，所有基因型中的下调基因都参与了热响应、MAPK 级联途径、对非生物胁迫的响应、乙烯信号传导、ER – 核信号转导途径、臭氧响应、昼夜节律等。 • 作者认为，在微重力条件下调控依赖 PIN3，而 PIN2 介导的应答位于 PIN3 的下游。在微重力条件下，PIN2 突变体上调答基因参与了生长素极性转运，如 AGC 蛋白激酶家族的 WAG1、WAG2 和 PIN3	[43]

续表

方法	植物	处理	组织类型	时间	总结	参考文献
			转录组学			
RNASeq	水稻，中华 11 号 品 种，11 d 龄	光照生长，旋转90°	1.5 cm 茎基	0 h，0.25 h，1 h，1.5 h，2 h，3 h，4 h，5 h，6 h，7 h 和 8 h	• 对照与受重力刺激的植株之间的转录组差异在 3 h 后开始出现明显差异。 • 重力刺激后（<3 h）被快速激活的基因显著富集，用于内质网中的蛋白质加工和未折叠蛋白质结合。 • 在早期（<3 h）和后期（>3 h），表达差异的基因在植物激素信号转导和转录调控活动中富集。 • 在早期和晚期时间点基因簇表现出等级关系，由此早期基因在后期上调和下调不同的基因组，以及在所有时间点都有差异表达的某些基因。 • 重力刺激诱导的基因簇中生长素激活基因（例如 YUCCA6，除 SAUR8 外的 SAURs，5 IAA，ARF7 及 ALDH2a）显著富集，反之亦然，重力刺激抑制基因（例如 YUCCA3，YUCCA7，IAA25，ARF2，ARF9 及 ALDH3B1）显著富集。生长素合成和发送信号可能在光照下的植株重力响应（gravire-sponse）中起重要作用。 • 在 0.25 h，0.5 h 和 1 h 内，被上调的转录因子基因包括 HSFA2D，MADS57 和 EPR1。 • 对分蘖角增大的 hsfa2d 突变体的详细研究表明，HSFA2D 通过 LA1 途径调控生长素在幼苗中的再分配，其中包括 WOX6 和 WOX11 转录因子	[44]

续表

方法	植物	处理	组织类型	时间	总结	参考文献
			蛋白质组学			
1DE‑GE 与 LC‑MS/MS 联用	花生，Lu‑hua14 栽培种，6 月龄	光照生长（第 1 阶段）和黑暗生长（第 2 阶段和第 3 阶段）	第 1 阶段（气生雌蕊柄）；第 2 阶段（雌蕊柄浸于土壤 3 d）；第 3 阶段（成熟的暗生长阶段，有豆荚）雌蕊柄	未知	• 在第 1 阶段检测到 2 766 种蛋白质，其中 574 种蛋白质是这个阶段特有的。 • 在第 2 阶段检测到 2 518 种蛋白质，其中 3 07 种蛋白质是这个阶段特有的。 • 在第 3 阶段检测到 2 280 种蛋白质，其中 185 种蛋白质是这个阶段特有的。 • 1 696 种蛋白质是在所有阶段常见的蛋白质，它们涉及细胞、细胞部分、代谢过程、细胞器、结合（binding）、催化活性和对刺激的反应。 • 参与早期豆荚发育的蛋白质，包括生长素生物合成、调控和运输蛋白［如生长素轭水解酶（auxin conjugate hydrolases）、生长素结合蛋白和生长素外向转运载体（auxin efflux carrier）］、乙烯生物合成、油菜素类固醇（brassinosteroid）合成和赤霉素调控。 • 所有阶段与重力刺激相关的蛋白质包括 ABC 转运蛋白、DnaJ 蛋白、微管相关蛋白和热激蛋白	[24]

续表

蛋白质组学

方法	植物	处理	组织类型	时间	总结	参考文献
2DE - GE 与 MALDI - TOF MS 联用	拟南芥 Columbia 型，7 d 龄	光照生长，旋转 90°	10 mm 根部，包括根尖和伸长区	0.5 h 和 3 h	• 在重力刺激 0.5 h 后开始减少的蛋白质包括：肌动蛋白 2/7、微管蛋白 α = 6 链、乙醇脱氢酶 III 类、天门冬氨酸转氨酶、异柠檬酸脱氢酶、槲皮素 3 - 甲基羟甲基转移酶、甘氨酸转移酶 1、维生素 B12 - 非依赖型蛋氨酸合成酶和 HSP70 蛋白 2。 • 在重力刺激 0.5 h 后开始增加的蛋白质包括：谷胱甘肽 S - 转移酶 PM24、Ca^{2+} 依赖型膜结合蛋白联膜型蛋白、GDSL - motif 家族脂肪酰基水解酶、苹果酸脱氢酶、果糖二磷酸醛缩酶样蛋白和伸长因子 1 - α。 • 某些蛋白质在 0.5 h 和 3 h 时间点出现分子质量的变化，但等电点无变化。作者推测，蛋白质分子在重力作用下可能发生蛋白质修饰，和/或发生翻译后修饰	[45]

续表

方法	植物	处理	组织类型	时间	总结	参考文献
			蛋白质组学			
iTRAQ 与 LC - MS/MS 联用	拟南芥 Columbia 型，生长至花序长 8~10 cm	在 4 ℃下光照生长，旋转 90°（对照植物在 4 ℃下受到机械刺激）	顶部 4 cm 的花序茎	2 min 和 4 min	• 在重力刺激后 2 min 和 4 min 以差异表达的蛋白。一些蛋白在催化活性或金属结合方面具有被预测的功能。 • 特异性差异表达蛋白包括：①热激蛋白81 - 2（HSP81 - 2）；②谷胱甘肽 S - 转移酶 PH19（GSTF9）；③液泡 ATP 合酶亚基 A；④ADP和ATP；⑤ATP 合酶 CF1 β 亚基；⑥谷胱甘肽 S - 转移酶 TAU20。 • 对 HSP81 - 2 和 GSTF9 突变体的进一步分析表明，根（曲率、长度、倾斜）和花序（曲率）的重力响应存在缺陷。 • HSP81 - 2 可调节用于信号转导的 Ca²⁺ 通量，并可能与含有 J 结构域（J - domain）的蛋白质相互作用。 • GSTF9 可能参与激素合成，因为其他谷胱甘肽转移酶与生长素诱导的蛋白质相互作用。	[16]

续表

蛋白质组学

方法	植物	处理	组织类型	时间	总结	参考文献
LC－MS 与 2DE－GE 联用	拟南芥 Columbia 型 和 PIN2 突变体, 6 d 龄	在进行水平回转或超重力(hypergravity)或静止对照处理前, 先黑暗培养 24 h	5 ~ 10 mm 根尖	12 h 水平回转或 30 min 超重力处理	• 在回转和超重力条件下, WT 和 PIN2 中差异表达的蛋白包括 TCP-1 类伴侣蛋白, ATP 合酶 β 链 2, 甲羟戊酸二磷酸脱羧酶, 异柠檬酸脱氢酶, NAD⁺ 类蛋白和谷胱甘肽依赖型的甲醛脱氢酶Ⅲ类 ADH。这些蛋白可能代表一般的应激反应和独立于 PIN2 的重力反应。 • 在回转和超重力条件下的差异表达蛋白中, 仅在 WT 中表达而在 PIN2 中不表达的蛋白被认为是苹果酸氧化还原酶。该蛋白可能参与了生长素介导的过程。 • 在回转和超重力作用下, PIN2 中唯一发生变化的蛋白可能是泛素样蛋白, α-半乳糖苷酶样蛋白和羟基酰基脱甘肽水解酶。蛋白质可能参与生长素介导的过程。	[22]
2DE－GE 与 LC－MS/MS 联用	拟南芥 Columbia 型, 4 d 龄	光照生长, 旋转 90°	3 ~ 5 mm 根尖	12 min	• 观察到几个蛋白质斑点(protein spot)在重力刺激后增加。 • 确定其中一个蛋白质斑点为 ADK 蛋白。 • 在重力刺激试验中([21]), ADK1 和 ADK2 转录子末发生改变。说明 ADK 蛋白经历了转录后修饰。 • 对 ADK1-1 和 ADK2-1 的进一步研究发现, ADK1 是根系重力反应中的活性异构体(active isoform)。ADK1 可能通过 SAM 途径中多种前体的产生而参与重力信号转导。	[46]

续表

方法	植物	处理	组织类型	时间	总结	参考文献
				代谢组学		
GC‑MS	拟南芥 Co‑lumbia 型，7d 龄	光照生长，旋转 90°，采用乙烯抑制剂，10 μM AVG 或 10 μM 水杨酸，缓冲液作对照	整个幼苗或 2 mm 根尖	60 min	• 受重力刺激后的幼苗增加了甘露糖、水苏糖、乙醇胺、丙氨酸含量，但减少了脂肪酸和大部分氨基酸含量。在根尖，几种氨基酸含量增加，而己糖、苹果酸和草酸含量减少。 • 水杨酸处理增加了硬脂酸和棕榈酸含量，降低了缬氨酸、苏氨酸、丝氨酸、天门冬氨酸和合氨酸含量，但并未显著改变垂直生长和重力刺激幼苗之间的代谢物。 • AVG 处理使垂直生长幼苗和重力刺激幼苗的甘氨酸、脯氨酸和丝氨酸含量轻微提高，使部分氨基酸含量轻微降低，但对垂直生长和重力刺激幼苗之间的代谢产物无显著影响。在重力刺激的根尖中，AVG 处理导致的代谢变化更类似在垂直处理的根中所发生的情况。 • 重力刺激引起的代谢变化在根尖比在整个幼苗更明显。 • 重力刺激过程中根尖中的糖积累可能用于构建细胞壁聚合物，而脂肪酸（棕榈酸和硬脂酸）的变化可能是由于它们在信号转导中发挥了直接作用。 • 水杨酸可能影响乙烯生物合成或信号途径或重性弯曲，但是作者未作用。 • 通过 AVG 抑制生长和向重性弯曲反应期间测量根弯曲反应	[47]

续表

方法	植物	处理	组织类型	时间	总结	参考文献
			转录组和代谢组学			
RNA-seq 与 LC-MS/MS 联用	山茶 Qiqu (QQ), Lianyuan-qiqu（LYQQ）(锯齿茎)和 Meizihan（MZ）(直茎)栽培种	光照生长	顶芽的第一片叶和第三片叶之间的茎	未知	• 与锯齿茎形成相关的基因有：①细胞壁合成和细胞扩张；②转录因子基因；③生长素、茉莉酸、水杨酸代谢和转运；④内质网和囊泡上的蛋白质加工和转运；⑤液泡分类和膜蛋白；⑥细胞分裂控制蛋白。特异性基因包括 QQ 和 LLQQ 中的 PIN3, LAZY, 类 LAZY 1, VILLIN2 和肌动蛋白解聚因子 2。 • 与直型 MZ 相比，锯齿型基因型的代谢物中槲皮素 O-乙酰己苷，没食子酸甲酯，D-泛酸和 1-谷氨酸的代谢产物增加，而黄颜木素，10-甲酰-四氢叶酸（10-formyl-THF），2-甲基琥珀酸，2-异丙基苹果酸和咖啡酸的代谢产物减少。 • 黄酮醇可调控生长素运输。tZIG 和 SGR 基因表达不显著（不像拟南芥中的 ZIG 突变体），但囊泡蛋白和液泡蛋白发生了变化。	[14]

续表

方法	植物	处理	组织类型	时间	总结	参考文献
			转录组和代谢组学			
GC-TOF 与拟南芥全基因芯片结合	拟南芥 eco-type Landsberg erecta 型, 7 d 龄	黑暗生长, 旋转 90°	全苗	24 h	• 受重力刺激后, 植物的天门冬氨酸、氨基丁酸、天冬酰胺、苯丙氨酸、葡萄糖和鸟氨酸的含量均显著增加。 • 受重力刺激后, 147 个基因表达下调。这些主要与代谢功能类别、亚细胞定位, 结合功能蛋白质和未分类蛋白质有关。 • 上调的特定基因包括木葡聚糖内转糖基化酶 7、GHMP 激酶超家族基因, 乳糖合脱甘肽水解酶家族蛋白/醛缩酶 I 家族蛋白, 苏氨酸醛缩酶 1, 暗诱导基因 6, gcn5 相关 N-乙酰转移酶家族蛋白和查尔酮合成酶家族蛋白。 • 下调的特定基因包括纤维素合成酶类-A15、脂加氧酶 2, 糖基水解酶 I 蛋白和查尔酮合成酶。 • 大多数差异表达基因和代谢物并非重力刺激所特有的, 也与蓝光和红光刺激发生反应重叠。作者认为, 向重性和向光性通常诱发应激反应	[48]

可能参与重力信号感知和/或转导的基因包括：编码五环三萜烯合成酶（pentacyclic triterpene synthase，AtPEN1，）、未分类蛋白（At2g16005）、半胱氨酸蛋白酶（Cys protease）、S－腺苷－L－蛋氨酸羧甲基转移酶同系物［S－adenosyl－L－methionine（SAM）carboxymethyl－transferase homolog］和一种与胶乳有关的主要蛋白[21]。报道称，这些基因在拟南芥根尖 2 min 内显著上调[21]。此外，作者还发现，在重新定向 5～15 min 后，编码其他转录因子的基因表达增加，如HFR1、AtHB－12 和 KNAT1，这可能与生长反应的早期调控有关。大约 30 min后，其他重力特异性基因也会改变其表达方式，包括参与氧化应激/植物防御（oxidative stress/plant defense）、新陈代谢、细胞壁/质膜、信号转导（signal transduction）、热激蛋白、乙烯响应元素结合因子（ethylene－responsive element－binding factor）、钙结合蛋白（calcium－binding proteins）、能量、细胞骨骼基因（cytoskeletal genes）、染色质组织/修饰（chromatin organization/modification）、内质网（endoplasmic reticulum）、NA^+/H^+ 交换（NA^+/H^+ exchange）和蛋白质结合（protein binding）等[21,41,44]。在与 Cholodny－Went 假说一致的不同转录组研究中，一个关键性的发现是生长素诱导基因和生长素响应基因在后期时间点富集，如 SAUR、类 SAUR、YUCCA、IAA、IAA OXIDASE、PIN2 和生长素响应因子（Auxin Response Factor，ARF）（表 1－1）[13-15,21,42,44]。转录组学研究证明，其他激素，包括油菜素内酯、乙烯、细胞分裂素和赤霉素，也与重力反应有关[13,15,21]。强调系统时间点（systematic time point）的优势也很重要，正如 Zhang等[44]所做的，他们包括了 12 个时间点。通过这些研究，作者能够构建层次基因聚类（hierarchical gene clustering），以证明早期的基因族如何影响后期的基因族。

对全基因组转录组学分析的结果也有助于挖掘重力特异性基因以进行详细分析。例如，Zhang 等[44]确定了 HSFA2D 的快速诱导，并利用反向遗传学确定该基因与 LAZY1（LAZY1 还能够通过调控不对称生长素途径来决定水稻的分蘖角）一起控制生长素的再分配而调节水稻的分蘖角。较新的转录组管道（transcriptomic pipeline）的出现和可获得性（accessibility），特别是 RNA－Seq，使研究人员能够将 RNA－Seq 纳入，以补充突变基因的全基因组效应所引起的生理数据[42]。尽管如此，转录组学的缺点在于其只具有检测从头合成过程（*de* novo synthesis）的能力。蛋白质的变化（转录后和翻译后）可以在不改变 mRNA 丰度的情况下发生，如磷酸化（phosphorylation）[50]，而泛素标记（ubiquitin tagging）（如 PIN2 基因）[51]在转录组学中可能被忽略，因此也应对其开展蛋白质组学研究。此外，在重力信号转导的早期，小柱细胞和根冠细胞中发生的动态 pH 值波动可能影响蛋白质结构（如折叠和分裂），如 Kamada 等[45]观察到重力相关蛋白的等电点发生变化，但未观察到其分子量发生变化。

蛋白质组学方法发现了超过 30% 的早期重力相关蛋白（2 min 和 4 min），预测它们位于叶绿体、液泡或质体中，具有催化活性或金属结合功能，这可能反映在重力信号转导过程中[16]。Young 等[46]发现在重力刺激 12 min 后在拟南芥根中出现了腺苷激酶（adenosine kinase，ADK）蛋白，并发现 ADK1 在小柱细胞胞质碱化后、生长素再分布之前的 SAM 通路中发挥作用。此外，SAM 通路在向重性中的作用已被报道过，即在重力刺激后约 2 min，在拟南芥根中诱导了一种 SAM 转移酶同系物[21]。表 1-1 所述的蛋白质组学和转录组学研究的另一个共同特点是蛋白质/基因的差异表达，如热激蛋白（HSP）和谷胱甘肽 S-转移酶（GST）[16,24,41,45]。不过，尽管热激蛋白通常是在非生物和生物胁迫下被诱导的[52,53]，但一些与重力相关的热激蛋白（如 HSP70-2 和 HSP81-2）水平出现了下降[16,45]。此外，HSP81-2 拟南芥突变体表现出无向重性生长以及根短而倾斜等发育缺陷[16]，而 HSP81-2 过表达的拟南芥转基因植株表现出盐和干旱胁迫症状减少，但 Ca^{2+} 的耐受性增加[54]。这些研究表明，HSP81-2 的丰度在正常发育过程中受到严格调节，并可能调节 Ca^{2+} 通量以进行向重性信号转导[16]。在重力响应过程中，其他令人感兴趣的蛋白 GST 在拟南芥根中表达增加[45]，或在拟南芥花序中出现差异表达[16]。GST 主要被用于异生物质排毒（xenobiotic detoxification）和含硫植物化学产物生产，如硫代葡萄糖苷（glucosinolates）[55,56]。另外，在超重条件下，芜菁（*Brassica rapa* L.）的茎、根和叶中产生的硫代葡萄糖苷含量明显降低[57]。这些研究表明，GST 在向重性方面可能发挥新的作用，即在生长素调控弯曲反应中，一些 GST 可以与生长素结合，并参与生长素运输[56]或作为含硫重力信号传感器。

目前，利用代谢组学的方法来研究向重性的例子并不多（表 1.1）。Pozhvanov 等[47]发现糖、氨基酸和脂肪酸组成发生了显著变化，在拟南芥根尖受重力刺激的过程中变化尤为明显。这种变化可能与用于根弯曲或作为信号分子功能的细胞壁构建有关。此外，作者还发现了乙烯通路在重力响应中的重要性，因为利用 10 μM L－α－［2－氨基乙氧基乙烯基］甘氨酸（L－α－［2－aminoethoxyvinyl］glycine）会抑制乙烯生物合成，从而消除了这些代谢变化。Millar 和 Kiss[48]还发现，在重力刺激下的拟南芥幼苗中氨基酸、糖和苯丙氨酸含量发生了变化。之后，作者[48]用基因芯片结果补充了他们的代谢组学数据。例如，他们发现通过查尔酮合成酶合成类黄酮的前体——苯丙氨酸的量增加，而查尔酮合成酶转录子下调。由于质谱技术已经能够检测多种类型的植物化合物，所以研究以下代谢产物在向重性方面的作用有着巨大潜力，如小肽（GOLVEN 和 CLE）、硫代葡萄糖苷、黄酮、生物碱和一些研究较少的植物激素［如独脚金萌发素内酯（strigolactone）和油菜类固醇（brassinosteroid）］。此外，可通过分馏富集在重力刺激过程中显著增加的代谢物，并利用核磁共振对其进行鉴定以用于生理学研究[58]。综上所述，本节概述的以组学为基础的研究使新假设的产生成为可能，而且这些假设可以在未来的研究中得到验证。

1.3　快速向重性的演化

在过去的几年里，向重性研究最令人兴奋的进展之一，可能是人们对这个过程如何从低等植物对重力的缓慢响应演变到高等植物对重力的快速响应有了新的认识。现存的陆生植物来源于条状藻类（streptophyte algae），包括多种现存的海洋绿藻和陆生绿藻[59]。适应陆生地形的一个关键因素是根系能够在土壤中扎根，并吸收水分和养分[60]。原始的陆生植物为小型草本类型，无叶片，且根为简单的丝状假根（rhizoid）[61]。一些现存的植物，如绿藻、苔类植物（liverwort）、苔藓类植物（moss）和金鱼藻（hornwort），仍然保持着假根作为其主要的生根系统，而蕨类植物（fern）在配子体阶段发育出假根，然后假根在孢子体阶段转变为真根，而种子植物只具有真根。尽管如此，所有的根系都利用平衡石，其根据重力矢量发生沉淀。

根已经进化出几种提高其向重力速度的新方法。第一种方法是利用基于淀粉和质体的平衡石，也就是我们之前提到的淀粉体（amyloplast）（图 1－1）。假根不含淀粉体[62]，而是利用含有蛋白质和碳水化合物这两种有机混合物的硫酸钡晶体作为平衡石[63-66]。这些"更简单"的平衡石主要依靠较高质量的晶体来沉淀，而且由于硫酸钡晶体本身是惰性的，所以沉淀的平衡石与机械敏感的质膜之间的直接接触足以引起实现重力响应的信号级联发大（signal cascade）[64,65]。淀粉体的进化可能起源于古老维管植物的一个谱系，因为在石松类和蕨类植物中观察到根部存在淀粉体[62]。尽管在石松类和蕨类植物中淀粉体出现了进化，但这些淀粉体尚未具备作为重力感应平衡石的功能，因为 Zhang 等[62]发现石松类植物江南卷柏（*Selaginella moellendorffii*）和蕨类植物水蕨（*Ceratopteris richardii*）中的淀粉体在根细胞中随机分布，而经过 180° 重新定向后却并未沉积。此外，江南卷柏和水蕨表现出缓慢的向重性根弯曲速度。相比之下，已经进化到利用淀粉体作为平衡石的种子植物则具有明显高的向重性根弯曲速度[62]。也许，转变为基于淀粉体的平衡石的另一个优点是，表面蛋白的表达与肌动蛋白细胞骨架相互作用，从而调节淀粉体沉积。拟南芥中的淀粉体在其表面上也表达蛋白，如 SGR9 这样一种 RING 型 E3 连接酶，其控制淀粉体从肌动蛋白丝上进行分离，以在跳跃运动（saltatory movement）与沉积之间实现淀粉体平衡[67]。然而，尽管基于平衡石的重力感应的证据越来越多，但 Edelmann[68]提出，玉米不需要通过平衡石沉积来感知重力，因为即使将含有小柱细胞和内胚层细胞的组织移除，也并不影响胚芽鞘和根系的向重性弯曲反应。像玉米这样的单子叶植物，通常具有不同的根系，包括主根（primary root）、种子根（seminal root）、冠根（crown root）和支持根（brace root），这些根具有不同的结构，并生长于不同的深度[69]。有趣的是，确定这几种根是否采用了其他重力感应机制或者在淀粉体沉积后信号级联放大（signaling cascades）是否出现差异，则可以解释其可变的向重性设定角（variable gravitropic setpoint angle）。

第二种对向重性更加有效的修改，是将感应重力的小柱细胞集中在根尖的一个更狭窄的区域[62]。基生维管植物江南卷柏的淀粉体沿根分布，但不分布在根尖，而水蕨的淀粉体则分布在根尖上方和根尖内[62]。相比之下，在种子植物中，裸子植物火炬松（*Pinus taeda*）、双子叶植物棉花（*Gossypium arboreum*）和拟南芥以及单子叶植物水稻（*Oryza sativa* L.）都只有专门定位于根尖小柱细胞内的淀粉体[62]。在种子植物中，小柱细胞已经进化到对向重力作用至关重要的程度，以至于手术切除根尖（其中也包含根柱细胞）[70] 和激光切除小柱细胞均会导致根无法产生无向重性反应。此外，拟南芥的小柱细胞已经进化到高度专门化的程度，以至于其每一层对向重性的反应程度均不同[25]。

生长素是协调器官在生长中响应重力的主要信号，其在快速向重性的进化中起着关键作用。Zhang 等[62] 发现，种子植物中 PIN2 生长素外排转运蛋白的跨膜结构域和亲水环的多重创新使 PIN2 能够以极性的方式定位于表皮细胞的向芽侧。同样值得注意的是，以上作者还证明了江南卷柏和水蕨的淀粉体在根表皮和皮层中的分布位置与种子植物中 PIN2 蛋白的分布位置相似。这可能表明江南卷柏和水蕨利用了生长素的更为位点特异性的信号转导途径，而不是生长素从小柱细胞运输到伸长区。此外，在种子植物中，生长素的转运、合成、结合（conjugation）和降解的调控远比在苔类［如地钱属植物（*Marchantia* spp.）］、苔藓类［如小立碗藓（*Physcomitrella patens*）］和石松类（如江南卷柏）中复杂[71]。这可能是因为根中生长素对重力响应能够做出更为精确的调节，尽管这尚未得到很好的研究。此外，在玉米等种子植物中，静息中心（quiescent center）的形成可能通过控制生长素氧化来促进根尖中的额外生长素调节[72]。

有证据表明，信号转导途径（signal transduction pathway）的改变是开花植物做出快速向重性反应的关键。Limbach 等[64] 假设轮藻（*Chara*）的假根具有更短及更简单的信号转导和传递途径，因为它们能够容易地区分假根中的重力刺激感受（susception）和感知（perception）。此外，在开花植物中缺乏支持配体 – 重力受体模型（ligand – gravireceptor model）的证据[73]，这表明开花植物需要更复杂的信号通路来快速转导重力信号。这可能与淀粉体作为平衡石的功能适应性有关。拟南芥中的淀粉体具有一种专门的与质体相关的重力传感器，即叶绿体外膜转位子（Translocon of Outer Membrane of Chloroplasts，TOC）复合物[74,75]。TOC复合物相互作用，而对 ALTERED RESPONSE TO GRAVITY1（ARG1）蛋白及其出现在质膜和内质网上的紧密同源物 ARL2 产生不同反应，从而共同调节重力信号的转导作用。单突变体（如 *pgm*、*toc132*、*toc120*、*toc34* 和 *arg1*）不像双突变体（如 *arg1pgm*、*arg1 toc132*、*arg1 toc120* 和 *arg1 toc34*）表现得那么无向重性[74,75]。这表明，TOC 复合物与 ARG1 之间的协同作用放大了淀粉体沉积后信号转导过程中的重力信号。这也提出了一个问题，即其他第二信使，如 Ca^{2+} 和

InSP3（三磷酸肌醇），其强度和/或持久性是否会导致开花植物产生更快的向重性反应。

总之，根系经历了无数迭代而达到了今天陆地植物的向重性效率。然而，还需要进一步开展研究来了解向重性的进化，因为这对于了解根系如何进化与发展是不可或缺的。无论在地球上还是在太空中，设计更善于生长的根系对未来的农业应用尤其重要。

1.4 关于生长素和其他激素在向重性中作用的新认识

近来的一些研究结果表明，生长素除了在不对称器官生长中的功能之外还具有更为复杂的作用。例如，Zhang 等[76]发现生长素在拟南芥根内的重力感知和重力响应方面发挥双重作用。他们证明，通过 TIR/AFB 受体途径，生长素浓度改变了淀粉合成酶 4（starch starch synthase 4，SS4）、葡糖磷酸变位酶（phosphoglucomutase，PGM）和腺苷二磷酸葡萄糖焦磷酸酶（adenosine diphosphate glucose pyrophosphorylase，ADG1）等淀粉生物合成基因的表达。

此外，通过外源应用合成的生长素 1 - 萘乙酸（1 - napthaleneacetic acid）和 N - 1 - 萘基邻氨甲酰苯甲酸（N - 1 - naphthylphthalamic acid）或利用 PIN2 和 PIN3/4/7 突变体，均可提高根中的局部生长素浓度，从而导致 PGM、ADG1 和 SS4 转录子上调，进而导致淀粉体变得更大并使弯曲反应更快。该机制可能反映了一种正反馈回路，即当根部对重力产生反应时可增强重力感知，从而进一步加速向重性，尽管目前缺乏对重力感知和重力响应过程中 IAA 羧基甲基转移酶 1（IAA carboxyl methyltransferase 1，IAMT1，见下文）的时空调控的比较。然而，目前尚不清楚生长素对淀粉生物合成的影响是否也发生在内皮层内的淀粉体中。

Abbas 等[77]的一项研究表明，生长素内稳态基因的扰动会影响向重性，因此生长素的内稳态在调节向重性方面的重要性越发明显。他们发现，在拟南芥下胚轴的重力弯曲反应中，生长素的积累受到 IAMT1 的调控，即后者将 IAA（吲哚乙酸）转化为 me - IAA（甲基 - 吲哚乙酸）。在受到重力刺激后，生长素梯度的建立需要 Me - IAA，而通过抑制 PIN3 表达并促进 PIN3 向下胚轴上侧的内胚层细胞的内侧分布，可减少生长素极性运输[77]。此外，Mellor 等[78]证明，在拟南芥中，低至正常浓度的生长素是在生长素氧化双加氧酶 1（dioxygenase for auxin oxidation，DAO1）的作用下被氧化而受到调节的，而较高的生长素水平是由 GH3（Gretchen Hagen 3）基因表达增加和生长素结合（conjugation）控制的。目前，虽然人们尚未研究 DAO 基因在向重性方面的作用，但 DAO 蛋白的定位化（localization）表明它们可能参与了向重力作用。例如，DAO1 蛋白被非对称地定位于拟南芥顶点钩（apical hook）的下侧，而DAO2 则被微弱地定位于根冠[79]。这是有关生长素调控的一个有趣方面，它可能与前一节提到的陆生植物的快速向重性演化（evolution of fast gravitropism）有关。生长素调控的多层次性（包括局部合成和极性运输）凸显了植物生长素精确积累对向重性的重要性。

在向重性作用期间，生长素与其他激素的相互作用对植物生长的协调也很重要。例如，乙烯和生长素在抑制根伸长方面可发挥协同作用[80]。乙烯调节植物生长素的生物合成和根中的局部生长素运输，因此激活局部生长素反应而抑制根生长过程中的根伸长[80-82]，但黄化苗中的生长素则通过 1 – 氨基环丙烷 – 1 – 羧酸合成酶（1 – aminocyclopropane – 1 – carboxylate synthase，ACS）基因来促进乙烯生产[83,84]。Nziengui 等[85]发现，叶酸前体——对氨基苯甲酸（para – aminobenzoic acid，PABA）通过乙烯信号转导来影响生长素，但其与叶酸途径（folate pathway）无关。在重力刺激过程中，PABA 通过促进生长素在表皮中的不对称积累来增强根弯曲，这需要生长素转录因子 ARF7 和 ARF19 的激活以及乙烯的生物合成和信号转导，并增加局部生长素反应[85]。有趣的是，有证据表明，含有一个氨基苯环和一个羧酸侧链的化合物［包括 PABA、endosidin 8 和邻氨基苯甲酸（anthranilic acid）］可以通过修饰 PIN 蛋白基极性（basal polarization）的弱乙烯不敏感（weakly ethylene insensitive，WEI）途径来改变生长素极性运输[85-87]。

除乙烯外，细胞分裂素（cytokinin，又叫作细胞激动素）也会促进根系的向重性，尽管主根和侧根的向重性具有差异。细胞分裂素在受到重力刺激的主根的下侧积累（类似生长素的积累），并由此导致根的弯曲[88]。相反，细胞分裂素氧化酶（cytokinin oxidase，CKX）2 和 3 的不可逆降解会降低细胞分裂素的水平，从而导致主根变得更无向重性[89]。主根中的细胞分裂素也通过在小柱细胞中重新定位 PIN3 和 PIN7 来影响生长素运输[89]。不过，Waidmann 等[90]的最新研究表明，细胞分裂素通过作为反重力信号在侧根上设置更大的向重性定点角（gravitropic set - point angle，GSA），从而在侧根中发挥不同的功能。他们发现，在侧根形成的第 2 阶段和第 3 阶段，于侧根的根尖处 CKX2 被上调，而且在这两个阶段侧根分别设定了 GSA 并继续成熟。此外，在第 2 阶段的侧根中细胞分裂素信号转导更不对称，即在向重性弯曲过程中，上侧的细胞分裂素信号转导（cytokinin signaling）要高于下侧[90]。当侧根达到第 3 阶段成熟状态时，这种不对称性减弱。与主根不同，侧根中的细胞分裂素并不直接影响 PIN3 的定位，尽管生长素运输与 N - (1 - 萘基) 邻氨甲酰苯甲酸（N - 1 - naphtylphthalamic acid，NPA）的药理学干扰破坏了第 2 阶段侧根中细胞分裂素的不对称性[90]。

Waidmann 等[90]的工作表明 CKX2 是一种反重力信号，这是通过检查 215 份天然拟南芥材料的侧根 GSA 的变化和进行全基因组关联研究（Genome - Wide Association Studies，GWAS）的结果。通过这种方法，他们发现在 CKX2 中的一个单核苷酸多态性（nucleotide polymorphism）会引起一个单氨基酸被取代，这样就降低了 CKX2 的催化活性，进而导致长出更多的水平侧根。有趣的是，这种不活跃的 CKX2 等位基因优先在瑞典北部地区的种质中表达，因为这里的频繁降雪会导致出现低氧条件。作者因此提出，不活跃的 CKX2 等位基因可能被选择而通过促进更多水平侧根生长来减轻低氧条件的有害影响。

通过评估拟南芥种质对 NPA 的敏感性，进一步证明了 GWAS 具有发现新参与者（novel player）的能力。通过本研究发现，一种名为 EXOCYST70A3（EXO70A3）的基因通过调节小柱细胞中 PIN4 蛋白的分布而参与根的向重性反应[91]。EXO70A3 的等位基因变异（allelic variation）与天然种质（natural accession）对 NPA 的不同反应有关。与 CKX2 相似，EXO70A3 的等位基因变异被认为可以使根系适应特殊的环境。以 EXO70A3 为例，被 EXO70A3 等位基因变异所赋予的根系结构差异可能表明其能够适应更加有效地捕获土壤地表水[91]。

近来人们发现，一组来源类胡萝卜素并被称为独角金内酯（strigolactone，SL；又叫作独角金萌发素内酯）的植物激素，可通过抑制受到重力刺激的幼苗底侧的生长素生物合成基因 Os1AA20 而降低水稻分蘖的向重性反应[92]。反过来，这又减少了幼苗向重性弯曲反应中生长素的不对称性，从而形成了一种散开型幼苗结构[92]。在幼苗分枝的抑制过程中，尽管 SL 可以消耗质膜上的 PIN 蛋白来调节生长素的运输[93]，但 Sang 等[92]并未证明 SL 在重力刺激过程中会直接影响生长素的运输，因为 SL 的生物合成和信号转导通路的缺陷并未改变侧向生长素运输。作者认为，这一机制的作用是帮助幼苗进行热躲避以减少热损伤[92]。SL 对重力响应的调节可能只针对幼苗，因为 SL 的模拟物 GR24 引起根系的无向重性生长所需的有效剂量很高（>10 μM），以致无法看出其生理相关性[93]。

地上幼苗器官会表现出多种向性反应，如向光性、向重性、向热性和向触性（thigmotropism）。1996 年，Fukaki 等关于幼苗的向重性取得了两项重大发现：①拟南芥的花序向重性弯曲对温度敏感，即使重力感知是完整的；②幼苗的向重性基因（SHOOT GRAVITROPISM，SGR）参与了幼苗的向重性反应。Kim 等[94]近期研究发现，SGR5 基因参与拟南芥花序中向重性和向热性的信号集成。他们证明，SGR5 基因会进行选择性剪接而产生两种异构体（isoform），即 SGR5α 和 SGR5β，这两种异构体是温度依赖型的，且 SGR5β 的依赖性在温度高于 37 ℃ 时更加突出。SGR5α 是参与重力感知早期步骤的全尺寸功能变体（functional variant），而 SGR5β 是被截短了的非活动类型（truncated non-active form）。在高温条件下，SGR5β 蛋白相对于 SGR5α 的增加会导致拟南芥花序的向重性反应出现下降。当 SGR5β 变体的量大时，它们与 SGR5α 形成异源二聚体（heterodimer）而破坏了其在细胞核中与 DNA 的结合。作者认为，这一机制可能使花序茎减少向重性弯曲以保护器官免受热损伤。

在该综述文章中所提到的研究成果，仅反映在向重性研究方面所取得的一小部分新突破。生长素无疑是向重性的中心，其作用扩展到重力感知、重力信号转导和重力反应，以至于其他激素和通路与生长素共同调控或相互影响，这可能是在生长素调控失败的情况下发挥一种失效防护（fail-safe）的作用。当我们开始更好地了解向重性之谜的不同部分时，可以对如何调节茎和根的结构和功能形成清晰思路，从而设计出植物的理想株型（ideotype），以便在地球和地外进行栽培。

1.5 在微重力下的研究对植物向重性及其他运动的看法

目前，人们关于向重性的大部分知识来自在地基实验室进行的试验。然而，由于重力在地球上持续存在，所以要更深入地了解它对生物系统的影响则需要一个近乎失重（weightlessness）的环境。几十年来，利用航天飞机和国际空间站（International Space Station，ISS）上的试验设施满足了这一要求。然而，与太空飞行试验相关的组织和技术上的困难也迫使研究人员需要依靠回转器（clinostat）等各种微重力模拟器开展其工作[95,96]。本节重点介绍在空间微重力环境中和地球上微重力模拟器中进行的各种研究，从而对定向植物器官生长和向重性具有了更深入的了解。

Ca^{2+} 信号转导的研究，是利用抛物线飞行提供的短时间微重力促进对向重性认识的一个例子。正如上述 1.2 节所指出的，地面研究已经证明了在 $1g$ 重新定向的植物中其胞质 Ca^{2+} 会发生变化。这些 Ca^{2+} 的变化包括初始瞬态增加，然后是第二次持续增加。胞质 Ca^{2+} 水平的升高被认为是第二信使级联（second messenger cascade）的一部分，在植物被重新定向后，它会引导植物重新调整其生长方向[35,97]。然而，存在争论的地方是，旋转植物的动作会带来机械刺激，从而触发 Ca^{2+} 独立于重力的反应。研究表明，通过抛物线飞行和地面装置旋转拟南芥幼苗而不改变其方向，胞质 Ca^{2+} 的第二次持续增加是与重力感应和信号转导相关的真实信号[98]。最近一项对 ISS 上甘蓝型油菜（*Brassica napus*）幼苗根系的研究表明，即使在平衡石位移最小的情况下，重力感应小柱细胞的胞质 Ca^{2+} 也会发生变化[99]。然而，这项在 ISS 上的研究取决于根固定法和 Ca^{2+} 沉淀物成像术，由此得出这样的结论。由于胞质 Ca^{2+} 变化发生在植物受到刺激后的几秒钟内，所以尚不清楚通过化学固定成像的 Ca^{2+} 是否表明真正的细胞信号转导事件。将来，人们希望能够在 ISS 上利用表达活细胞 Ca^{2+} 报告基因的品系。这不仅需要成像硬件，还需要处理在太空中表达这些植物报告基因的协议（protocol）。目前，各种荧光成像系统，如光学显微镜模块（light microscopy module）已被用于监测 ISS 上基于生长素的荧光传感器[100]。因此，在 ISS 上有可能对遗传编码的 Ca^{2+} 荧光传感器进行成像。

如前所述，植物器官生长方向的变化可由一系列环境因素触发，如光照、水分、养分和盐分梯度[73,101,102]。然而，由于重力在地球上无处不在，所以它会掩盖上述其他刺激因素对植物生长的某些影响。微重力模拟和在 ISS 上所开展的研究使研究人员能够最大限度地减少重力的影响，从而能够更好地了解其他向性和植物运动。得益于在微重力下研究的一种特殊类型的植物运动是回旋转头运动（circumnutation）的现象。回旋转头运动被描述为植物中内源性振荡生长模式（endogenous oscillatory growth patterns），并被假设受到重力的严格控制[103]。根据这一假设，植物器官表现出回旋转头运动，因为它们在生长时不断尝试与重力矢量重新对齐[104]。回旋转头运动对重力的依赖性得到了地球上关于双子叶植物研究工作的支持，例如，对重力感应有缺陷的突变体的回旋转头运动能力受损[105-107]。太空试验强化了这些地面研究的结论。例如，虽然在 ISS 上的拟南芥茎中观察到低程度的回旋转头运动，但利用 ISS 上的离心机所产生的重力加速度则增加了回旋转头运动的程度[108]。此外，最近在 ISS 上有关水稻的一项研究表明，重力也在单子叶植物的回旋转头运动中发挥作用。在 ISS 上，野生型水稻幼苗的胚芽鞘所表现出的回旋转头运动比地球上的幼苗胚芽鞘要低。相反，在离心机所提供的重力作用下，ISS 上野生水稻种子的回旋转头运动的程度恢复到与在地球上几乎相当的水平。另外，在地球上存在的回旋转头运动缺陷的无向重性 lazy-1 突变体，在微重力条件下其回旋转头运动也会减弱。尽管经受了离心，但这些缺陷仍未能被恢复到野生型水平[109]。在 ISS 上观测到的拟南芥花序茎的回旋转头运动衰减，通过中国的返回式卫星 SJ-10 和空间实验室 TG-2 的研究得到了验证。该研究证明，在太空中光周期会抑制回旋转头运动[110]。

在微重力条件下研究的其他生长现象还包括根的波动（waving）和歪斜（skewing），尤其是在拟南芥中。与坚硬的琼脂表面接触的根，其波动和歪斜最为明显。波动是指根尖生长的一系列周期性起伏，而歪斜是指根轴偏离垂直生长而呈倾斜状态[111]。人们已发现部分导致根摆动和歪斜的分子成分，包括微管细胞骨架（microtubule cytoskeleton）、内膜（endomembrane）和 G 蛋白（G protein），以及它们所发挥的作用[112-114]。研究认为，根尖与琼脂表面接触、回旋转头运动和重力共同驱动了根的摆动和歪斜。然而，与回旋转头运动不同，在航天飞机和 ISS 上的研究表明，根歪斜与重力无关，因为根在太空飞行期间仍然歪斜[115-117]。

微重力下出现根歪斜的情况表明，与重力相比，机械信号转导在根歪斜反应中可能发挥更为主导的作用。突变体的 SPIRAL1（SPR1）基因（spr1）编码一种与微管结合的蛋白质，从而在地球上导致出现更强的根歪斜表型[112,118]。有趣的是，spr1 突变体的根歪斜表型在 ISS 上得到了增强[119]。在突变体中，人们也观察到对根表达的营养肌动蛋白亚型 ACTIN2 的根歪斜和卷曲反应出现增强[116]。综合来看，这些太空飞行的研究结果表明，细胞骨架是在微重力下和地球上植物机械信号转导的重要组成部分。

关于细胞骨架，已有几项研究表明，经肌动蛋白拮抗剂（actin antagonist）处理的植株或其中负责编码肌动球蛋白（acto－myosin）系统成分的基因发生突变的植株，其茎和根均表现出更强的向重性[28,120,121]。最近，利用回转器的研究结果表明，这些肌动蛋白受抑制的植物可能表现出向自性伸直（autotropic straightening）受到抑制，而不是促进向重性。利用回转器旋转植物来抵消重力的影响，使器官的向自性伸直反应比在 $1g$ 时重新定向植物更明显[122,123]。在这方面，在微重力条件下观察到的拟南芥肌动蛋白突变体的根卷曲的增强可能也可以用受到抑制的向自性伸直来解释[116]。尽管对肌动蛋白调控向自根系伸直的确切机制尚不清楚，但最近有证据表明，油菜素内酯可能参与了这一过程[122]。

向水性（hydrotropism，即根系向水分更多的方向生长[124,125]）和向光性（即植物器官向光源方向或远离光源的方向生长[126]）是两个在地球上被重力所掩盖的向性。同样，人们在太空研究中也发现了这两种植物的向性反应。最近，在 ISS 上的几个试验特别关注了向水性。在一项研究中，人们发现，与地球上的植物根系相比，在太空中黄瓜根系的向水性反应更强。与向重性一样，该 ISS 试验表明，植物的向水性由受到 PIN 生长素外排载体的重新定位所推动的生长素再分布的变化所调节[127]。然而，值得注意的是，生长素是否参与了亲水性仍在争论中[128]。最近，在另一个 ISS 试验中，胡萝卜根表现出强烈的向磷酸二钠源生长［被称为向化性（chemotropism）］，这被认为是克服了向水性的影响[129]。虽然这些近期在 ISS 上的研究阐明了不同向性之间的相互作用，但它们大多证实了在地球上有关向水性的主要发现。与向重性的研究一样，为了进一步推进向水性研究，可以在未来的太空试验中纳入在地球上发现的向水性突变体[130-133]。

也许，在太空独特的微重力环境中发展最快的植物向性研究是向光性研究。在这方面，在 ISS 上的拟南芥下胚轴显示了在地球上被掩盖了的一种新的红光向光性反应[134]。除了证明红光的向光性反应外，后来在 ISS 上开展的研究还表明，根具有正的蓝光向光性反应[135]。在太空中观察到蓝光诱导的向光性反应伴随着与光合作用、光感知、淀粉代谢、类胡萝卜素生物合成和细胞壁/膜重构等相关基因表达的变化[136,137]。综上所述，太空微重力环境和微重力模拟器的使用已被证明是许多地基向性研究的重要补充。

1.6　面向优化作物资源获取效率的向重性应用

如前几节所述，关于向重性的研究增加了人们对植物如何通过其特定细胞类型中的感官系统来调节其发育，以及在这些细胞类型中所感知到的环境刺激如何被转化为生长反应的基本了解。由于重力对地上和地下植物结构有如此深远的影响，所以向重性在农作物改良策略中日益受到关注。在这方面，重点是加强水分和养分的搜寻（foraging），并优化光捕捉以进行更有效的光合作用[11,138,139]。到目前为止，人们对向重性的评述在很大程度上强调了在人工凝胶基质和受控环境条件下用拟南芥进行的试验。在本节中，我们将重点转向相关农作物的向重性，并简要回顾有关这种基本植物环境反应的知识是如何被应用于农作物改良的。

植物的结构是由几个参数决定的，如分枝频率、生长速度、器官形状、表面积和生长角（growth angle）。从迄今为止的研究综述来看，很明显生长角是人们对农作物改良产生越来越大的兴趣的原因。由于根系生长角是决定土壤中根系空间分布的主要驱动因素，所以农作物根系受到的关注最多[140]。虽然根生长角与向重性是最密切相关的特征，但由根生长角所导致的下游特征与农作物更直接相关。其中一个特点是扎根深度，因为这种特点不仅可以增加农作物的水和营养源的供应，而且增加碳储存量有助于改善土质[141]。关于农作物资源的可用性，在干旱易发地区获得水是拥有深根植物的一个直接好处。有一项值得注意的研究证明了根系生长角对干旱所诱导胁迫的好处，该研究涉及水稻中数量性状位点

（quantitative trait locus，QTL）的定位克隆（positional cloning）——其被称为深层生根 1（deeper rooting 1，DRO1）。水稻品种 IR64 的根系生长角较浅，因此被发现更容易受干旱影响。IR64 的 DRO1 基因中具有单个碱基对缺失，因此形成了一个过早终止密码子（premature stop codon）。另一方面，带有全长 *DRO1* 基因的近等基因系（near‐isogenic line，NIL）的根系生长角更陡且深根频率更高。因此，这种 NIL 水稻能够获得位于更深土壤区的水而避免干旱[12]。与在水稻中观察到的结果一致，李子（*Prunus domesta*）DRO1 基因的过表达可以增大栽培于容器中李子幼苗的生根深度。然而，目前并不清楚陡峭的根系生长角是否直接导致李子根部深度增大，或者李子的 DRO1 基因过表达系是否耐旱[142]。DRO1 基因与参与重力信号转导的拟南芥 LAZY 基因属于同一家族[8]。综上所述，对水稻和李子的研究提供了许多例证，例如植物向重性反应途径的一个组成部分如何被应用于在缺水条件下种植农作物。

更好地获取氮的能力是深根农作物提供的另一个好处，因为氮是一种高度流动的营养物质，会渗入更深的土壤区域[143]。在对 108 个玉米（*Zea mays*）自交系的研究中，在限氮条件下，支柱根和冠根的角度变陡了约 18°[144]。玉米根系生长模拟结果表明，轴根系生长角促进了土壤氮吸收。最佳的氮吸收取决于土壤类型和降水量。例如，在小降雨量情况下，氮主要位于土壤上层。在这种情况下，浅根的品种表现更好，但在大降雨量情况下，氮被浸入更深的土壤层。具有浅根和陡根的品种在这两种条件下都表现良好，支持根系的生长角是氮捕获的主要决定因素的假设[145]。在不同的氮素条件下，人们对出现不同根系生长角的潜在分子机制尚未完全了解。然而，在拟南芥中研究铵胁迫涉及重力信号通路的组成部分，包括 ARG1、AUX1 和 PIN[146]。

对上述玉米根的仿真建模表明，根系生长角对资源捕获的作用较为复杂，并强调了浅层和陡峭根系生长角之间的权衡关系。虽然陡峭的根系生长角有利于在干旱期间的水和大降雨量地区中的浸出氮，但当寻找停留在表层土壤上的固定资源时，它们可能不会带来任何好处。这一点在植物磷酸盐营养学的研究中得到了最好的说明。与氮不同，磷酸盐是不动的，并积聚在表层土壤中。与其他主要营养物质一样，对磷酸盐的获取能力差也是农作物生产率的主要制约因素之一[147]。在这方面，研究表明，当磷酸盐有限时，具有浅根系生长角的植物更有利于在土壤表面或接近土壤表面处获得养分。例如，在菜豆（*Phaseolus vulgaris*）中，磷酸盐的可用性会影响基底根的角度。另外，不同磷酸盐条件下的向重性反应取决于基因型（genotype）。在磷酸盐胁迫下，对磷酸盐吸收效率低的基因型根系较深，而对磷酸盐吸收效率高的基因型根系较浅[148]。令人感兴趣的是，通过对拟南芥和菜豆侧根以及菜豆基根的比较研究表明，GSA 对缺磷的响应具有根型依赖性。缺磷导致侧根 GSA 偏向垂直，而基根 GSA 偏向水平，后者与之前的研究结果一致。目前，不同根类之间对磷酸盐水平的反应差异是未知的。Liao 等提出的一种机制是不同根类对生长素的敏感程度不同[149]。这一假设得到了相关研究的支持，即根系结构对有限磷酸盐的反应涉及生长素信号转导机制的组成部分[150,151]。在磷酸盐胁迫下，与向重性更相关的是，PIN3 和无淀粉拟南芥突变体的 GSA 与野生型的不同[152]。

在水稻中，水稻形态决定因子（rice morphology determinant，RMD）基因被证明是响应磷酸盐水平而进行冠根角调节的一个组成部分。RMD 突变体具有较快的根系向重性和较陡的根系生长角，而与磷酸盐水平无关。RMD 蛋白定位于小柱细胞中的平衡石上，是一种肌动蛋白结合蛋白（actin – binding protein），属于肌动蛋白调节蛋白的成蛋白（formin）家族[150]（这是一类高度保守的多结构域蛋白，在多个物种中都有较多发现。——译者注）。有证据表明，RMD 通过规定质膜上 PIN 蛋白的循环来调节生长素的运输和再分配[153]。最近，RMD 也被证明在水稻光依赖的茎向重性方面发挥作用[154]。这些研究表明，RMD 是向重性与肌动蛋白 – 生长素信号转导之间的一种关键分子纽带，可被用于培育具有所需生长角度的农作物。然而，值得注意的是，由于前面提到的权衡关系，应评估向重性作为优化植物资源获取的一种育种目标的效用，以及向重性与其他特性和对比鲜明的环境的协同效应[145,155]。例如，菜豆长而密的根毛与浅根结合，在磷酸盐胁迫下，地上生物量增加了近 300%[156]。研究和验证不同环境下的性状协同作用，将是开发能够更有效地捕获土壤资源的农作物品种的关键。

1.7　结论

作为本书后续章节的先篇，本章对向重性进行了概述。虽然这篇综述并不全面，但希望其中所介绍的方法能够使我们对植物生物学这一经典领域获得新的见解。在这里，我们列举了将组学技术应用于向重性问题的示例。然而，随着更精密仪器的引入，利用更多组学方法的水平会变得更高。例如，随着测序和质谱技术能力的提高，在同一试验中有更多的机会整合不同的组学，并与复杂的映射技术结合，从而根据 RNA、蛋白质和代谢物全面阐明一个通路中的变化，或者发现多个通路的变化。利用亚硫酸氢盐全基因组测序技术（whole genome bisulfite sequencing）进行更多的表观基因组研究有很大潜力。在向重性期间存在甲基化变化的明显迹象，这是由于染色质相关基因的下调[21]以及天地拟南芥 DNA 中胞嘧啶的差异甲基化，尽管不能排除太空飞行期间宇宙辐射和其他胁迫的影响[157]。

新的单细胞组学技术，如单细胞 RNA – Seq 技术[158-161]、单细胞亚硫酸氢盐测序技术[162-164]，以及用于蛋白质组学和代谢组学的单细胞和现场直播型单细胞质谱技术（live single – cell mass spectrometry）[165,166]，可用于描述细胞特异性变化，尤其对于小柱细胞更是如此［尽管存在原生质体化的（protoplasting）小柱细胞］。在单个细胞中，可将重力感知和反应技术与传统组学结合，以了解单细胞的变化。另外，开发用于生物信息学分析（in silico analysis）的组学数据库，如拟南芥太空转录组测试（Test of Arabidopsis Space Transcriptome，TOAST）数据库[167]，也将有助于发现与向重性有关的高度保守基因、蛋白质和代谢物等。

这里强调的其他研究涉及向重性的演变。有趣的是，淀粉 – 平衡石假说和 Cholodny – Went 假说（它们分别是解释重力感应和响应的标志），是阐明陆生植物由慢向快的向重性转变的核心假说[62]。在这方面，通过对自然材料和 GWAS 的研究，可以越来越明显地看到，植物对特定环境的适应是由调节向重性的生长素和细胞分裂素相关基因的等位基因变异驱动的[90,91]。

尽管人们仍在从拟南芥等模式植物获得这些知识，但对农业相关作物的研究表明，向重性可能是一个提供适应性优势的育种目标，特别是将它与其他表现性状（phenes）一起考虑（并在低投入的农业系统下）时更是如此[168]。最后，随着研究人员试图将有关向重性的基本知识转化为指导农作物品种的开发并在未来太空探索任务中为先进的人类生命保障系统设计封闭的植物栽培系统，空间和地面模拟微重力的设施将继续成为宝贵的资源。

致谢

作者实验室的向重性研究项目得到了 NASA 的支持（NASA 基金项目编号为 80NSSC19K0129 和 80NSSC18K1462）。

参考文献

1. Fulghum R (1989) All I really need to know I learned in Kindergarten. The Random House Publishing Group, New York
2. Darwin C, Darwin F (1880) The power of movement in plants. John Murry, London
3. Baldwin KL, Strohm AK, Masson PH (2013) Gravity sensing and signal transduction in vascular plant primary roots. Am J Bot 100 (1):126–142. https://doi.org/10.3732/ajb. 1200318
4. Hashiguchi Y, Tasaka M, Morita MT (2013) Mechanism of higher plant gravity sensing. Am J Bot 100(1):91–100. https://doi.org/ 10.3732/ajb.1200315
5. Morita MT (2010) Directional gravity sensing in gravitropism. Annu Rev Plant Biol 61:705–720. https://doi.org/10.1146/ annurev.arplant.043008.092042
6. Sato EM, Hijazi H, Bennett MJ, Vissenberg K, Swarup R (2015) New insights into root gravitropic signalling. J Exp Bot 66 (8):2155–2165. https://doi.org/10.1093/ jxb/eru515
7. Nakamura M, Nishimura T, Morita MT (2019) Gravity sensing and signal conversion in plant gravitropism. J Exp Bot 70 (14):3495–3506. https://doi.org/10.1093/ jxb/erz158
8. Nakamura M, Nishimura T, Morita MT (2019) Bridging the gap between amyloplasts and directional auxin transport in plant gravitropism. Curr Opin Plant Biol 52:54–60. https://doi.org/10.1016/j.pbi.2019.07. 005
9. Toyota M, Gilroy S (2013) Gravitropism and mechanical signaling in plants. Am J Bot 100

(1):111–125. https://doi.org/10.3732/ajb. 1200408
10. Vandenbrink JP, Kiss JZ (2019) Plant responses to gravity. Semin Cell Dev Biol 92:122–125. https://doi.org/10.1016/j. semcdb.2019.03.011
11. Rich SM, Watt M (2013) Soil conditions and cereal root system architecture: review and considerations for linking Darwin and Weaver. J Exp Bot 64(5):1193–1208. https://doi.org/10.1093/jxb/ert043
12. Uga Y, Sugimoto K, Ogawa S, Rane J, Ishitani M, Hara N, Kitomi Y, Inukai Y, Ono K, Kanno N, Inoue H, Takehisa H, Motoyama R, Nagamura Y, Wu J, Matsumoto T, Takai T, Okuno K, Yano M (2013) Control of root system architecture by deeper rooting 1 increases rice yield under drought conditions. Nat Genet 45 (9):1097–1102. https://doi.org/10.1038/ ng.2725
13. Taniguchi M, Nakamura M, Tasaka M, Morita MT (2014) Identification of gravitropic response indicator genes in *Arabidopsis* inflorescence stems. Plant Signal Behav 9(9): e29570. https://doi.org/10.4161/psb. 29570
14. Cao H, Wang F, Lin H, Ye Y, Zheng Y, Li J, Hao Z, Ye N, Yue C (2020) Transcriptome and metabolite analyses provide insights into zigzag-shaped stem formation in tea plants (*Camellia sinensis*). BMC Plant Biol 20 (1):98. https://doi.org/10.1186/s12870-020-2311-z
15. Hu L, Mei Z, Zang A, Chen H, Dou X, Jin J, Cai W (2013) Microarray analyses and comparisons of upper or lower flanks of rice shoot

base preceding gravitropic bending. PLoS One 8(9):e74646. https://doi.org/10.1371/journal.pone.0074646

16. Schenck CA, Nadella V, Clay SL, Lindner J, Abrams Z, Wyatt SE (2013) A proteomics approach identifies novel proteins involved in gravitropic signal transduction. Am J Bot 100(1):194–202. https://doi.org/10.3732/ajb.1200339

17. Esmon CA, Tinsley AG, Ljung K, Sandberg G, Hearne LB, Liscum E (2006) A gradient of auxin and auxin-dependent transcription precedes tropic growth responses. Proc Natl Acad Sci U S A 103(1):236–241. https://doi.org/10.1073/pnas.0507127103

18. Perera IY, Heilmann I, Boss WF (1999) Transient and sustained increases in inositol 1,4,5-trisphosphate precede the differential growth response in gravistimulated maize pulvini. Proc Natl Acad Sci U S A 96(10):5838–5843. https://doi.org/10.1073/pnas.96.10.5838

19. Perera IY, Heilmann I, Chang SC, Boss WF, Kaufman PB (2001) A role for inositol 1,4,5-trisphosphate in gravitropic signaling and the retention of cold-perceived gravistimulation of oat shoot pulvini. Plant Physiol 125(3):1499–1507. https://doi.org/10.1104/pp.125.3.1499

20. Parker KE, Briggs WR (1990) Transport of indole-3-acetic acid during gravitropism in intact maize coleoptiles. Plant Physiol 94(4):1763–1769. https://doi.org/10.1104/pp.94.4.1763

21. Kimbrough JM, Salinas-Mondragon R, Boss WF, Brown CS, Sederoff HW (2004) The fast and transient transcriptional network of gravity and mechanical stimulation in the Arabidopsis root apex. Plant Physiol 136(1):2790–2805. https://doi.org/10.1104/pp.104.044594

22. Tan C, Wang H, Zhang Y, Qi B, Xu G, Zheng H (2011) A proteomic approach to analyzing responses of *Arabidopsis thaliana* root cells to different gravitational conditions using an agravitropic mutant, *pin2* and its wild type. Proteome Sci 9(72):1–16. https://doi.org/10.1186/1477-5956-9-72

23. Xia H, Zhao C, Hou L, Li A, Zhao S, Bi Y, An J, Zhao Y, Wan S, Wang X (2013) Transcriptome profiling of peanut gynophores revealed global reprogramming of gene expression during early pod development in darkness. BMC Genomics 14:517. https://doi.org/10.1186/1471-2164-14-517

24. Zhao C, Zhao S, Hou L, Xia H, Wang J, Li C, Li A, Li T, Zhang X, Wang X (2015) Proteomics analysis reveals differentially activated pathways that operate in peanut gynophores at different developmental stages. BMC Plant Biol 15(1):188. https://doi.org/10.1186/s12870-015-0582-6

25. Blancaflor EB, Fasano JM, Gilroy S (1998) Mapping the functional roles of cap cells in the response of Arabidopsis primary roots to gravity. Plant Physiol 116(1):213–222. https://doi.org/10.1104/pp.116.1.213

26. Maccleery SA, Kiss JZ (1999) Plastid sedimentation kinetics in roots of wild-type and starch-deficient mutants of Arabidopsis. Plant Physiol 120(1):183–192. https://doi.org/10.1104/pp.120.1.183

27. Toyota M, Ikeda N, Sawai-Toyota S, Kato T, Gilroy S, Tasaka M, Morita MT (2013) Amyloplast displacement is necessary for gravisensing in Arabidopsis shoots as revealed by a centrifuge microscope. Plant J 76(4):648–660. https://doi.org/10.1111/tpj.12324

28. Hou G, Mohamalawari DR, Blancaflor EB (2003) Enhanced gravitropism of roots with a disrupted cap actin cytoskeleton. Plant Physiol 131(3):1360–1373. https://doi.org/10.1104/pp.014423

29. Leitz G, Kang B-H, Schoenwaelder MEA, Staehelin LA (2009) Statolith sedimentation kinetics and force transduction to the cortical endoplasmic reticulum in gravity-sensing *Arabidopsis* Columella cells. Plant Cell 21(3):843–860. https://doi.org/10.1105/tpc.108.065052

30. Zheng HQ, Staehelin LA (2001) Nodal endoplasmic reticulum, a specialized form of endoplasmic reticulum found in gravity-sensing root tip Columella cells. Plant Physiol 125(1):252–265. https://doi.org/10.1104/pp.125.1.252

31. Yoder TL, Zheng H-Q, Todd P, Staehelin LA (2001) Amyloplast sedimentation dynamics in maize Columella cells support a new model for the gravity-sensing apparatus of roots. Plant Physiol 125(2):1045–1060. https://doi.org/10.1104/pp.125.2.1045

32. Fasano JM, Swanson SJ, Blancaflor EB, Dowd PE, T-h K, Gilroy S (2001) Changes in root cap pH are required for the gravity response of the Arabidopsis root. Plant Cell 13(4):907–922. https://doi.org/10.1105/tpc.13.4.907

33. Joo JH, Bae YS, Lee JS (2001) Role of auxin-induced reactive oxygen species in root gravitropism. Plant Physiol 126(3):1055–1060. https://doi.org/10.1104/pp.126.3.1055

34. Perera IY, Hung CY, Brady S, Muday GK, Boss WF (2006) A universal role for inositol 1,4,5-trisphosphate-mediated signaling in plant gravitropism. Plant Physiol 140 (2):746–760. https://doi.org/10.1104/pp. 105.075119

35. Plieth C, Trewavas AJ (2002) Reorientation of seedlings in the earth's gravitational field induces cytosolic calcium transients. Plant Physiol 129(2):786–796. https://doi.org/ 10.1104/pp.011007

36. Went FW, Thimann KV (1937) Phytohormones. The Macmillan Company, New York

37. Band LR, Wells DM, Larrieu A, Sun J, Middleton AM, French AP, Brunoud G, Sato EM, Wilson MH, Peret B, Oliva M, Swarup R, Sairanen I, Parry G, Ljung K, Beeckman T, Garibaldi JM, Estelle M, Owen MR, Vissenberg K, Hodgman TC, Pridmore TP, King JR, Vernoux T, Bennett MJ (2012) Root gravitropism is regulated by a transient lateral auxin gradient controlled by a tipping-point mechanism. Proc Natl Acad Sci U S A 109 (12):4668–4673. https://doi.org/10.1073/ pnas.1201498109

38. Marchant A, Kargul J, May ST, Muller P, Delbarre A, Perrot-Rechenmann C, Bennett MJ (1999) AUX1 regulates root gravitropism in Arabidopsis by facilitating auxin uptake within root apical tissues. EMBO J 18 (8):2066–2073. https://doi.org/10.1093/ emboj/18.8.2066

39. Rakusová H, Abbas M, Han H, Song S, Hélène FJ (2016) Termination of shoot gravitropic responses by auxin feedback on PIN3 polarity. Curr Biol 26(22):3026–3032. https://doi.org/10.1016/j.cub.2016.08. 067

40. Ottenschlager I, Wolff P, Wolverton C, Bhalerao RP, Sandberg G, Ishikawa H, Evans M, Palme K (2003) Gravity-regulated differential auxin transport from Columella to lateral root cap cells. Proc Natl Acad Sci U S A 100 (5):2987–2991. https://doi.org/10.1073/ pnas.0437936100

41. Moseyko N, Zhu T, Chang HR, Wang X, Feldman LJ (2002) Transcription profiling of the early gravitropic response in Arabidopsis using high-density oligonucleotide probe microarrays. Plant Physiol 130(2):720–728. https://doi.org/10.1104/pp.009688

42. Dong Z, Jiang C, Chen X, Zhang T, Ding L, Song W, Luo H, Lai J, Chen H, Liu R, Zhang X, Jin W (2013) Maize LAZY1 mediates shoot gravitropism and inflorescence development through regulating auxin transport, auxin signaling, and light response.

Plant Physiol 163(3):1306–1322. https:// doi.org/10.1104/pp.113.227314

43. Aubry-Hivet D, Nziengui H, Rapp K, Oliveira O, Paponov IA, Li Y, Hauslage J, Vagt N, Braun M, Ditengou FA, Dovzhenko A, Palme K (2014) Analysis of gene expression during parabolic flights reveals distinct early gravity responses in Arabidopsis roots. Plant Biol 16:129–141. https://doi.org/10.1111/plb.12130

44. Zhang N, Yu H, Yu H, Cai Y, Huang L, Xu C, Xiong G, Meng X, Wang J, Chen H, Liu G, Jing Y, Yuan Y, Liang Y, Li S, Smith SM, Li J, Wang Y (2018) A core regulatory pathway controlling rice tiller angle mediated by the LAZY1-dependent asymmetric distribution of auxin. Plant Cell 30(7):1461–1475. https://doi.org/10.1105/tpc.18.00063

45. Kamada M, Higashitani A, Ishioka N (2005) Proteomic analysis of Arabidopsis root gravitropism. Biol Sci Space 19(3):148–154

46. Young LS, Harrison BR, Narayana Murthy UM, Moffatt BA, Gilroy S, Masson PH (2006) Adenosine kinase modulates root gravitropism and cap morphogenesis in Arabidopsis. Plant Physiol 142(2):564–573. https://doi.org/10.1104/pp.106.084798

47. Pozhvanov GA, Klimenko NS, Boilova TE, Shavarda AL, Medvedev SS (2017) Ethylene-dependent adjustment of metabolite profiles in Arabidopsis thaliana seedlings during gravitropic response. Russian J Plant Physiol 64 (6):906–918. https://doi.org/10.1134/ s1021443717050090

48. Millar KDL, Kiss JZ (2013) Analyses of tropistic responses using metabolomics. Am J Bot 100(1):79–90. https://doi.org/10. 3732/ajb.1200316

49. Li Y, Hagen G, Guilfoyle TJ (1991) An auxin-responsive promoter is differentially induced by auxin gradients during tropisms. Plant Cell 3(11):1167–1175. https://doi.org/10. 1105/tpc.3.11.1167

50. Chang SC, Cho MH, Kim SK, Lee JS, Kirakosyan A, Kaufman PB (2003) Changes in phosphorylation of 50 and 53 kDa soluble proteins in graviresponding oat (Avena sativa) shoots. J Exp Biol 54 (384):1013–1022. https://doi.org/10. 1093/jxb/erg104

51. Sieberer T, Seifert GJ, Hauser M-T, Grisafi P, Fink GR, Luschnig C (2000) Post-transcriptional control of the Arabidopsis auxin efflux carrier EIR1 requires AXR1. Curr Biol 10(24):1595–1598. https://doi. org/10.1016/s0960-9822(00)00861-7

52. Park C-J, Seo Y-S (2015) Heat shock proteins: a review of the molecular chaperones for plant immunity. Plant Pathol J 31 (4):323–333. https://doi.org/10.5423/PPJ.RW.08.2015.0150

53. Wang W, Vinocur B, Shoseyov O, Altman A (2004) Role of plant heat-shock proteins and molecular chaperones in the abiotic stress response. Trends Plant Sci 9(5):244–252. https://doi.org/10.1016/j.tplants.2004.03.006

54. Song H, Zhao R, Fan P, Wang X, Chen X, Li Y (2009) Overexpression of *AtHsp90.2, AtHsp90.5* and *AtHsp90.7* in Arabidopsis thaliana enhances plant sensitivity to salt and drought stresses. Planta 229(4):955–964. https://doi.org/10.1007/s00425-008-0886-y

55. Czerniawski P, Bednarek P (2018) Glutathione *S*-transferases in the biosynthesis of sulfur-containing secondary metabolites in Brassicaceae plants. Front Plant Sci 9:1639. https://doi.org/10.3389/fpls.2018.01639

56. Gullner G, Komives T, Király L, Schröder P (2018) Glutathione S-transferase enzymes in plant-pathogen interactions. Front Plant Sci 9:1836. https://doi.org/10.3389/fpls.2018.01836

57. Allen J, Bisbee PA, Darnell RL, Kuang A, Levine LH, Musgrave ME, Van Loon JJWA (2009) Gravity control of growth form in Brassica rapa and *Arabidopsis thaliana* (Brassicaceae): consequences for secondary metabolism. Am J Bot 96(3):652–660. https://doi.org/10.3732/ajb.0800261

58. Bingol K, Brüschweiler R (2017) Knowns and unknowns in metabolomics identified by multidimensional NMR and hybrid MS/NMR methods. Curr Opin Biotechnol 43:17–24. https://doi.org/10.1016/j.copbio.2016.07.006

59. Hetherington AJ, Dolan L (2018) Stepwise and independent origins of roots among land plants. Nature 561(7722):235–238. https://doi.org/10.1038/s41586-018-0445-z

60. Jones VAS, Dolan L (2012) The evolution of root hairs and rhizoids. Ann Bot 110 (2):205–212. https://doi.org/10.1093/aob/mcs136

61. Kenrick P, Strullu-Derrien C (2014) The origin and early evolution of roots. Plant Physiol 166(2):570–580. https://doi.org/10.1104/pp.114.244517

62. Zhang Y, Xiao G, Wang X, Zhang X, Friml J (2019) Evolution of fast root gravitropism in seed plants. Nat Commun 10(1):3480.

https://doi.org/10.1038/s41467-019-11471-8

63. Kiss JZ (1994) The response to gravity is correlated with the number of statoliths in *Chara* rhizoids. Plant Physiol 105:937–940. https://doi.org/10.1104/pp.105.3.937

64. Limbach C, Hauslage J, Schäfer C, Braun M (2005) How to activate a plant gravireceptor. Early mechanisms of gravity sensing studied in Characean rhizoids during parabolic flights. Plant Physiol 139(2):1030–1040. https://doi.org/10.1104/pp.105.068106

65. Schröter K, Läuchli A, Sievers A (1975) Microanalytical identification of barium sulphate crystals in statoliths of *Chara* rhizoids (*Ch. fragilis*, desv.). Planta 122:213–225. https://doi.org/10.1007/BF00385269

66. Wang-Cahill F, Kiss JZ (1995) The statolith compartment in *Chara* rhizoids contains carbohydrate and protein. Am J Bot 82 (2):220–229. https://doi.org/10.1002/j.1537-2197.1995.tb11490.x

67. Nakamura M, Toyota M, Tasaka M, Morita MT (2011) An *Arabidopsis* E3 ligase, shoot gravitropism9, modulates the interaction between statoliths and F-actin in gravity sensing. Plant Cell 23(5):1830–1848. https://doi.org/10.1105/tpc.110.079442

68. Edelmann HG (2018) Graviperception in maize plants: is amyloplast sedimentation a red herring? Protoplasma 255:1877–1881. https://doi.org/10.1007/s00709-018-1272-7

69. Hochholdinger F, Yu P, Marcon C (2018) Genetic control of root system development in maize. Trends Plant Sci 23(1):79–88. https://doi.org/10.1016/j.tplants.2017.10.004

70. Monshausen GB, Zieschang HE, Sievers A (1996) Differential proton secretion in the apical elongation zone caused by gravistimulation is induced by a signal from the root cap. Plant Cell Environ 19(12):1408–1414. https://doi.org/10.1111/j.1365-3040.1996.tb00019.x

71. Casanova-Sáez R, Voß U (2019) Auxin metabolism controls developmental decisions in land plants. Trends Plant Sci 24 (8):741–754. https://doi.org/10.1016/j.tplants.2019.05.006

72. Jiang K (2003) Quiescent center formation in maize roots is associated with an auxin-regulated oxidizing environment. Development 130(7):1429–1438. https://doi.org/10.1242/dev.00359

73. Muthert LWF, Izzo LG, van Zanten M, Aronne G (2020) Root tropisms:

investigations on earth and in space to unravel plant growth direction. Front Plant Sci 10:1807. https://doi.org/10.3389/fpls. 2019.01807

74. Stanga JP, Boonsirichai K, Sedbrook JC, Otegui MS, Masson PH (2009) A role for the TOC complex in Arabidopsis root gravitropism. Plant Physiol 149(4):1896–1905. https://doi.org/10.1104/pp.109.135301

75. Strohm AK, Barrett-Wilt GA, Masson PH (2014) A functional TOC complex contributes to gravity signal transduction in Arabidopsis. Front Plant Sci 5:148. https://doi. org/10.3389/fpls.2014.00148

76. Zhang Y, He P, Ma X, Yang Z, Pang C, Yu J, Wang G, Friml J, Xiao G (2019) Auxin-mediated statolith production for root gravitropism. New Phytol 224(2):761–774. https://doi.org/10.1111/nph.15932

77. Abbas M, Hernández-García J, Pollmann S, Samodelov SL, Kolb M, Friml J, Hammes UZ, Zurbriggen MD, Blázquez MA, Alabadí D (2018) Auxin methylation is required for differential growth in Arabidopsis. Proc Natl Acad Sci U S A 115(26):6864–6869. https://doi.org/10.1073/pnas.1806565115

78. Mellor N, Band LR, Pěnčík A, Novák O, Rashed A, Holman T, Wilson MH, Voß U, Bishopp A, King JR, Ljung K, Bennett MJ, Owen MR (2016) Dynamic regulation of auxin oxidase and conjugating enzymes AtDAO1 and GH3 modulates auxin homeostasis. Proc Natl Acad Sci U S A 113 (39):11022–11027. https://doi.org/10. 1073/pnas.1604458113

79. Zhang J, Lin JE, Harris C, Campos Mastrotti Pereira F, Wu F, Blakeslee JJ, Peer WA (2016) DAO1 catalyzes temporal and tissue-specific oxidative inactivation of auxin in Arabidopsis thaliana. Proc Natl Acad Sci U S A 113 (39):11010–11015. https://doi.org/10. 1073/pnas.1604769113

80. Muday GK, Rahman A, Binder BM (2012) Auxin and ethylene: collaborators or competitors? Trends Plant Sci 17(4):181–195. https://doi.org/10.1016/j.tplants.2012.02. 001

81. Stepanova AN, Yun J, Likhacheva AV, Alonso JM (2007) Multilevel interactions between ethylene and auxin in Arabidopsis roots. Plant Cell 19(7):2169–2185. https://doi. org/10.1105/tpc.107.052068

82. Ruzicka K, Ljung K, Vanneste S, Podhorska R, Beeckman T, Friml J, Benkova E (2007) Ethylene regulates root growth through effects on auxin biosynthesis and transport-dependent auxin distribution.

Plant Cell 19(7):2197–2212. https://doi. org/10.1105/tpc.107.052126

83. Abel S, Nguyen MD, Chow W, Theologis A (1995) ASC4, a primary indoleacetic acid-responsive gene encoding 1-aminocyclopropane-1-carboxylate synthase in Arabidopsis thaliana. J Biol Chem 270 (32):19093–19099. https://doi.org/10. 1074/jbc.270.32.19093

84. Woeste KE, Ye C, Kieber JJ (1999) Two Arabidopsis mutants that overproduce ethylene are affected in the posttranscriptional regulation of 1-aminocyclopropane-1-carboxylic acid synthase. Plant Physiol 119 (2):521–530. https://doi.org/10.1104/pp. 119.2.521

85. Nziengui H, Lasok H, Kochersperger P, Ruperti B, Rébeillé F, Palme K, Ditengou FA (2018) Root gravitropism is regulated by a crosstalk between para-aminobenzoic acid, ethylene, and auxin. Plant Physiol 178 (3):1370–1389. https://doi.org/10.1104/ pp.18.00126

86. Doyle SM, Haeger A, Vain T, Rigal A, Viotti C, Łangowska M, Ma Q, Friml J, Raikhel NV, Hicks GR, Robert S (2015) An early secretory pathway mediated by GNOM-LIKE 1 and GNOM is essential for basal polarity establishment in Arabidopsis thaliana. Proc Natl Acad Sci U S A 112(7):E806–E815. https://doi.org/10.1073/pnas. 1424856112

87. Doyle SM, Rigal A, Grones P, Karady M, Barange DK, Majda M, Pařízková B, Karampelias M, Zwiewka M, Pěnčík A, Almqvist F, Ljung K, Novák O, Robert S (2019) A role for the auxin precursor anthranilic acid in root gravitropism via regulation of PIN—FORMED protein polarity and relocalisation in Arabidopsis. New Phytol 233:1420–1432. https://doi.org/10.1111/ nph.15877

88. Aloni R, Langhans M, Aloni E, Ullrich CI (2004) Role of cytokinin in the regulation of root gravitropism. Planta 220(1):177–182. https://doi.org/10.1007/s00425-004-1381-8

89. Pernisova M, Prat T, Grones P, Harustiakova D, Matonohova M, Spichal L, Nodzynski T, Friml J, Hejatko J (2016) Cytokinins influence root gravitropism via differential regulation of auxin transporter expression and localization inArabidopsis. New Phytol 212(2):497–509. https://doi. org/10.1111/nph.14049

90. Waidmann S, Ruiz Rosquete M, Schöller M, Sarkel E, Lindner H, Larue T, Petřík I, Dünser K, Martopawiro S, Sasidharan R,

Novak O, Wabnik K, Dinneny JR, Kleine-Vehn J (2019) Cytokinin functions as an asymmetric and anti-gravitropic signal in lateral roots. Nat Commun 10(1):1–14. https://doi.org/10.1038/s41467-019-11483-4

91. Ogura T, Goeschl C, Filiault D, Mirea M, Slovak R, Wohlrab B, Satbhai SB, Busch W (2019) Root system depth in Arabidopsis is shaped by EXOCYST70A3 via the dynamic modulation of auxin transport. Cell 178 (2):400–412.e416. https://doi.org/10.1016/j.cell.2019.06.021

92. Sang D, Chen D, Liu G, Liang Y, Huang L, Meng X, Chu J, Sun X, Dong G, Yuan Y, Qian Q, Li J, Wang Y (2014) Strigolactones regulate rice tiller angle by attenuating shoot gravitropism through inhibiting auxin biosynthesis. Proc Natl Acad Sci U S A 111 (30):11199–11204. https://doi.org/10.1073/pnas.1411859111

93. Shinohara N, Taylor C, Leyser O (2013) Strigolactone can promote or inhibit shoot branching by triggering rapid depletion of the auxin efflux protein PIN1 from the plasma membrane. PLoS Biol 11(1):e1001474. https://doi.org/10.1371/journal.pbio.1001474

94. Kim J-Y, Ryu JY, Baek K, Park C-M (2016) High temperature attenuates the gravitropism of inflorescence stems by inducing SHOOT GRAVITROPISM 5 alternative splicing in Arabidopsis. New Phytol 209(1):265–279. https://doi.org/10.1111/nph.13602

95. Herranz R, Valbuena MA, Manzano A, Kamal KY, Medina FJ (2015) Use of microgravity simulators for plant biological studies. Methods Mol Biol 1309:239–254. https://doi.org/10.1007/978-1-4939-2697-8_18

96. Kiss JZ, Wolverton C, Wyatt SE, Hasenstein KH, van Loon J (2019) Comparison of microgravity analogs to spaceflight in studies of plant growth and development. Front Plant Sci 10:1577. https://doi.org/10.3389/fpls.2019.01577

97. Toyota M, Furuichi T, Tatsumi H, Sokabe M (2008) Cytoplasmic calcium increases in response to changes in the gravity vector in hypocotyls and petioles of Arabidopsis seedlings. Plant Physiol 146(2):505–514. https://doi.org/10.1104/pp.107.106450

98. Toyota M, Furuichi T, Sokabe M, Tatsumi H (2013) Analyses of a gravistimulation-specific Ca2+ signature in Arabidopsis using parabolic flights. Plant Physiol 163(2):543–554. https://doi.org/10.1104/pp.113.223313

99. Bizet F, Pereda-Loth V, Chauvet H, Gerard J, Eche B, Girousse C, Courtade M, Perbal G, Legue V (2018) Both gravistimulation onset and removal trigger an increase of cytoplasmic free calcium in statocytes of roots grown in microgravity. Sci Rep 8(1):11442. https://doi.org/10.1038/s41598-018-29788-7

100. Ferl RJ, Paul A-L (2016) The effect of spaceflight on the gravity-sensing auxin gradient of roots: GFP reporter gene microscopy on orbit. NPJ Microgravity 2(1):15023. https://doi.org/10.1038/npjmgrav.2015.23

101. Böhmer M, Schleiff E (2019) Microgravity research in plants: a range of platforms and options allow research on plants in zero or low gravity that can yield important insights into plant physiology. EMBO Rep 20(7):e48541. https://doi.org/10.15252/embr.201948541

102. Yamazaki K, Ohmori Y, Fujiwara T (2020) A positive tropism of rice roots toward a nutrient source. Plant Cell Physiol 61 (3):546–553. https://doi.org/10.1093/pcp/pcz218

103. Migliaccio F, Tassone P, Fortunati A (2013) Circumnutation as an autonomous root movement in plants. Am J Bot 100(1):4–13. https://doi.org/10.3732/ajb.1200314

104. Bastien R, Bohr T, Moulia B, Douady S (2013) Unifying model of shoot gravitropism reveals proprioception as a central feature of posture control in plants. Proc Natl Acad Sci U S A 110(2):755–760. https://doi.org/10.1073/pnas.1214301109

105. Kim HJ, Kobayashi A, Fujii N, Miyazawa Y, Takahashi H (2016) Gravitropic response and circumnutation in pea (Pisum sativum) seedling roots. Physiol Plant 157(1):108–118. https://doi.org/10.1111/ppl.12406

106. Kitazawa D, Hatakeda Y, Kamada M, Fujii N, Miyazawa Y, Hoshino A, Iida S, Fukaki H, Morita MT, Tasaka M, Suge H, Takahashi H (2005) Shoot circumnutation and winding movements require gravisensing cells. Proc Natl Acad Sci U S A 102(51):18742–18747. https://doi.org/10.1073/pnas.0504617102

107. Tanimoto M, Tremblay R, Colasanti J (2008) Altered gravitropic response, amyloplast sedimentation and circumnutation in the Arabidopsis shoot gravitropism 5 mutant are associated with reduced starch levels. Plant Mol Biol 67(1–2):57–69. https://doi.org/10.1007/s11103-008-9301-0

108. Johnsson A, Solheim BG, Iversen TH (2009) Gravity amplifies and microgravity decreases circumnutations in Arabidopsis thaliana stems: results from a space experiment. New

Phytol 182(3):621–629. https://doi.org/10.1111/j.1469-8137.2009.02777.x

109. Kobayashi A, Kim HJ, Tomita Y, Miyazawa Y, Fujii N, Yano S, Yamazaki C, Kamada M, Kasahara H, Miyabayashi S, Shimazu T, Fusejima Y, Takahashi H (2019) Circumnutational movement in rice coleoptiles involves the gravitropic response: analysis of an agravitropic mutant and space-grown seedlings. Physiol Plant 165(3):464–475. https://doi.org/10.1111/ppl.12824

110. Wu Y, Xie J, Wang L, Zheng H (2020) Circumnutation and growth of inflorescence stems of Arabidopsis thaliana in response to microgravity under different photoperiod conditions. Life (Basel) 10(3):26. https://doi.org/10.3390/life10030026

111. Oliva M, Dunand C (2007) Waving and skewing: how gravity and the surface of growth media affect root development in Arabidopsis. New Phytol 176(1):37–43. https://doi.org/10.1111/j.1469-8137.2007.02184.x

112. Galva C, Kirik V, Lindeboom JJ, Kaloriti D, Rancour DM, Hussey PJ, Bednarek SY, Ehrhardt DW, Sedbrook JC (2014) The microtubule plus-end tracking proteins SPR1 and EB1b interact to maintain polar cell elongation and directional organ growth in Arabidopsis. Plant Cell 26(11):4409–4425. https://doi.org/10.1105/tpc.114.131482

113. Pandey S, Monshausen GB, Ding L, Assmann SM (2008) Regulation of root-wave response by extra large and conventional G proteins in Arabidopsis thaliana. Plant J 55(2):311–322. https://doi.org/10.1111/j.1365-313X.2008.03506.x

114. Roy R, Bassham DC (2017) TNO1, a TGN-localized SNARE-interacting protein, modulates root skewing in Arabidopsis thaliana. BMC Plant Biol 17(1):73. https://doi.org/10.1186/s12870-017-1024-4

115. Millar KD, Johnson CM, Edelmann RE, Kiss JZ (2011) An endogenous growth pattern of roots is revealed in seedlings grown in microgravity. Astrobiology 11(8):787–797. https://doi.org/10.1089/ast.2011.0699

116. Nakashima J, Liao F, Sparks JA, Tang Y, Blancaflor EB (2014) The actin cytoskeleton is a suppressor of the endogenous skewing behavior of Arabidopsis primary roots in microgravity. Plant Biol (Stuttg) 16:142–150. https://doi.org/10.1111/plb.12062

117. Paul A-L, Zupanska AK, Schultz ER, Ferl RJ (2013) Organ-specific remodeling of the Arabidopsis transcriptome in response to spaceflight. BMC Plant Biol 13(1):112. https://doi.org/10.1186/1471-2229-13-112

118. Sedbrook JC, Ehrhardt DW, Fisher SE, Scheible WR, Somerville CR (2004) The Arabidopsis sku6/spiral1 gene encodes a plus end-localized microtubule-interacting protein involved in directional cell expansion. Plant Cell 16(6):1506–1520. https://doi.org/10.1105/tpc.020644

119. Califar B, Sng NJ, Zupanska A, Paul AL, Ferl RJ (2020) Root skewing-associated genes impact the spaceflight response of Arabidopsis thaliana. Front Plant Sci 11:239. https://doi.org/10.3389/fpls.2020.00239

120. Yamamoto K, Kiss JZ (2002) Disruption of the actin cytoskeleton results in the promotion of gravitropism in inflorescence stems and hypocotyls of Arabidopsis. Plant Physiol 128(2):669–681. https://doi.org/10.1104/pp.010804

121. Kato T, Morita MT, Tasaka M (2010) Defects in dynamics and functions of actin filament in Arabidopsis caused by the dominant-negative actin fiz1-induced fragmentation of actin filament. Plant Cell Physiol 51(2):333–338. https://doi.org/10.1093/pcp/pcp189

122. De Bang L, Paez-Garcia A, Cannon AE, Chin S, Kolape J, Liao F, Sparks JA, Jiang Q, Blancaflor EB (2020) Brassinosteroids inhibit autotropic root straightening by modifying filamentous-actin organization and dynamics. Front Plant Sci 11(5):1–15. https://doi.org/10.3389/fpls.2020.00005

123. Okamoto K, Ueda H, Shimada T, Tamura K, Kato T, Tasaka M, Morita MT, Hara-Nishimura I (2015) Regulation of organ straightening and plant posture by an actin-myosin XI cytoskeleton. Nat Plants 1(4):15031. https://doi.org/10.1038/nplants.2015.31

124. Dietrich D (2018) Hydrotropism: how roots search for water. J Exp Bot 69(11):2759–2771. https://doi.org/10.1093/jxb/ery034

125. Moriwaki T, Miyazawa Y, Kobayashi A, Takahashi H (2013) Molecular mechanisms of hydrotropism in seedling roots of Arabidopsis thaliana (Brassicaceae). Am J Bot 100(1):25–34. https://doi.org/10.3732/ajb.1200419

126. Liscum E, Nittler P, Koskie K (2020) The continuing arc toward phototropic enlightenment. J Exp Bot 71(5):1652–1658. https://doi.org/10.1093/jxb/eraa005

127. Morohashi K, Okamoto M, Yamazaki C, Fujii N, Miyazawa Y, Kamada M, Kasahara H, Osada I, Shimazu T, Fusejima Y, Higashibata A, Yamazaki T, Ishioka N, Kobayashi A, Takahashi H (2017) Gravitropism interferes with hydrotropism via

counteracting auxin dynamics in cucumber roots: clinorotation and spaceflight experiments. New Phytol 215(4):1476–1489. https://doi.org/10.1111/nph.14689

128. Shkolnik D, Krieger G, Nuriel R, Fromm H (2016) Hydrotropism: root bending does not require auxin redistribution. Mol Plant 9 (5):757–759. https://doi.org/10.1016/j. molp.2016.02.001

129. Izzo LG, Romano LE, De Pascale S, Mele G, Gargiulo L, Aronne G (2019) Chemotropic vs hydrotropic stimuli for root growth orientation in microgravity. Front Plant Sci 10:1547. https://doi.org/10.3389/fpls. 2019.01547

130. Chang J, Li X, Fu W, Wang J, Yong Y, Shi H, Ding Z, Kui H, Gou X, He K, Li J (2019) Asymmetric distribution of cytokinins determines root hydrotropism in Arabidopsis thaliana. Cell Res 29(12):984–993. https://doi. org/10.1038/s41422-019-0239-3

131. Miyazawa Y, Takahashi A, Kobayashi A, Kaneyasu T, Fujii N, Takahashi H (2009) GNOM-mediated vesicular trafficking plays an essential role in hydrotropism of Arabidopsis roots. Plant Physiol 149(2):835–840. https://doi.org/10.1104/pp.108.131003

132. Saucedo M, Ponce G, Campos ME, Eapen D, Garcia E, Lujan R, Sanchez Y, Cassab GI (2012) An altered hydrotropic response (ahr1) mutant of Arabidopsis recovers root hydrotropism with cytokinin. J Exp Bot 63 (10):3587–3601. https://doi.org/10.1093/ jxb/ers025

133. Shkolnik D, Nuriel R, Bonza MC, Costa A, Fromm H (2018) MIZ1 regulates ECA1 to generate a slow, long-distance phloem-transmitted Ca(2+) signal essential for root water tracking in Arabidopsis. Proc Natl Acad Sci U S A 115(31):8031–8036. https://doi.org/ 10.1073/pnas.1804130115

134. Millar KD, Kumar P, Correll MJ, Mullen JL, Hangarter RP, Edelmann RE, Kiss JZ (2010) A novel phototropic response to red light is revealed in microgravity. New Phytol 186 (3):648–656. https://doi.org/10.1111/j. 1469-8137.2010.03211.x

135. Vandenbrink JP, Herranz R, Medina FJ, Edelmann RE, Kiss JZ (2016) A novel blue-light phototropic response is revealed in roots of Arabidopsis thaliana in microgravity. Planta 244(6):1201–1215. https://doi.org/10. 1007/s00425-016-2581-8

136. Herranz R, Vandenbrink JP, Villacampa A, Manzano A, Poehlman WL, Feltus FA, Kiss JZ, Medina FJ (2019) RNAseq analysis of the response of *Arabidopsis thaliana* to fractional gravity under blue-light stimulation during spaceflight. Front Plant Sci 10:1529. https://doi.org/10.3389/fpls.2019.01529

137. Vandenbrink JP, Herranz R, Poehlman WL, Alex Feltus F, Villacampa A, Ciska M, Javier Medina F, Kiss JZ (2019) RNA-seq analyses of *Arabidopsis thaliana* seedlings after exposure to blue-light phototropic stimuli in microgravity. Am J Bot 106(11):1466–1476. https://doi.org/10.1002/ajb2.1384

138. Morris EC, Griffiths M, Golebiowska A, Mairhofer S, Burr-Hersey J, Goh T, von Wangenheim D, Atkinson B, Sturrock CJ, Lynch JP, Vissenberg K, Ritz K, Wells DM, Mooney SJ, Bennett MJ (2017) Shaping 3D root system architecture. Curr Biol 27(17): R919–R930. https://doi.org/10.1016/j. cub.2017.06.043

139. Paez-Garcia A, Motes CM, Scheible WR, Chen R, Blancaflor EB, Monteros MJ (2015) Root traits and phenotyping strategies for plant improvement. Plants (Basel) 4 (2):334–355. https://doi.org/10.3390/ plants4020334

140. Uga Y, Kitomi Y, Ishikawa S, Yano M (2015) Genetic improvement for root growth angle to enhance crop production. Breed Sci 65 (2):111–119. https://doi.org/10.1270/ jsbbs.65.111

141. Thorup-Kristensen K, Halberg N, Nicolaisen M, Olesen JE, Crews TE, Hinsinger P, Kirkegaard J, Pierret A, Dresboll DB (2020) Digging deeper for agricultural resources, the value of deep rooting. Trends Plant Sci 25(4):406–417. https://doi.org/ 10.1016/j.tplants.2019.12.007

142. Guseman JM, Webb K, Srinivasan C, Dardick C (2017) DRO1 influences root system architecture in Arabidopsis and Prunus species. Plant J 89(6):1093–1105. https://doi.org/ 10.1111/tpj.13470

143. Lynch JP (2019) Root phenotypes for improved nutrient capture: an underexploited opportunity for global agriculture. New Phytol 223(2):548–564. https://doi.org/10. 1111/nph.15738

144. Trachsel S, Kaeppler SM, Brown KM, Lynch JP (2013) Maize root growth angles become steeper under low N conditions. Field Crop Res 140:18–31. https://doi.org/10.1016/j. fcr.2012.09.010

145. Dathe A, Postma JA, Postma-Blaauw MB, Lynch JP (2016) Impact of axial root growth angles on nitrogen acquisition in maize depends on environmental conditions. Ann Bot 118(3):401–414. https://doi.org/10. 1093/aob/mcw112

146. Zou N, Li B, Chen H, Su Y, Kronzucker HJ, Xiong L, Baluska F, Shi W (2013) GSA-1/ARG1 protects root gravitropism in Arabidopsis under ammonium stress. New Phytol 200(1):97–111. https://doi.org/10.1111/nph.12365

147. Vitousek PM, Naylor R, Crews T, David MB, Drinkwater LE, Holland E, Johnes PJ, Katzenberger J, Martinelli LA, Matson PA, Nziguheba G, Ojima D, Palm CA, Robertson GP, Sanchez PA, Townsend AR, Zhang FS (2009) Agriculture. Nutrient imbalances in agricultural development. Science 324 (5934):1519–1520. https://doi.org/10.1126/science.1170261

148. Liao H, Rubio G, Yan X, Cao A, Brown KM, Lynch JP (2001) Effect of phosphorus availability on basal root shallowness in common bean. Plant Soil 232(1–2):69–79

149. Roychoudhry S, Kieffer M, Del Bianco M, Liao CY, Weijers D, Kepinski S (2017) The developmental and environmental regulation of gravitropic setpoint angle in Arabidopsis and bean. Sci Rep 7:42664. https://doi.org/10.1038/srep42664

150. Huang G, Liang W, Sturrock CJ, Pandey BK, Giri J, Mairhofer S, Wang D, Muller L, Tan H, York LM, Yang J, Song Y, Kim Y-J, Qiao Y, Xu J, Kepinski S, Bennett MJ, Zhang D (2018) Rice actin binding protein RMD controls crown root angle in response to external phosphate. Nat Commun 9 (1):2346. https://doi.org/10.1038/s41467-018-04710-x

151. Wang X, Feng J, White PJ, Shen J, Cheng L (2020) Heterogeneous phosphate supply influences maize lateral root proliferation by regulating auxin redistribution. Ann Bot 125 (1):119–130. https://doi.org/10.1093/aob/mcz154

152. Bai H, Murali B, Barber K, Wolverton C (2013) Low phosphate alters lateral root setpoint angle and gravitropism. Am J Bot 100 (1):175–182. https://doi.org/10.3732/ajb.1200285

153. Li G, Liang W, Zhang X, Ren H, Hu J, Bennett MJ, Zhang D (2014) Rice actin-binding protein RMD is a key link in the auxin-actin regulatory loop that controls cell growth. Proc Natl Acad Sci U S A 111 (28):10377–10382. https://doi.org/10.1073/pnas.1401680111

154. Song Y, Li G, Nowak J, Zhang X, Xu D, Yang X, Huang G, Liang W, Yang L, Wang C, Bulone V, Nikoloski Z, Hu J, Persson S, Zhang D (2019) The rice actin-binding protein RMD regulates light-dependent shoot gravitropism. Plant Physiol 181(2):630–644. https://doi.org/10.1104/pp.19.00497

155. Rangarajan H, Postma JA, Lynch JP (2018) Co-optimization of axial root phenotypes for nitrogen and phosphorus acquisition in common bean. Ann Bot 122(3):485–499. https://doi.org/10.1093/aob/mcy092

156. Miguel MA, Postma JA, Lynch JP (2015) Phene synergism between root hair length and basal root growth angle for phosphorus acquisition. Plant Physiol 167 (4):1430–1439. https://doi.org/10.1104/pp.15.00145

157. Zhou M, Sng NJ, Lefrois CE, Paul A-L, Ferl RJ (2019) Epigenomics in an extraterrestrial environment: organ-specific alteration of DNA methylation and gene expression elicited by spaceflight in Arabidopsis thaliana. BMC Genomics 20(1):205. https://doi.org/10.1186/s12864-019-5554-z

158. Denyer T, Ma X, Klesen S, Scacchi E, Nieselt K, Timmermans MCP (2019) Spatiotemporal developmental trajectories in the Arabidopsis root revealed using high-throughput single-cell RNA sequencing. Dev Cell 48(6):840–852.e845. https://doi.org/10.1016/j.devcel.2019.02.022

159. Jean-Baptiste K, McFaline-Figueroa JL, Alexandre CM, Dorrity MW, Saunders L, Bubb KL, Trapnell C, Fields S, Queitsch C, Cuperus JT (2019) Dynamics of gene expression in single root cells of Arabidopsis thaliana. Plant Cell 31(5):993–1011. https://doi.org/10.1105/tpc.18.00785

160. Ryu KH, Huang L, Kang HM, Schiefelbein J (2019) Single-cell RNA sequencing resolves molecular relationships among individual plant cells. Plant Physiol 179(4):1444–1456. https://doi.org/10.1104/pp.18.01482

161. Shulse CN, Cole BJ, Ciobanu D, Lin J, Yoshinaga Y, Gouran M, Turco GM, Zhu Y, O'Malley RC, Brady SM, Dickel DE (2019) High-throughput single-cell transcriptome profiling of plant cell types. Cell Rep 27 (7):2241–2247.e2244. https://doi.org/10.1016/j.celrep.2019.04.054

162. Hui T, Cao Q, Wegrzyn-Woltosz J, O'Neill K, Hammond CA, Knapp DJHF, Laks E, Moksa M, Aparicio S, Eaves CJ, Karsan A, Hirst M (2018) High-resolution single-cell DNA methylation measurements reveal epigenetically distinct hematopoietic stem cell subpopulations. Stem Cell Rep 11 (2):578–592. https://doi.org/10.1016/j.stemcr.2018.07.003

163. Lee HJ, Smallwood SA (2018) Genome-wide analysis of DNA methylation in single cells using a post-bisulfite adapter tagging

approach. Springer, New York, pp 87–95. https://doi.org/10.1007/978-1-4939-7514-3_7

164. Linker SM, Urban L, Clark SJ, Chhatriwala M, Amatya S, McCarthy DJ, Ebersberger I, Vallier L, Reik W, Stegle O, Bonder MJ (2019) Combined single-cell profiling of expression and DNA methylation reveals splicing regulation and heterogeneity. Genome Biol 20(1):30. https://doi.org/10.1186/s13059-019-1644-0

165. Fujii T, Matsuda S, Tejedor ML, Esaki T, Sakane I, Mizuno H, Tsuyama N, Masujima T (2015) Direct metabolomics for plant cells by live single-cell mass spectrometry. Nat Protoc 10(9):1445–1456. https://doi.org/10.1038/nprot.2015.084

166. Masujima T (2009) Live single-cell mass spectrometry. Anal Sci 25(8):953–960. https://doi.org/10.2116/analsci.25.953

167. Barker R, Lombardino J, Rasmussen K, Gilroy S (2020) Test of *Arabidopsis* space transcriptome: a discovery environment to explore multiple plant biology spaceflight experiments. Front Plant Sci 11:147. https://doi.org/10.3389/fpls.2020.00147

168. Schneider HM, Lynch JP (2020) Should root plasticity be a crop breeding target? Front Plant Sci 11:546. https://doi.org/10.3389/fpls.2020.00546/full

第 2 章
非种子植物的向重性评价方法

作者：**Yuzhou Zhang，Lanxin Li** 和 **Jiří Friml**

本章提要： 向性是植物对周围环境适应的重要反应之一。最常见的一种向性是根的向重性。根的向重性使植物能够牢固地停留在土壤中，从而能够吸收水分和养分。由于对非种子植物的研究有限，所以有关植物向重性的知识大多是从开花植物获得的。对非种子植物的研究有限，在很大程度上是由于缺乏标准的研究方法。因此，在这里我们介绍了试验方法，以评价代表性非种子植物的向重性。这些非种子植物包括非维管植物藓类小立碗藓（*Physcomitrium patens*）、早期分化的现存维管植物石松江南卷柏（*Selaginella moellendorffii*）和蕨类植物水蕨（*Ceratopteris richardii*）。此外，本章还介绍了用于非种子植物根向重性统计分析的方法。

关键词： 向重性；非种子植物；苔藓植物；石松类植物；蕨类植物；垂直生长指数（vertical growth index，VGI）；根弯曲

2.1　引言

　　向地生长是几乎在所有植物中都普遍存在的重要生物学特征，其有助于植物适应地球环境[1,2]。对于种子植物来说，它们的枝条向上生长以获得阳光进行光合作用[3,4]，而它们的根则向重力矢量弯曲以固定在土壤中，从而吸收水分和养分[5]。尽管人们在数百年前对植物的向重性就进行过观察与描述，但就其内在机

理的认识只是最近几十年的事情[6]。对植物向重性机理的认识主要来自对种子植物，特别是对模式开花植物（model flowering plants）的广泛研究[7]。然而，对基因组认识不够和掌握的研究方法不足等诸多限制因素，导致人们很少利用非种子植物进行向重性研究[8]。鉴于许多向重性的组织/器官（如根）可能在不同的植物谱系（plant lineage）中独立进化[9,10]，非种子植物的向重性机理可能与种子植物的不同。因此，了解非种子植物的向重性不仅能够填补整个植物界关于向重性的知识空白，而且有助于揭示植物向重性伴随进化过程的演化及起源问题[1]。

为了更好地了解非种子植物根的向重性，本章介绍了如何培养具有代表性的非种子植物（如苔藓、石松和蕨类植物），以进行根的向重性分析，然后介绍了为进行非种子植物的向重性测量和统计分析而开发的方法，并进一步展示了如何利用这些方法来比较非种子植物和种子植物的向重性。

2.2　材料

2.2.1　BCD 培养基制备

（1）溶液 B：七水合硫酸镁（$MgSO_4 \cdot 7H_2O$）的浓度为 25 $g \cdot L^{-1}$。

（2）溶液 C：磷酸二氢钾（KH_2PO_4）的浓度为 25 $g \cdot L^{-1}$，并将其 pH 值调至 6.5。

（3）溶液 D：硝酸钾（KNO_3）的浓度为 101 $g \cdot L^{-1}$，七水合硫酸亚铁（$FeSO_4 \cdot 7H_2O$）的浓度为 1.25 $g \cdot L^{-1}$。

（4）氯化钙溶液：二水合氯化钙（$CaCl_2 \cdot 2H_2O$）的浓度为 14.7 $g \cdot L^{-1}$。

（5）备用微量元素溶液：55 $mg \cdot L^{-1}$ 五水合硫酸铜（$CuSO_4 \cdot 5H_2O$）、614 $mg \cdot L^{-1}$ 硼酸（H_3BO_3）、55 $mg \cdot L^{-1}$ 六水合氯化钴（$CoCl_2 \cdot 6H_2O$）、25 $mg \cdot L^{-1}$ 二水合钼酸钠（$Na_2MoO_4 \cdot 2H_2O$）、55 $mg \cdot L^{-1}$ 七水合硫酸锌（$ZnSO_4 \cdot 7H_2O$）、389 $mg \cdot L^{-1}$ 四水合氯化锰（$MnCl_2 \cdot 4H_2O$）和 28 $mg \cdot L^{-1}$ 碘化钾（KI）。

（6）含有 0.8% 琼脂的 BCD 培养基配方［见注释（1）］：960 mL 蒸馏水、

10 mL 溶液 B、10 mL 溶液 C、10 mL 溶液 D、10 mL CaCl$_2$·2H$_2$O、1 mL 备用微量元素溶液和 8 g 琼脂。混合搅拌和高压灭菌（最高 121 ℃）。将 25~30 mL 的 BCD 培养基倒入 90 mm 皮氏培养皿（Petri dish，以下简称"培养皿"）。

2.2.2　1/2MS 培养基制备及灭菌材料组织

（1）1/2MS 培养基：在半 Murashige 和 Skoog 基盐（Half Murashige and Skoog Basal Salts）中加入 1% 蔗糖和 0.8% 琼脂（plant cell tested 级别），之后用氢氧化钾（KOH）的 pH 值调节至 5.9。

（2）次氯酸钠（NaClO）溶液（含 2% 的氯）。

（3）刀片、镊子及高压灭菌后的蒸馏水。

2.2.3　根部扫描用设备

（1）平板扫描仪（flatbed scanner，型号为 Epson Perfection V370 Photo）。

（2）自制 T 形塑料支架（plastic stand）。

（3）塑料固定架，其上带有几个空区，以用于插入 90 mm 培养皿。

（4）90 mm 培养皿。

2.3　方法

提前准备好用于小立碗藓培养的 BCD 培养基，以及用于江南卷柏和蕨类植物水蕨培养的 1/2MS 培养基（见第 2.2.2 节）[11]［见注释（1）］。在培养植物之前，将平板扫描仪垂直放置，并通过 AutoIt 程序将其连接到笔记本电脑。这种设置允许自动采集受到重力刺激的生长组织的时间序列图像。

2.3.1　小立碗藓的培养及其向重性分析

（1）用无菌镊子将一张经过高压灭菌的玻璃纸（cellophane，也叫作胶膜或赛璐酚）置于 BCD 培养基的表面［见注释（2）］，然后将原丝体组织（protonemal tissue）转移到盖有玻璃纸的培养基上。将培养皿水平放置，并将生长条件设置如下：温度为 24 ℃；长日照光照模式（16 h 光期、8 h 暗期），光照强度为55 μmol · m⁻² · s⁻¹。

（2）培养1~2周后 ［图2.1（a），（b）］，将培养皿垂直放置，让植株继续生长1周或2周，直到根状组织清晰可见。根状组织通常沿着重力矢量向下生长 ［图2.1（c）］。

（3）将培养皿旋转90°，观察这些组织的弯曲程度 ［见注释（3）］。在经受重力刺激后 ［图2.1（d）］，以30 min为间隔，连续扫描培养皿48 h之后，利用所获取的图像进行统计分析。

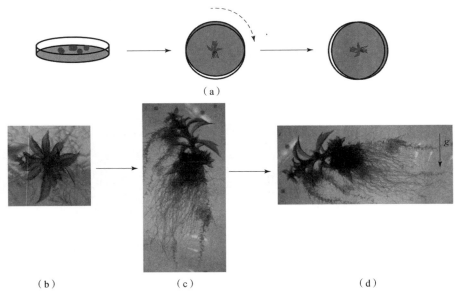

图2.1　苔藓类小立碗藓用于向重性试验的培养过程（附彩插）

图（a），（b）和（d）所示为向重性试验的样品制备；图（d）中的箭头表示重力矢量的方向。

2.3.2　江南卷柏的培养及其向重性分析

（1）在1/2MS+1%蔗糖+0.8%（w/v）琼脂及pH值为5.9的培养基上，培养江南卷柏 ［见注释（4）］。

（2）用经过高压灭菌的刀片切割江南卷柏的茎尖片段（shoot apical segments）（0.5~1.0 cm）［图2.2（a）］。将切下的茎尖片段转移到加有1/2MS和0.8%琼脂的培养皿中 ［图2.2（b）］。为了形成根组织，将这些培养皿垂直放置在Percival培养室中。生长条件设置如下：温度为24 ℃；光照强度为

30 μmol·m⁻²·s⁻¹（冷白色荧光灯），16 h 光期和 8 h 暗期处理[12]。

（3）经过 7~10 d 的生长，就会出现根系 [图 2.2（c）]。重新放置培养皿，使根系垂直于重力矢量 [图 2.2（d）]。重力模拟完成后，以 30 min 为间隔连续扫描培养皿长达 48 h，从而获取一系列图像以用于后续对向重性进行统计分析。

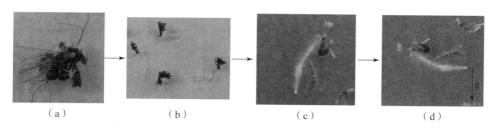

（a）　　　　　　　（b）　　　　　　　（c）　　　　　　　（d）

图 2.2　石松类江南卷柏用于向重性试验的培养过程

图（a）和（b）所示为用刀片获取茎尖部分（外植体）；图（b），（d）所示为培养江南卷柏用于向重性评估的过程；图（d）中的箭头表示重力矢量的方向。

2.3.3　水蕨的培养及其向重性分析

（1）用次氯酸钠（含 2% 氯）和 Tween-20（0.1% v/v）的混合物对水蕨孢子进行灭菌 15 min，然后用蒸馏水清洗 3 次（每次 5 min）[见注释（5）]。

（2）用 1 mL 移液管将孢子转移到含有 0.8%（w/v）琼脂的 1/2MS 培养皿中 [见注释（6）] [图 2.3（a）]。然后，将培养皿水平放置在 Percival 培养室中。生长条件设置如下：温度为 28 ℃；光照强度为 30 μmol·m⁻²·s⁻¹，16 h 光期和 8 h 暗期处理[13]。

（3）经过 1~2 周的培养，孢子（spore）萌发后，配子体（gametophyte）清晰可见 [图 2.3（b）]。将配子体转移到含有 0.8% 琼脂的新 1/2MS 培养皿中。将无菌水喷洒在培养皿中，并将其紧紧密封以保持较高的湿度，然后垂直放置于 Percival 培养室内。

（4）如果琼脂开始收缩，则需要经常向培养皿喷洒水。在生长 2~3 周后，会产生新的孢子体，并开始出现根 [图 2.3（c）]。

（5）重新对培养皿进行定向，以使根系垂直于重力矢量。进行重力模拟后 [图 2.3（d）]，以 30 min 为间隔连续扫描培养皿 48 h，然后利用获取的图像进行向重性的统计分析。

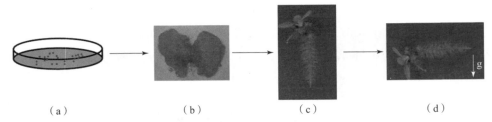

（a）　　　　　　　（b）　　　　　　　（c）　　　　　　　（d）

图 2.3　蕨类水蕨用于向重性试验的培养过程

图（a）～（c）所示为获得水蕨孢子体（sporophytes）以用于重力刺激；图（d）所示为对孢子体进行 90°重定向以评估重力刺激的作用。

2. 3. 4　用于向重性分析的垂直扫描系统构建

（1）将上述平板扫描仪嵌入自制的 T 形塑料支架上（图 2.4）。

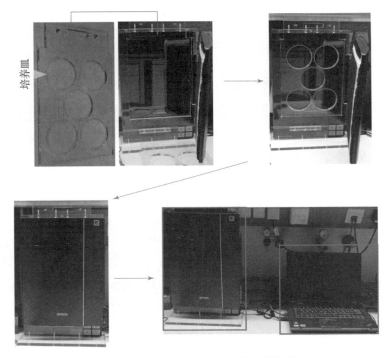

图 2.4　用于向重性分析的垂直扫描系统的构建过程

透明塑料样品固定架上有孔，用于插入装有重力模拟样品的 90 mm 培养皿。将固定架夹在嵌入式垂直扫描仪上。在扫描过程中，扫描仪的盖子处于封闭状态（可以用胶带固定）。将扫描仪连接到安装有 AutoIt 程序的笔记本电脑上。

（2）通过磁铁把塑料固定架夹到嵌入扫描仪的 T 形支架中。

（3）确保扫描仪的表面与装有样品的 90 mm 培养皿的表面直接接触，以便通过一层培养基对样品进行扫描。

（4）将一张黑纸放在扫描仪的盖子上，以便提高背景的对比度。

（5）在扫描期间用胶带将盖子密封。

（6）将扫描仪连接到笔记本电脑（图 2.4）。采用爱普生扫描程序（Epson Scan program）扫描样品。设置分辨率为 1 200 dpi 并指定保存路径，然后裁剪特定的区域。打开 AutoIt 程序（https://www. autoitscript. com/site/），以指定的时间间隔自动扫描。AutoIt 程序中所采用的脚本在前面已做过介绍[14]，但将时间间隔修改为 30 min，重复 96 次。

2.3.5　非种子植物向重性的统计分析

一般来说，评价植物向重性的方法有两种：①测量重力刺激后植物的弯曲角度；②对垂直生长指数（VGI）进行统计分析。

（1）在模式开花植物拟南芥中，通过测量弯曲角度来比较突变体和野生型的向重性。因此，在此用同样的方法来测量非种子植物的向重性，并比较非种子植物和种子植物的向重性［图 2.5（a）］。弯曲角度（用 θ 表示）可以用 ImageJ 软件测量（NIH；http://rsb. info. nih. gov/ij）［见注释（7）和注释（8）］。

（2）在拟南芥中，VGI 的统计分析表明，VGI 是一个敏感的形态测量参数，可被用来检测较弱的向重性缺陷（weak gravitropic defect）[15]。如图 2.5（b）所示，VGI 的定义是用根系全长（L）除垂直移动距离（L_y）（VGI = L_y/L）。VGI 的值越接近 1，根越向着重力矢量的方向生长。一般来说，VGI 也适用于测量非种子植物的向重性［见注释（9）］。

（3）在观察到非种子植物与种子植物的生长速率有显著差异的基础上，通过排除非种子植物与种子植物之间不同生长速率的干扰，利用改良的 VGI 来评估植物的向重性［图 2.5（c）和（d）］。具体来说，首先测量受重力刺激后不同时间点组织（如根）的伸长长度，然后选取显示具有几乎相同伸长长度（L）的组织图像，并采用修改后的 VGI 进行统计分析［图 2.5（d）］。数值越大，说明根系向重性越强。

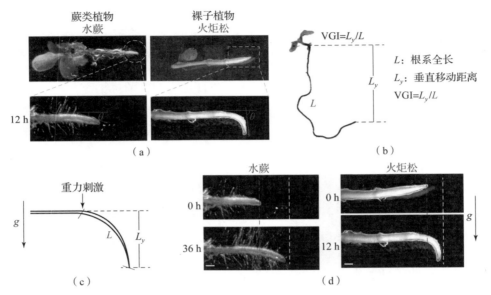

图 2.5 非种子植物向重性的量化

（a）在重力刺激 12 h 后，测量非种子植物水蕨和种子植物火炬松的根弯曲角度；（b）用于测量根的向重性的 VGI 示意，其被定义为根系全长（L）除垂直移动距离（L_y）；（c）显示修改后的 VGI 图表，用于测量具有不同生长速率的不同植物种类的向重性；（d）为了排除生长速率对非种子植物（如水蕨）和种子植物（如火炬松）根系向重性评价的影响，采用具有相似长度的受重力刺激后的根，并采用改良的 VGI 进行向重性分析［如图（c）所示］

2.4 注释

（1）将用于配制 BCD 培养基的所有储备溶液均保存在室温下，并应在 3 个月内用完。将配制好的 BCD 培养基储存在 4 ℃下，可以保存半年。

（2）为了确保玻璃纸与 BCD 培养基的表面紧密接触，可以在接触表面之间滴 1~2 滴无菌水。

（3）生长在同一玻璃纸上的苔藓组织块（patch）可以用剃须刀片将其分开，然后把它们转移到新的玻璃纸上。

（4）如果江南卷柏的外植体（explant）被微生物污染，可以用次氯酸钠（2%氯）溶液对其消毒 15 min，接着用蒸馏水洗涤 3 次（每次 5 min），然后将其转移到 0.8% 琼脂的 1/2MS 培养基中繁殖。

（5）由于水蕨的孢子很小，所以分别用次氯酸钠溶液或重蒸水溶液杀菌或洗涤后它们会悬浮在液体中 。为了去除多余的液体，应旋转几分钟后扔掉消毒剂或水。

（6）为了确保水蕨在高湿度下生长，应经常检查培养皿，并每隔 3~5 d 在培养皿表面喷洒一次蒸馏水。

（7）用于定量的样品应具有相似的大小。例如，仅采用具有类似长度的根才能进行向重性分析。偶尔有少数样品的生长发育会表现异常。当然，不要用这些样品来做向重性分析。

（8）应使幼苗在黑暗条件下生长，以避免向光性引起的弯曲，否则可能干扰对向重性结果的解释。

（9）如果将 VGI 用于量化非种子植物的根系向重性，那么建议将其用于具有类似生长速度的种类。

致谢

水蕨的孢子来自普渡大学的乔·安·班克斯实验室（lab of Jo Ann Banks）。这项工作得到了欧盟地平线 2020 研究和创新项目（European Union's Horizon 2020 research and innovation program；ERC 资助协议号：742985）、奥地利科学基金（FWF；资助号：I 3630 – B25）、IST 研究员项目和奥地利科学院 DOC 研究员项目的资助。

参考文献

1. Zhang Y, Xiao G, Wang X et al (2019) Evolution of fast root gravitropism in seed plants. Nat Commun 10:3480

2. Chen R, Rosen E, Masson PH (1999) Gravitropism in higher plants. Plant Physiol 120:343–350

3. Rakusová H, Abbas M, Han H et al (2016) Termination of shoot Gravitropic responses by auxin feedback on PIN3 polarity. Curr Biol 26:3026–3032

4. Bastien R, Douady S, Moulia B (2014) A unifying modeling of plant shoot gravitropism with an explicit account of the effects of growth. Front Plant Sci 5:136

5. Zhang Y, He P, Ma X et al (2019) Auxin-mediated statolith production for root gravitropism. New Phytol 224:761–774

6. Su SH, Gibbs NM, Jancewicz AL, Masson PH (2017) Molecular mechanisms of root gravitropism. Curr Biol 27:964–972

7. Masson PH, Tasaka M, Morita MT et al (2002) Arabidopsis thaliana: a model for the study of root and shoot gravitropism. Arab B 1:e0043

8. Chang C, Bowman JL, Meyerowitz EM (2016) Field guide to plant model systems. Cell 167:325–339

9. Qiu YL, Li L, Wang B et al (2006) The deepest divergences in land plants inferred from phylogenomic evidence. Proc Natl Acad Sci U S A 103:15511–15516

10. Menand B, Yi K, Jouannic S et al (2007) An ancient mechanism controls the development of cells with a rooting function in land plants. Science 316:1477–1480

11. Cove DJ, Perroud PF, Charron AJ et al (2009) Culturing the moss Physcomitrella patens. Cold Spring Harb Protoc 2009(2):pdb.prot5136

12. Fang T, Motte H, Parizot B, Beeckman T (2019) Root branching is not induced by auxins in Selaginella moellendorffii. Front Plant Sci 10:154

13. Plackett ARG, Rabbinowitsch EH, Langdale JA (2015) Protocol: genetic transformation of the fern ceratopteris richardii through microparticle bombardment. Plant Methods 11:37

14. Li L, Krens SFG, Fendrych M, Friml J (2018) Real-time analysis of auxin response, cell wall pH and elongation in Arabidopsis thaliana hypocotyls. Bio Protoc 8:e2685

15. Grabov A, Ashley MK, Rigas S et al (2005) Morphometric analysis of root shape. New Phytol 165:641–651

第 3 章
研究水蕨重力感知和响应的孢子制备和原生质体分离技术

作者：**Ashley E. Cannon**，**Tanya Sabharwal** 和 **Stanley J. Roux**

本章提要：早期研究揭示了水蕨孢子中重力定向（gravity – directed）生长和发育的高度可预测的模式。这使孢子成为研究单细胞如何感知和响应重力的有价值的模式系统。重力调节萌发孢子中跨细胞钙电流的方向和大小，该电流的方向预测孢子发育的极化过程（polarization）。为了使水蕨细胞在此发育过程中更容易转化和成像，我们开发和优化了从水蕨配子体中分离原生质体（protoplast）的方法。这些原生质体与水蕨孢子的发育模式相同，因此可以用来监测单细胞极化过程中的分子和发育过程。在这里，我们介绍了这个优化的过程，以及对孢子进行消毒并将其接种在固体或液体生长培养基中以评估其萌发和极化的方法。

关键词：水蕨；单细胞；重力定向发育；极化；钙；原生质体分离

3.1 引言

单细胞的水蕨孢子是研究植物向重性的一种有价值的系统。这种蕨类孢子具有高度可预测的重力定向发育模式（gravity – directed developmental pattern），这使其成为研究植物细胞如何感知和响应重力的理想模型[1-5]。孢子被暴露在光照下不久就会开始萌芽，而且可以测量到跨细胞钙电流[6-8]。在接下来的 72 h内，会出现核迁移和不对称细胞分裂。这两个事件为孢子出现极性生长的根状体（rhizoid）做了准备。初生根状体（primary rhizoid）可作为极性固定

（polarity fixation）的一种视觉体现，因为它在前 24 h 内按照孢子感知的重力方向生长。

本章提出了一种从水蕨配子体中分离原生质体的方法。该方法是从由 Edwards 和 Roux[5] 开发的原始程序改编而来的。当其再生时，水蕨原生质体遵循与水蕨孢子相同的发育模式，从而使其成为研究单细胞重力响应过程中分子变化的合适替代品。植物原生质体是很有价值的试验工具，因为它们能够可靠地被多种 DNA 结构体（construct）进行转化[9,10]，而且它们比完整组织中的细胞更容易成像[11]。因此，可以利用水蕨原生质体的分子及其发育变化来鉴定蛋白质的亚细胞定位，并研究在单细胞极化过程中胁迫和环境因素的影响。

在本章中，我们介绍了对孢子进行灭菌、同步化处理（synchronization）和种植的方法，从而为后续研究其重力定向发展和从配子体组织中分离原生质体做准备。虽然我们的研究重点是单细胞的水蕨孢子，但这些技术也可用于其他单细胞植物系统。因此，本章从可用于许多不同试验的孢子的基本制备方法开始介绍，然后介绍如何培育水蕨配子体，以及如何从这些组织中分离原生质体。利用该方法所获得的原生质体可用于多种不同的试验，并提供了一种在极化过程中易被转化和成像的试验工具。

3.2　材料

3.2.1　孢子的灭菌和同步化处理

（1）蕨类植物水蕨孢子。

（2）孢子消毒液：将 1 份漂白剂（8.25% 次氯酸钠）与 4 份无菌去离子水混合，制成 1.65% 次氯酸钠。

（3）无菌移液管。

（4）15 mL 锥形管。

（5）定时器。

（6）Parafilm M™封口膜（以下简称"封口膜"）。

（7）铝箔。

（8）温度为 28~29 ℃的光照培养室。

3.2.2　孢子培养准备

（1）孢子生长培养基（Spore Growth Media）：称 0.215 g Murashige 和 Skoog 基盐混合物，并将其转移到 250 mL 锥形瓶（Erlenmeyer flask）中。加入 90 mL 蒸馏水，完全混合，利用 1M 的氢氧化钠（NaOH）溶液和 pH 计将其 pH 值调节至 6.3。完成 pH 值调节后，将该溶液转移到 100 mL 量筒中，然后添加蒸馏水使其体积达到 100 mL。之后，将溶液倒回 250 mL 锥形瓶中，并加入 1%（w/v）Bacto 琼脂。使用前对该溶液进行高压灭菌。

（2）pH 计、温度计、电炉。

（3）15 mL 锥形瓶。

（4）35 mm×10 mm 培养皿。

（5）封口膜。

（6）固定式定向架。

（7）温度为 28~29 ℃的光照培养室。

3.2.3　用于根状体定向和分析的孢子成像

（1）光学显微镜。

（2）数字成像软件（例如 ImageJ[12]）。

3.2.4　水蕨原生质体分离

（1）将灭菌并预浸泡的孢子在固体孢子生长培养基上培养 16~18 d。

（2）无菌平抹刀（flat spatula）。

（3）培养基灭菌用的 0.2 μm 过滤器和真空泵。

（4）酶培养基（Enzyme Incubation Media）：称 0.215 g Murashige 和 Skoog 基盐混合物，将其转移到 250 mL 锥形瓶中。加入 90 mL 蒸馏水，使其完全混合，用 1M 氢氧化钠和 pH 计将 pH 值调节至 6.3。调节 pH 值后，将溶液转移到 100 mL 量筒中，添加蒸馏水使体积达到 100 mL。将溶液倒回 250 mL 锥形瓶中，加入 9.1 g（0.5 M）甘露醇（mannitol）。进行高压灭菌并在室温下储存。在使用前，向培养基中添加 0.36% 纤维素酶（cellulase）和 0.25% 果胶酶（pectinase）［见注释（1）］，并利用过滤器对混合溶液进行灭菌。

（5）100 mm ×15 mm 培养皿。

（6）封口膜和铝箔。

（7）足以容纳 100 mm ×15 mm 培养皿且转速为 30 ~ 50 r·min^{-1}的轨道振荡器（orbital shaker）。

（8）温度为 28 ~ 29 ℃的光照培养室。

（9）无菌移液管和 15 mL 锥形瓶。

（10）离心机：离心力可达到 1 302 ×g，并能够容纳 15 mL 锥形瓶。

（11）原生质体漂洗液：称 0.215 g Murashige 和 Skoog 基盐混合物，转移到 250 mL 锥形瓶中。加入 90 mL 蒸馏水，使其完全混合，用 1M 氢氧化钠和 pH 计调节 pH 值至 6.3。调节 pH 值后，将溶液转移到 100 mL 量筒中，添加重蒸水使体积达到 100 mL。将溶液倒回 250 mL 锥形瓶中，加入 9.1 g（0.5 M）甘露醇。进行高压灭菌，冷却到室温，并在使用前对该溶液进行过滤灭菌。

（12）0.5 M 甘露醇溶液：在 250 mL 锥形瓶中，将 9.1 g 甘露醇加入 100 mL 重蒸水。使用前进行高压灭菌，并使溶液冷却到室温。

3.3 方法

3.3.1 孢子制备

（1）将孢子浸泡在孢子灭菌液中 90 s，并在 15 mL 锥形瓶中轻轻搅动，以对孢子进行表面消毒［见注释（2）］。

（2）通过挤压移液管吸耳球，排出所有空气，并将其推到移液管的底部，从而去除漂白剂。当释放吸耳球上的压力时，应可以看到移液管中积累的液体和聚集在移液管底部尖端周围的孢子。

（3）在试管中加入 3 ~ 5 mL 无菌水，轻轻搅动 60 s，冲洗孢子，然后将水去除。

（4）重复步骤（3）两次，冲洗孢子 3 次。

（5）向 15 mL 试管中加入 3~5 mL 无菌水。用封口膜密封盖子，并将管子包裹在两层锡箔中。

（6）将试管置于 29 ℃ 完全黑暗的环境中 4~7 d，以增加萌发的同步性。

3.3.2　孢子培养准备

（1）制备孢子生长培养基［见注释（3）］和高压灭菌器。如果孢子需要在液体培养基中生长，则要去掉 Bacto 琼脂。

（2）在灭菌过程中使用移液管技术，在不去除孢子的情况下从灭菌的孢子中除去预浸泡用水。

（3）将培养基冷却至 45~55 ℃，然后将其加入 15 mL 的孢子管中，以达到试验的最佳孢子密度［见注释（2）和注释（4）］。

（4）在每个 35 mm×10 mm 培养皿中加入 1~2 mL 含孢子培养基，或者使用移液管在每个 100 mm×15 mm 培养皿中加入 5 mL 含孢子培养基。

（5）待培养基凝固后，用一层封口膜包裹培养皿，然后将其放入培养室［见注释（5）］。

3.3.3　评价根状体方向以确定极化方向

在光诱导萌发至少 72 h 后，可利用显微镜评估根状体的方向和确定偏振方向。

（1）使用带有 4× 或 10× 物镜的光学显微镜对孢子进行成像，并记录萌发期间的固定方向。

（2）根状体的生长方向应根据根状体生长在孢子中线以下还是以上来确定。生长在孢子中线以下的可以被认为"向下"，而生长在高于或处于孢子中线的可以被认为"向上"或"不向下"。直到根状体的长度至少达到一个孢子直径（约 100 μm）时才能确定根状体的生长方向。当根状体长度小于 100 μm 时，其最终生长方向可能与它们的初始方向不一致。

（3）可以使用数字成像软件，贯穿每个孢子中线画一条水平线，以便对"向上"和"向下"进行一致评估［见注释（6）］。

3.3.4　水蕨配子体的原生质体分离

（1）该方法是根据 Edwards 和 Roux[5] 介绍的方法修改而来的。采用孢子培养准备（3.2.2 节）中所述的方法对水蕨孢子进行培养，并在原生质体分离前对其培养 16~18 d［见注释（4）］。

（2）用无菌平抹刀刮取生长在琼脂培养基中的水蕨孢子［见注释（7）和图 3.1］，并将其添加到无菌培养皿中，其中含有 30 mL 新鲜制备并被过滤消毒的培养基。培养基应在不加酶的情况下进行高温灭菌，并在过滤灭菌后再加酶，然后对含有酶的培养基再次进行过滤灭菌［见注释（1）］。用封口膜密封培养皿，并用两层铝箔包裹培养皿。用轨道振荡器（30 r·min⁻¹）在室温并完全黑暗的环境中轻轻摇匀配子体，时间需要至少 16 h。

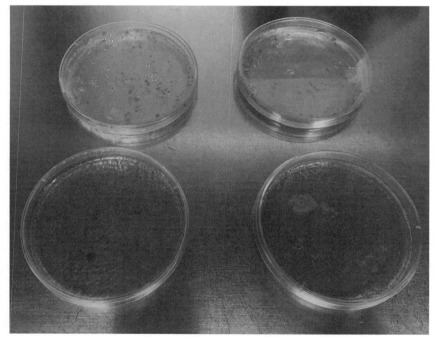

图 3.1　在 1/2Murashige 和 Skoog 基盐混合物和 Bactor 琼脂培养皿表面的配子体在为分离原生质体而进行采集前、后的状态

（3）在收集组织前 30 min，将轨道振荡器的转速提高到 50 r·min⁻¹。使用无菌移液管将组织和培养基移至 15 mL 锥形瓶中，以 2 600 r·min⁻¹ 的转速将样品离心 4 min。

（4）通过去除培养基并在原生质体冲洗液（Protoplast Rinsing Solution；经过高压灭菌、冷却和过滤消毒）中悬浮细胞来冲洗细胞团（pellet）。以 2 600 r·min^{-1} 的转速将样品离心 4 min。重复此过程，直到细胞被洗涤两次。将洗涤过的细胞重新悬浮在经过高压灭菌、冷却和过滤器消毒的 0.5 M 甘露醇中［见注释（8）和图 3.2］。

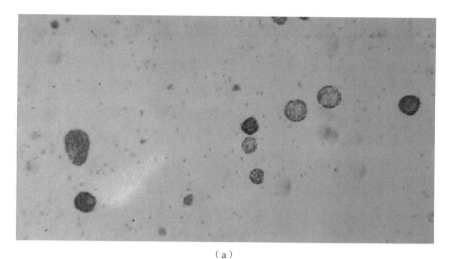

（a）

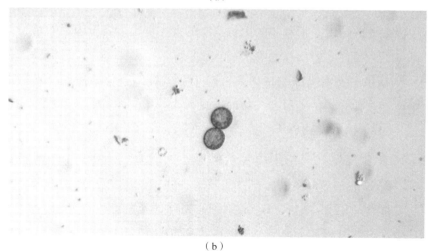

（b）

图 3.2　在光学显微镜下观察到被分离的原生质体

图（a）和（b）显示了被分离出的完整原生质体，图像放大倍数为 20。

3.4 注释

（1）使用前应将过滤灭菌的酶加到培养基中。

（2）大量液体培养的孢子会遇到沉降和局部浓度高的问题。高孢子浓度可抑制萌发和改变发育。在液体培养中，对于体积较大的孢子可能需要使用摇晃或其他方法来分配孢子，但这也会使孢子相对于重力矢量的方向出现随机化。固体培养基可使孢子在固定的方向上均匀分布。

（3）Bacto 琼脂的用量在 0.5%~1% 的范围内变化，对萌发无明显影响。

（4）如果是为了分离原生质体而播种孢子，则首先应直接在培养皿中添加 1/2 浓度的 Murashige 和 Skoog 基盐混合物和 Bacto 琼脂培养基，而不是孢子。应用无菌的重蒸水将孢子冲洗一次。待培养基凝固后，用 > 500 μL 的重蒸水将孢子播种在琼脂上，用封口膜包裹。在 16 ~ 18 d 的生长期间，应将这些培养皿平放在培养室中。

（5）如果要将这些培养皿用于极化研究，则将它们以固定的方向放置，并在培养皿的底部画一个箭头，以表示在萌发过程中的重力方向。

（6）可利用 ImageJ 或其他数字成像软件来测量根状体的生长相对于重力矢量或其他极化源的角度。根状体的生长角度的大小可更为定量地说明重力（或无重力）响应的程度。

（7）当从琼脂表面去除配子体时，用平抹刀轻轻地去除组织。如果压力过大，琼脂就会脱落并与组织混合，从而干扰分离程序。此外，可利用 1/2 浓度的 Murashige 和 Skoog 培养基冲洗琼脂培养皿，以去除组织。

（8）对在 0.5 M 甘露醇中重悬的细胞，可以通过 100 μm 的细胞过滤器（cell strainer；所用品牌和型号分别为 Biologix 和 15 – 1 100）从原生质体中清除细胞碎片。推荐使用 Biologix 100 μm 细胞过滤器，因为它不像其他过滤器那样容易堵塞。由于过滤过程较为缓慢，所示应在稳定的工作台上进行该过程。在过滤过程中不得让装置摇动或移动。

致谢

对水蕨的研究工作得到了 NASA NNX13AM54G 基金项目的资助。

参考文献

1. Edwards ES, Roux SJ (1994) Limited period of graviresponsiveness in germinating spores of *Ceratopteris richardii*. Planta 195:150–152

2. Chatterjee A, Roux SJ (2000) *Ceratopteris richardii*: a productive model for revealing secrets of signaling and development. J Plant Growth Regul 19(3):284–289

3. Roux SJ, Chatterjee A, Hillier S, Cannon T (2003) Early development of fern gametophytes in microgravity. Adv Space Res 31 (1):215–220. https://doi.org/10.1016/ s0273-1177(02)00749-4

4. Edwards ES, Roux SJ (1997) The influence of gravity and light on developmental polarity of single cells of *Ceratopteris richardii* gametophytes. Biol Bull 192(1):139–140. https:// doi.org/10.2307/1542588

5. Edwards ES, Roux SJ (1998) Gravity and light control of the developmental polarity of regenerating protoplasts isolated from prothallial cells of the fern *Ceratopteris richardii*. Plant Cell Rep 17(9):711–716. https://doi.org/10. 1007/s002990050470

6. Chatterjee A, Porterfield DM, Smith PS, Roux SJ (2000) Gravity-directed calcium current in germinating spores of Ceratopteris richardii. Planta 210(4):607–610. https://doi.org/10. 1007/s004250050050

7. Salmi ML, ul Haque A, Bushart TJ, Stout SC, Roux SJ, Porterfield DM (2011) Changes in gravity rapidly alter the magnitude and direction of a cellular calcium current. Planta 233 (5):911–920. https://doi.org/10.1007/ s00425-010-1343-2

8. ul Haque A, Rokkam M, De Carlo AR, Wereley S, Roux SJ, Irazoqui PP et al (2007) A MEMS fabricated cell electrophysiology biochip for in silico calcium measurements. Sens Actuators B 123:391–399

9. Chen S, Tao L, Zeng L, Vega-Sanchez ME, Umemura K, Wang GL (2006) A highly efficient transient protoplast system for analyzing defence gene expression and protein-protein interactions in rice. Mol Plant Pathol 7 (5):417–427. https://doi.org/10.1111/j. 1364-3703.2006.00346.x

10. Walter M, Chaban C, Schutze K, Batistic O, Weckermann K, Nake C et al (2004) Visualization of protein interactions in living plant cells using bimolecular fluorescence complementation. Plant J 40(3):428–438. https://doi.org/ 10.1111/j.1365-313X.2004.02219.x

11. Faraco M, Di Sansebastiano GP, Spelt K, Koes RE, Quattrocchio FM (2011) One protoplast is not the other! Plant Physiol:474–478

12. Schneider CA, Rasband WS, Eliceiri KW (2012) NIH Image to ImageJ: 25 years of image analysis. Nat Methods 9(7):671–675. https://doi.org/10.1038/nmeth.2089

第 4 章
琼脂平板上根系向重性弯曲的多重时间分辨测定

作者：**Takehiko Ogura**，**Christian Goeschl** 和 **Wolfgang Busch**

本章提要： 在高等植物根系中观察到的一种相对于重力方向的生长能力，即根的向重性（正向重性），是植物生长发育的重要组成部分。目前，尽管有多种方法可以量化根的向重性，但许多方法只可以在合理的通量（throughput）下有效地测量根的向重性，而无法提供这一过程的时间分辨率（temporal resolution），并且可实现高时间分辨率（high time – resolution）的方法往往不适合有效地测量多个根。因此，下面介绍了一种利用拟南芥植物以高通量和高时间分辨率来分析根系向重性活动的方法。

关键词： 根的向重性；时间依赖性变化；拟南芥；自动扫描

4.1　引言

尽管根系的不同层次（order）具有不同的生长角度，但这些生长角度并不是随机的，而是相对于重力矢量确定的。这些生长特性是由每个根尖的向重性决定的。根系向重性是根系结构的关键决定因素，这又反过来使植物能够获取水分和养分，并能够停留在土壤中[1]。由于根系向重性的重要性和易观察性，人们长期以来对其进行了大量研究，并提出了多种量化根系向重性的方法[2-7]。这些方法大多采用在端点处或较大时间间隔下表型根尖与重力矢量之间的夹角或根的曲率（Most of these methods use the angle between root tip and the vector of gravity or the curvature of roots as phenotypes at end points or at larger time intervals）。

然而，根尖重定向的动力学不仅对功能解剖向重性是一种重要特征，而且对鉴定影响根系结构的有趣突变体和基因型也同样是其一种重要特征。例如，人们最近发现，与 Col - 0 野生型相比，一个胞外分泌因子 EXO70A3 基因的突变导致在 6 h 的向重力刺激处理期间向重性弯曲出现延迟。然而，在 24 h 内并未观察到根角或曲率表型。重要的是，突变体突出显示了土壤中根系结构的深刻变化[8]。这强调了在允许稳健统计分析的高时间分辨率和通量情况下观察向重性的重要性。

本章介绍了一种利用自动平板图像扫描系统分析琼脂培养基上根尖角随时间变化的方法。特别地，垂直设置的常规扫描仪由程序驱动运行，允许至少每 4 min 扫描一次，连续扫描 24 h，这样就使人们能够以高时间分辨率观察根的弯曲过程。这种方法能够将这种动力学（dynamics）量化为开展遗传研究的一种特征。

4.2　材料

在室温下，利用超纯水新鲜配制所有培养基母液（stock solution）。

4.2.1　植物生长培养基

（1）Murashige 和 Skoog 培养基：包括 MES 缓冲液（粉末预混合：0.52 mg $CoCl_2 \cdot 6H_2O$、0.52 mg $CuSO_4 \cdot 5H_2O$、764 mg FeNaEDTA、129 mg H_3BO_3、17.2 mg KI、351 mg $MnSO_4 \cdot H_2O$、5.21 mg $Na_2MoO_4 \cdot 2H_2O$、179 mg $ZnSO_4 \cdot 7H_2O$、6.91 g $CaCl_2$、3.54 g KH_2PO_4、39.6 g KNO_3、3.76 g $MgSO_4$、34.4 g NH_4NO_3、10.4 g MES/100 g 粉末）［见注释（1）］。

（2）乙二胺四乙酸铁（Ⅲ）母液（FeNaEDTA 母液）：称取 18.4 g FeNaEDTA，溶于水，加水至 100 mL，调整体积，从而配制成 0.5 M（1 000 ×）FeNaEDTA 母液。对溶液进行过滤消毒，并在室温下保存［见注释（2）］。

（3）蔗糖母液：称取 300 g 蔗糖，溶于水，加水至 1 L，调整体积，制备 30%（w/v）的蔗糖母液（30 ×，0.88 mol · L⁻¹），过滤灭菌后在室温下保存

[见注释（2）]。

　　（4）植物琼脂。

　　（5）12 cm × 12 cm 方形培养皿。

　　（6）医用胶带（Leucopore tape，1.25 cm 宽）。

　　（7）欧司朗灯泡（Fluora L36W/77，由德国慕尼黑欧司朗公司生产）。

　　（8）细镊子。

4.2.2　自动扫描系统

　　（1）扫描仪（爱普生完美 V600）：除了两个培养皿大小的区域（扫描窗口）外，将扫描表面用黑纸覆盖，以尽量遮挡由扫描仪发出的不必要的光，否则可能导致光反射在培养皿上而增加背景噪声 [见注释（3）]。

　　（2）台式计算机：运行 Linux 操作系统，并为台式计算机安装用于开源扫描的 "SANE" 协议框架 [见注释（4）]。

　　（3）扫描仪操作软件工具："向重性扫描" 软件（GravitropicScan）（下载链接：https://busch.salk.edu/tools/）。

4.2.3　数据分析

　　（1）Fiji（ImageJ）：图像分析工具。

　　（2）Excel（美国华盛顿雷德蒙德微软有限公司）：数据分析应用。

　　（3）R 语言（http://www.R-project.org/）：统计分析工具。

4.3　方法

　　除非另有说明，否则所有操作都在室温下进行。所有培养基应用超纯水制备，当天使用。

4.3.1　植物生长培养基制备

　　（1）将 4.8 g Murashige 和 Skoog 培养基（包括水中的 MES 缓冲液）溶解在水中，并利用 10 M 氢氧化钾溶液 [MS 溶液 pH 值调节的相关内容见注释（5）]

将 pH 值调节至 5. 7。

（2）将 10 g 植物琼脂加入经过 pH 值调节的 MS 溶液，加水 966 mL，混合均匀后进行高压灭菌。空气冷却高压灭菌溶液，直至温度达到 60 ℃ ［见注释（6）］。

（3）在安全柜中，将 1 000 × FeNaEDTA 溶液 1 mL 和 30 × 蔗糖溶液 33 mL 加入高压灭菌后的溶液，混合均匀。快速完成此过程，以避免高压灭菌后的溶液的温度变得太低而导致溶液开始凝固。

（4）将溶液倒入 12 cm × 12 cm 的方形培养皿（50 mL/盘）。在室温下冷却，直到溶液变成固体 ［见注释（7）］。培养皿中组分的最终浓度为 1 × Murashige 和 Skoog 培养基、0.05% w/v MES、1.0% w/v 蔗糖、1.0% w/v 琼脂和 pH 值 = 5. 7。以下，将该培养基称为 1 × MS 培养基。

4. 3. 2　幼苗准备

（1）将种子转移到微管中，用氯气消毒 ［见注释（8）］。

（2）将 400 μl 灭菌水放入安全柜，在 4 ℃ 下避光放置 3 d，以便使灭菌后的种子分层。

（3）在安全柜中，将分层种子放在 1 × MS 培养基上，用医用胶带密封。垂直放置培养皿，并待萌发后将其置于 21 ℃ 及 16 h 光照/8 h 黑暗条件下培养 5 d ［见注释（9）和（10）］。

4. 3. 3　将幼苗转移到检测培养皿中

（1）选择足够数量的、大小相似的幼苗。当采用多个基因型时，基因型的大小应该相似。数量是否足够取决于试验目的和植物的基因型，通常采用 24 株/培养皿，并在一个培养皿中同时试验两种基因型。在这种情况下，需要 12 株/培养皿/基因型。因此，建议将每种试验条件至少重复 3 次 ［见注释（9）］。

（2）对细镊子进行消毒。在安全柜中，利用细镊子小心地将选定的幼苗转移到新鲜制备的 1 × MS 培养基上。通常使用 24 株幼苗的设置（图 4.1）。要使转移根直起，首先将根放在培养皿表面，然后将植株向地上部分的方向直线移动，使根在培养皿表面滑动成伸直的构型（图 4.2）。沿着两条线放置转移的幼苗

（如果使用24株幼苗设置，则如图4.1所示）。用医用胶带密封［见注释（10）和（11）］。

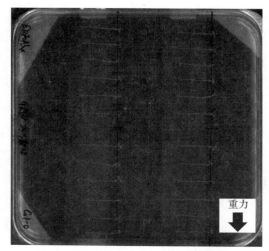

图4.1　24株幼苗根系向重性试验装置

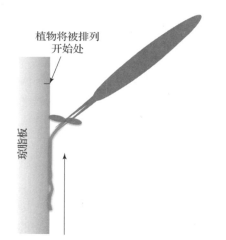

图4.2　将植株转移到琼脂试验板上的过程

（3）垂直设置培养皿，在21 ℃及光照条件下放置1 h，使植株达到均匀状态。

本章设置了一个具有代表性的含有24株幼苗根系的向重性试验。在本试验中，培养皿的上半部分包含12株EXO70A3ox突变株，下半部分包含12株Col – 0野生型植物，图4.1所示是在培养皿被重新定向10 h后的图像。

用一对细镊子将幼苗转移到试验板上。在整个过程中，镊子只能接触子叶。将整个幼苗放置在测定位置下方的试验板上（用一条线标记）。一旦大部分根附着在试验板的表面，就小心地将幼苗沿直线拉到上面，并与试验位置对齐。在这个过程中，应该使根保持粘附在试验板的琼脂表面。

4.3.4 使用自动扫描程序扫描根的弯曲情况

（1）将扫描仪垂直放置在暗室中，并将光源直接置于植物位置的正上方（其他不必要的光源通常会导致光在琼脂板上进行反射，因此不应使用），以便使根和背景之间具有足够的图像对比度。将光照条件和室温按 4.3.2 节中第（3）步所介绍的条件分别进行设置。

（2）将琼脂板旋转 90°，使根垂直于重力矢量。将琼脂板牢固地固定在扫描面上的位置。在琼脂板的盖子上附上黑色的纸条，以提高生成图像的对比度（图 4.3）。

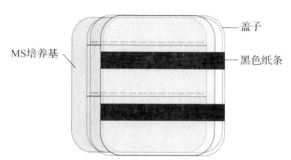

图 4.3 通过为根提供黑色背景来确保高对比度图像的方法

（3）启动"Gravitropic Scan"等自动扫描程序来控制图像采集。在主窗口中指定应该使用哪些扫描仪（勾选"Use："复选框），以及是否应该获取 1 个或 2 个试验板位置的图像（勾选"Row 0"复选框表示底部，勾选"Row 1"复选框表示与扫描仪和盖子连接有关的底部扫描位置）（图 4.4）。

（4）单击文件夹选择按钮（"…"按钮），并指定命名自动存储文件的试验前缀，选择保存图像数据的文件夹路径。

（5）将扫描时间设置为 4 min 或超过 4 min 的目标扫描时间，并选择连续扫描方式。单击"Scan"按钮开始扫描。将图像存储为 1 200 dpi 的 24 位 RGB TIFF 文件，并根据用户在图像采集工具中的初始输入自动命名。

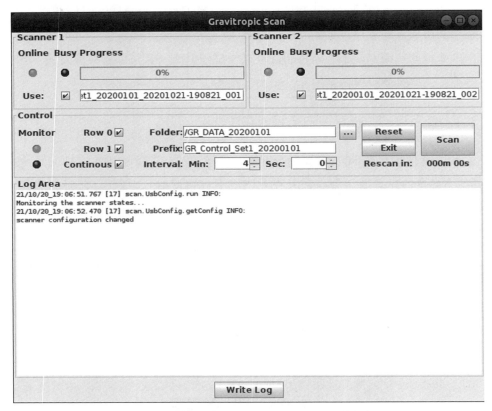

图 4.4　自动扫描程序 "Gravtropic Scan" 的主窗口

（6）在所计划的时间内完成扫描后，停止程序。

为根提供黑色背景可以使图片的对比度更高并有助于分析。该背景是通过将黑色纸条（2 cm×12 cm）附在根背面试验板的盖子上，在此它们将集中于根尖位置。

4.3.5　根系弯曲角度分析

（1）打开 Fiji，并导入一个试验检测板时间序列的所有图像，作为图像序列（Image Sequence）［见注释（12）和（13）］。

（2）在每个时间点测量每个根尖的角度。为此，使用 Fiji 工具栏中的 "Angle tool" 命令，沿着根尖的中心画一条直线，然后选择 "Analyze" 菜单中的 "Measure" 命令，或者按 "Control + M" 组合键。在距根尖前端 0.1～0.2 mm 的根部中心开始画线。在我们的条件下，拟南芥根系的生长速率大约在 0.1 mm·h^{-1}范围内[9]。在重力刺激下，根的角度不断变化，超过这个长度的根尖反映了超过 1 h 这一较长时间内的弯曲历史，因此降低了时间分辨率（time-resolution）[见注释（14）]。获得测量值的最有效方法是在所有时间点测量每个根尖。为此，从给定根尖的时间点 1 开始，在测量完成后继续下一个时间点的测量，直到在所有时间点都测量了给定根尖。对扫描图像中的所有根重复此过程。

（3）将角度测量结果显示在 Fiji 自动创建的表格中。从表格中复制根尖角度数据并粘贴到 Excel 中，然后利用 Excel 计算各基因型在各时间点的根尖角度平均值和标准差，并绘制被测基因型根尖角度变化的时间过程曲线。

（4）在进行 t 检验和方差分析等统计检验时，将根尖角度数据保存为 ".csv" 文件并导入 R，在 R 中可以方便地生成包括箱形图和豆荚图在内的各种图形。

4.4 注释

（1）为了保持试验中使用的培养基的均匀性，特别是在 pH 值方面，培养基中应该含有 MES 缓冲液。如果 MS 基盐混合物不含 MES 缓冲液，则需要准备100 × (250 mmol·L^{-1}) 的 MES 溶液，并提前在 1 × MS 的培养基中每升加入10 mL，以调节 pH 值。

（2）建议对 FeNaEDTA 母液和蔗糖溶液进行过滤灭菌，并对培养基进行高压灭菌后加入这些无菌溶液。否则，如果在高压灭菌步骤之前将 FeNaEDTA 添加到 MS 培养基溶液中，则在高压灭菌过程中会产生铁沉淀。同样，如果在 MS 培养基溶液中预包含了蔗糖溶液，则会导致蔗糖在高压灭菌期间发生水解。

（3）任何与 EPSON Perfection V600 Photo 等效并受 SANE 协议框架支持的传统扫描仪都有可能被用到，但是不能保证自动扫描程序与这些扫描仪匹配。

（4）任何运行 Linux 操作系统［我们在 LTS Ubuntu 16.04 和 18.04 版本上进行了测试（https://www.ubuntu.com）］并提供足够的 USB 端口来连接所需数量的扫描仪的笔记本电脑都是合适的。需要安装 SANE 扫描协议框架（https://sane-project.org）后，才能使自动扫描程序正常工作。

（5）为了提供统一的测定条件，应非常精确地调节 $1 \times MS$ 培养基的 pH 值。另外，需要对 pH 计进行定期校正。

（6）为了避免在高压灭菌过程中琼脂发生聚集，应将含有植物琼脂的溶液在高压灭菌前进行充分混合。

（7）将 $1 \times MS$ 培养基溶液倒入方形培养皿时，要确保放方形培养皿的台面保持完全水平，否则，琼脂培养基的厚度将不会均匀，并有可能倾斜。

（8）戴上手套，在化学通风橱（chemical hood）中使用氯气进行消毒。氯气对人体具有很强的毒性，用于制造氯气的化学品也对人体有毒或有害。

（9）为了获得足够数量的、大小相似的幼苗，建议播种比试验所需幼苗数量多 3 倍的种子。

（10）在试验当天制备 $1 \times MS$ 新鲜培养基，以获得可重复的结果。否则，陈旧的培养基可能导致试验重复之间的结果发生变化。

（11）小心转移植物，不要损坏它们。根部与琼脂板表面反复接触以拉直根部或直接捏根部均可能损坏根部，并改变根部的向重性弯曲程度。

（12）根据图像大小和图像数量，通过调整来减小图像大小，以方便图像分析。高分辨率图像将需要更多的计算资源来进行分析。然而，我们建议在扫描时使用更高分辨率的设置，以避免错过适度的根尖角度变化。

（13）由于在给定的分辨率和这些分析条件下，在 $4 \sim 16$ min 这一时间段内没有观察到根尖角度的显著变化，所以通常每 16 min 或 32 min 1 次的成像频率就足够了。

（14）考虑拟南芥根的增长速度（约为 0.1 mm $\cdot$ h^{-1}[9]）和重力刺激后根系的连续弯曲。考虑超过 0.1 mm 的部分根尖将导致时间分辨率降低，因为测量将反映根尖角度在较长时间内的变化。此外，由于根尖与角度测量顶点的相对位置，与在根尖较短部分测量的角度相比，根尖较长部分的角度变化更小（图 4.5）。因此，对于高时间分辨率的分析，从顶点到远端根尖的较短角度测量线（$0.1 \sim 0.2$ mm）将提供更高的精度。然而，测量根尖角度的最佳方法可能取决于植物的基因型、根的生长速度和试验目的。例如，分析慢弯曲基因型时，可以考虑较长的根尖段，或者发现具有较强异常的基因型可能不需要很高的时间分辨率。在任何情况下，对一组试验中所有根尖角度的测量应采用相同的方法。

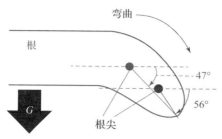

图 4.5 用高时间分辨率和低时间分辨率测量的根尖角度的差异（附彩插）

比较较短的根尖（较高的时间分辨率，蓝色）和较长的根尖（较低的时间分辨率，2 倍长，灰色）的角度变化，如图 4.5 所示，较短的根尖比较长的根尖呈现较大的角度变化。

参考文献

1. Su S-H, Gibbs NM, Jancewicz AL, Masson PH (2017) Molecular mechanisms of root gravitropism. Curr Biol 27:R964–R972

2. Yamamoto M, Yamamoto KT (1998) Differential effects of 1-Naphthaleneacetic acid, Indole-3-acetic acid and 2,4-Dichlorophenoxyacetic acid on the Gravitropic response of roots in an auxin-resistant mutant of Arabidopsis, auxl. Plant Cell Physiol 39:660–664

3. Marchant A, Kargul J, May ST, Muller P, Delbarre A, Perrot-Rechenmann C, Bennett MJ (1999) AUX1 regulates root gravitropism in Arabidopsis by facilitating auxin uptake within root apical tissues. EMBO J 18:2066–2073

4. Grabov A, Ashley MK, Rigas S, Hatzopoulos P, Dolan L, Vicente-Agullo F (2005) Morphometric analysis of root shape. New Phytol 165:641–652

5. Mochizuki S, Harada A, Inada S, Sugimoto-Shirasu K, Stacey N, Wada T, Ishiguro S, Okada K, Sakai T (2005) The Arabidopsis WAVY GROWTH 2 protein modulates root bending in response to environmental stimuli.

Plant Cell 17:537–547

6. Fortunati A, Piconese S, Tassone P, Ferrari S, Migliaccio F (2008) A new mutant of Arabidopsis disturbed in its roots, right-handed slanting, and gravitropism defines a gene that encodes a heat-shock factor. J Exp Bot 59:1363–1374

7. Wang HZ, Yang KZ, Zou JJ, Zhu LL, Xie ZD, Morita MT, Tasaka M, Friml J, Grotewold E, Beeckman T et al (2015) Transcriptional regulation of PIN genes by four lips and MYB88 during Arabidopsis root gravitropism. Nat Commun 6:9

8. Ogura T, Goeschl C, Filiault D, Mirea M, Slovak R, Wolhrab B, Satbhai SB, Busch W (2019) Root system depth in Arabidopsis is shaped by *EXOCYST70A3* via the dynamic modulation of auxin transport. Cell 178:400–412

9. Yazdanbakhsh N, Fisahn J (2010) Analysis of Arabidopsis thaliana root growth kinetics with high temporal and spatial resolution. Ann Bot 105:783–791

第5章
在根向性运动中量化细胞分裂和激素梯度的方法

作者：**Jinke Chang** 和 **Jia Li**

本章提要：向性运动（tropism）是基于生长的植物定向运动，它能够使植物对其生存环境做出反应。植物根系发育出了各种向性反应的能力，包括向重性、向水性（hydrotropism）、向化性（chemotropism）和向盐性（halotropism），从而能够对重力、水分梯度、营养梯度和盐度梯度等分别做出响应。目前，已被揭示的几种向性反应机制表明，植物激素梯度和细胞分裂活性是决定这些反应的关键因素。然而，测量细胞分裂活性和激素梯度的方法却很少应用于根的向性分析。在此，我们介绍了一些在根的向性分析中量化细胞分裂活性和激素梯度的方法。这些方法主要是基于我们之前对根系亲水性的研究结果。

关键词：向重性；向水性；生长素梯度；细胞分裂素梯度；细胞分裂

5.1 引言

植物的根进化出一系列策略来适应它们的生存环境。其中，根系的向重性、亲水性和向盐性是最有效的基于生长的方法，从而使植物能够逃避逆境并获得生存所需的各种养分和水分。目前，人们已部分阐明根的向重性、向水性和向盐性的细胞和分子机制[1-5]。据报道，向重性和向盐性主要由生长素的极性输送控制，而向水性主要由细胞分裂素的不对称分布所调节[2,3,6-11]。对于水平放置的根，极性生长素运输导致根尖两侧的生长素分布不对称和细胞伸长不均匀，从而引起根的向重性反应[1,6]。与此相反，最近的研究表明，细胞分裂素的不对称分布可能是通过引起根分生组织区（meristem zone）中的差异细胞分裂（differential cell division）来控制根部向水性的决定性因素[3]。在水分刺激的条件下，与较高水势侧相比，较低水势侧的根尖细胞分裂活性增强，细胞在分生组织区静止中心（quiescent center）周围 200 μm 的区域内聚集。因此，分生组织区的低水势侧有更多的细胞进入伸长区，从而导致根向着高水势区生长。此外，人们还报道了赤霉素（gibberellic acid，GA）在受重力刺激后在根尖中出现不对称分布[12]。上述研究结果表明，细胞分裂或细胞伸长和激素梯度在根系的向性反应中起关键作用。

　　本章总结了一些关于在根的向性过程中量化细胞分裂活性和激素梯度的研究方法。本章以根的亲水性为例说明了这些方法是如何实现的。在这里，我们介绍 3 种不同的方法来评估根分生组织区的细胞分裂活性，包括：①5 – 乙炔基 – 2′ – 脱氧尿苷（5 – ethynyl – 20 – deoxyuridine，EdU）染色法，用于检测 DNA 复制活性；②细胞周期标记基因 CYCB1 表达检测法；③一定长度的分生组织区内细胞数量计算法。另外，可以采用一些科学软件来间接比较根尖内的激素梯度。

5.2　材料

5.2.1　细胞分裂活性量化

1. EdU 染色

（1）EdU 成像设备。

（2）1/2MS 液体培养基（或其他液体生长培养基）。

（3）磷酸盐缓冲盐水（phosphate – buffer saline，PBS；pH 值为 7.4）。

（4）PBST［PBS + 0.5%（v/v）聚乙二醇辛基苯基醚（triton X – 100）］。

2. GUS 染色、细胞计数和激素梯度测定

（1）90% 丙酮。

（2）去离子水。

（3）100 mmol · L^{-1} 铁氰化钾［$K_3Fe(CN)_6$］［见注释（1）］。

（4）100 mmol·L^{-1}亚铁氰化钾［K$_4$Fe(CN)$_6$］［见注释（1）］。

（5）1 mol·L^{-1}磷酸氢二钠（Na$_2$HPO$_4$）。

（6）1 mol·L^{-1}磷酸二氢钠（NaH$_2$PO$_4$）。

（7）100 mmol·L^{-1} 5 - 溴 - 4 - 氯 - 3 - 吲哚葡萄糖苷（X - Gluc）［见注释（2）］。

（8）乙醇。

（9）漂洗液：50 mmol·L^{-1}磷酸钠缓冲液（pH 值为 7.2）、0.5 mmol·L^{-1}铁氰化钾、0.5 mmol·L^{-1}亚铁氰化钾、34.2 mmol·L^{-1}磷酸氢二钠及 15.8 mmol·L^{-1}磷酸二氢钠。溶液应该在使用前新鲜配制。

（10）染色液：100 mL 漂洗液，加入 2 mL 100 mmol·L^{-1} X - Gluc 母液。溶液应该在使用前新鲜配制。

（11）水合三氯乙醛（chloral hydrate）溶液：80% 水合三氯乙醛溶液（w/v）、20% 甘油溶液（v/v）及 20% 纯水（v/v）。

（12）细胞壁染色液，如碘化丙啶溶液（propidium iodide，25 ng·μL^{-1}），或 FM4 - 64 等细胞膜染色液［见注释（3）］。

（13）含有激素指示基因（hormone indicator gene）的转基因植物，如生长素的指示基因 DR5∷GFP 和细胞分裂素的指示基因 TCSn∷GFP［见注释（4）］。

5.3　方法

5.3.1　向性处理根成像过程中的方向确定

对于所有的向性反应分析，重点是要确保受向性处理的根的方向保持不变。可以采用以下 3 种方法。

（1）在载玻片（slide）上进行向性处理（tropic treatment），并在不移动幼苗的情况下拍摄实时图像。将向性培养基（tropic medium）倒在载玻片上，并将 4 d 龄的幼苗移到向性培养基上。成像前，应在密封盒中对根尖进行向性处理。

（2）在解剖显微镜下利用一对平抹刀进行操作，通过移动根尖和根尖附近的一些培养基，将幼苗从向性培养基转移到载玻片上，以使方向保持不变。

（3）经向性处理后，可以在解剖显微镜下分辨大多数根尖的方向，并且根据根的独特形态易于对其进行恢复。

5.3.2　EdU 染色和荧光强度测量

图像的荧光强度可以用任何共聚焦成像软件和 ImageJ 来测量，每个软件都有自己的操作系统，但原理和得到的结果应该是相似的。这里以徕卡（Leica）共聚焦成像软件为例加以说明。

（1）将 4 d 龄的幼苗移入含 10 μmol · L^{-1} EdU 的向水性培养基上，培养 60 min。

（2）用 1/2 MS 液体培养基（或其他液体生长培养基）洗涤经向水性处理的幼苗，洗涤 3 次，每次持续 5 min，以去除过量的 EdU［见注释（5）］。

（3）在 PBST（pH 值为 7.4）中洗涤幼苗，洗涤 2 次，每次持续 5 min。

（4）将样品浸入 EdU 检测液（detection cocktail），在黑暗中浸泡 30 min［见注释（6）］。

（5）用 PBS（pH 值为 7.4）冲洗样品，冲洗 3 次，每次持续 5 min。

（6）用包含 8 μg · mL^{-1} Hoechst 33342（EdU 成像试剂盒成分）的 PBS（pH 值为 7.4）覆盖样品。在黑暗中放置 30 min。

（7）在 PBS（pH 值为 7.4）中冲洗，冲洗 3 次，每次持续 20 min。

（8）利用具有激发光相应波长的共聚焦激光扫描显微镜对根尖进行成像。

（9）DNA 复制的活性可以通过荧光强度来反映，荧光强度可以通过使用徕卡量化工具（Leica quantification tool）来测量：选择"Quantify"→"Tools"选项［见注释（7）］。

（10）选择"Draw polygon"或"Draw rectangle"工具，在荧光通道中标记根尖每边的分生组织区。

（11）在"统计窗口"（Statistics window）中，显示所选区域的面积和平均值（荧光强度）。

（12）用荧光强度比来代表根尖两侧的细胞分裂活性。采用（右侧)/(左侧）和（低水势侧)/(高水势侧）来分别表示对照组和受水刺激处理的根（图 5.1）。

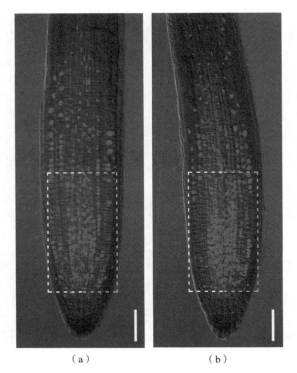

（a）　　　　　　　　　　（b）

图 5.1　基于 EdU 染色技术的细胞分裂量化方法（附彩插）

（a）对照组；（b）受水刺激处理的根

采用荧光染料 Alexa Fluor© 488 进行染色。虚线框代表荧光强度测量的区域。对于对照组（a），黄色虚线框（200 μm×50 μm）代表组织分生区域的右侧，白色虚线框代表组织分生区域的左侧。对于受水刺激处理的根（b），黄色虚线框（200 μm×50 μm）代表低水势侧，而白色虚线框代表高水势侧。比例尺为 50 μm。

5.3.3　GUS 染色及信号定量化

（1）将向性或对照处理的幼苗转移到置于冰上的 90% 丙酮中，并孵育 15 min ［见注释（8）］。

（2）用漂洗液冲洗掉丙酮溶液，并在室温下保存 5 min。

（3）除去漂洗液，并加入染色液。在黑暗中以 37 ℃ 的温度培养 ［见注释（9）］。

（4）在室温下分别用 15%、30%、50%、70%、80%、90%、100% 的乙醇

洗涤样品 30 min。

（5）将样品浸泡在 70% 的乙醇中过夜。

（6）将 70% 乙醇替换为水合三氯乙醛溶液，并将样品在此溶液中保存 48 h。

（7）在显微镜下对根尖进行成像。

（8）打开 ImageJ 中的图片。

（9）利用 ImageJ 的功能，将光学显微镜图像的颜色模式由 RGB 转换为灰白：选择 "Image" → "Type" → "8 bit" 选项。

（10）将图像转到强光下：选择 "Edit" → "Invert" 选项。

（11）设置测量：选择 "Analyze" → "Set measurements" → "Area" → "Modal Gray Value" 选项。

（12）选择 "Freehand Selection" 选项或其他选项来选择用于测量的 GUS 染色区域。

（13）按 M 键得出结果。

（14）为了消除背景误差，可选择背景区域，从而得到模态灰度值。从每个数据中减去背景模态灰度值，将得到相对值。

（15）利用 GUS 信号比来比较根尖两侧的细胞分裂活性。利用（右侧负背景)/(左侧负背景）和（低水势侧负背景)/(高水势侧负背景）分别表示对照组和受水刺激处理的根（图 5.2）。

5.3.4　根分生组织区的细胞数量计算

（1）将幼苗在水刺激培养基上进行处理，然后将其转移到载玻片上进行观察。

（2）加入 50 μL 碘化丙啶（PI）溶液而将根尖淹没，然后在室温下培养 5 min。

（3）使用共聚焦激光扫描显微镜对根尖进行成像。

（4）分生组织区的细胞数量可以通过共聚焦成像软件进行量化，这里，以徕卡共聚焦成像软件为例加以说明。采用量化工具测量细胞数量：选择 "Quantify" → "Tools" 选项。

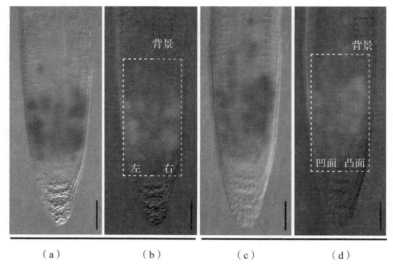

（a）　　　　　　（b）　　　　　　（c）　　　　　　（d）

图 5. 2　利用 GUS 染色法对携带 pCYCB1、1 – GUS 基因的

转基因植株的细胞分裂进行量化（附彩插）

（a），（b）对照组；（c），（d）受水刺激受理的根

　　图（a），（b）所示为未进行水刺激处理的转基因植株作为对照组。图（c），（d）所示为水刺激处理后的转基因植株。利用 ImageJ 对用 GUS 染色的根尖（a，c）进行了类型改变（type – changed）（b，d）。黄色虚线框（200 μm × 50 μm）代表分生组织区的右侧（b）或低水势侧（d）。白色虚线框代表分生组织区的左侧（b）或高水势侧（d）。蓝色方框中的区域被用来消除背景误差。比例尺为 50 μm。

　　（5）选择"Draw polyline tools"选项来标记根尖两侧皮层细胞层静止中心周围的 200 μm 区域。

　　（6）在"图表窗口"（Graphs windows）中，每个峰代表两个细胞之间的一个细胞板（cell plate），因此峰的数量代表被标记的分生组织区内的细胞数量（图 5. 3）。

5. 3. 5　激素梯度定量

　　细胞分裂素可以通过转基因植物携带的结构 TCSn∶∶GFP 的 GFP 信号强度间接测量[13]。TCSn 是一种人工启动子，用于监测细胞分裂素信号输出。在水刺激条件下，细胞分裂素主要分布在低水势侧和高水势侧之间的侧根中。以下方法可用于比较根尖低水势侧和高水势侧的 GFP 强度，从而间接揭示细胞分裂素的相

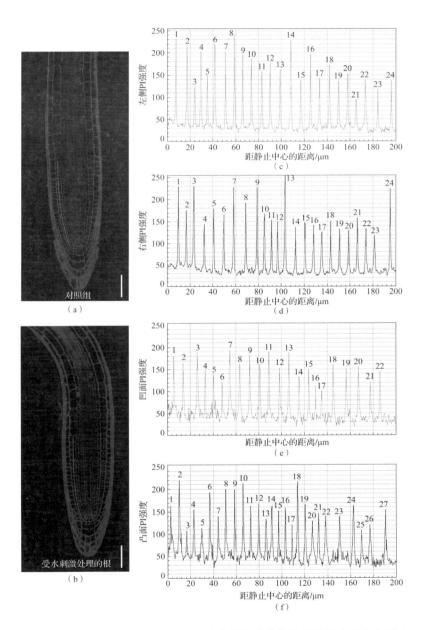

图 5.3　基于碘化丙啶（PI）染色和徕卡共聚焦成像软件的根分生组织区内的细胞染色及数量统计结果（附彩插）

对照组（a～c）和受水刺激处理的根（d～f）经碘化丙啶（PI）染色后，利用徕卡共聚焦成像软件计算从分生组织区静止中心周围 200 μm 范围内的皮层细胞壁荧光峰的细胞数量。在对照组中，绿色和蓝色的折线分别代表左侧和右侧的皮层细胞层，荧光峰如图（b）和（c）所示。对于受水刺激处理的根，绿色和蓝色折线分别代表高水势侧和低水势侧，荧光峰数如图（e）和（f）所示。比例尺为 50 μm。

对分布。用来量化激素梯度的方法与量化细胞分裂素的方法类似。携带 DR5∷GFP 的转基因植物可以用来表示各种组织中激素的相对浓度[14]。

（1）移栽 4 d 龄的幼苗到水刺激培养基上。将幼苗置于水梯度下处理 60 min。

（2）用共聚焦激光扫描显微镜拍摄根尖图像。

（3）GFP 信号可以通过荧光强度的量化工具来测量：选择"Quantify"→"Tools"选项。

（4）选择"Draw polyline tools"选项，在荧光通道的侧根帽两侧标记相同的长度（图 5.4）。

（5）在统计窗口中，显示选定区域的长度和平均值（荧光强度）。

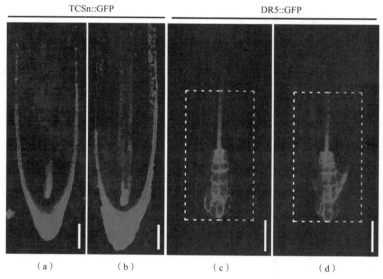

图 5.4 测量根尖荧光强度的方法（附彩插）
（a），（c）对照组；（b），（d）受水刺激处理的根

图（a），（b）所示为在对照组（a）或水刺激（b）处理后，TCSn∷GFP 转基因幼苗的荧光强度在静止中心上方200 μm距离内的线性平均强度。红色折线表示右侧（a）或低水势侧（b），紫色折线表示左侧（a）或高水势侧（b）。（c），（d）所示为将 DR5∷GFP 转基因幼苗的荧光强度测量为两侧200 μm×50 μm 区域内的区域平均强度。黄色方框代表右侧（c）或较低的水势侧（d）。白色方框代表左侧（c）或较高的水势侧（d）。比例尺为 50 μm。

5.4 注释

（1）铁氰化钾和铁氰化钾溶液应保持在 4 ℃的黑暗环境中。溶液应在 2 个月内使用。如果颜色变为黄色，说明溶液不能使用。

（2）糖苷酸原液由二甲亚砜（DMSO）配制而成。温度保持在 20 ℃。

（3）碘化丙啶和 FM4－64 溶液可以在 4 ℃的黑暗环境中保存数周。

（4）还有其他细胞分裂素报告系统，如由 A 型反应调节因子（ARR）的启动子驱动的 GFP。

（5）在解剖显微镜下记录根的方向，然后将幼苗从水刺激培养基上转移到载玻片上观察。

（6）EdU 检测液应该新鲜配制。

（7）这里以徕卡共聚焦成像软件为例加以说明。也可以使用其他软件，但操作可能略有不同。

（8）在将幼苗从吸水培养基转移到 90% 丙酮培养基前，在解剖显微镜下记录根的方向。

（9）染色时间取决于靶基因的表达水平。通常需要预先试验以确定染色时间。

致谢

该研究项目得到国家自然科学基金（编号为 31530005 和 31720103902）的资助。

参考文献

1. Philosoph-Hadas S, Friedman H, Meir S (2005) Gravitropic bending and plant hormones. Vitam Horm 72:31–78. https://doi.org/10.1016/s0083-6729(05)72002-1

2. Muday GK (2001) Auxins and tropisms. J Plant Growth Regul 20(3):226–243. https://doi.org/10.1007/s003440010027

3. Chang J, Li X, Fu W, Wang J, Yong Y, Shi H, Ding Z, Kui H, Gou X, He K, Li J (2019) Asymmetric distribution of cytokinins determines root hydrotropism in *Arabidopsis thaliana*. Cell Res 29(12):984–993. https://doi.org/10.1038/s41422-019-0239-3

4. Galvan-Ampudia CSJM, Darwish E, Gandullo J, Korver RA, Brunoud G, Haring MA, Munnik T, Vernoux T, Testerink C (2013) Halotropism is a response of plant roots to avoid a saline environment. Curr Biol 20:2044–2050. https://doi.org/10.1016/j.cub.2013.08.020

5. Shkolnik D, Nuriel R, Bonza MC, Costa A, Fromm H (2018) MIZ1 regulates ECA1 to generate a slow, long-distance phloem-transmitted Ca²⁺ signal essential for root water tracking in Arabidopsis. Proc Natl Acad Sci U

S A 115(31):8031–8036. https://doi.org/10.1073/pnas.1804130115

6. Sato EM, Hijazi H, Bennett MJ, Vissenberg K, Swarup R (2015) New insights into root gravitropic signalling. J Exp Bot 66(8):2155–2165. https://doi.org/10.1093/jxb/eru515

7. Geisler M, Wang B, Zhu J (2014) Auxin transport during root gravitropism: transporters and techniques. Plant Biol (Stuttg) 16 Suppl 1:50–57. https://doi.org/10.1111/plb.12030

8. van den Berg T, Korver RA, Testerink C, Ten Tusscher KH (2016) Modeling halotropism: a key role for root tip architecture and reflux loop remodeling in redistributing auxin. Development 143(18):3350–3362. https://doi.org/10.1242/dev.135111

9. Shkolnik D, Fromm H (2016) The Cholodny-Went theory does not explain hydrotropism. Plant Sci 252:400–403. https://doi.org/10.1016/j.plantsci.2016.09.004

10. Shkolnik D, Krieger G, Nuriel R, Fromm H (2016) Hydrotropism: root bending does not require auxin redistribution. Mol Plant 9 (5):757–759. https://doi.org/10.1016/j.molp.2016.02.001

11. Kaneyasu T, Kobayashi A, Nakayama M, Fujii N, Takahashi H, Miyazawa Y (2007) Auxin response, but not its polar transport, plays a role in hydrotropism of Arabidopsis roots. J Exp Bot 58(5):1143–1150. https://doi.org/10.1093/jxb/erl274

12. Löfke C, Zwiewka M, Heilmann I, Van Montagu MC, Teichmann T, Friml J (2013) Asymmetric gibberellin signaling regulates vacuolar trafficking of PIN auxin transporters during root gravitropism. Proc Natl Acad Sci U S A 110(9):3627–3632. https://doi.org/10.1073/pnas.1300107110

13. Zurcher E, Tavor-Deslex D, Lituiev D, Enkerli K, Tarr PT, Muller B (2013) A robust and sensitive synthetic sensor to monitor the transcriptional output of the cytokinin signaling network in planta. Plant Physiol 161 (3):1066–1075. https://doi.org/10.1104/pp.112.211763

14. Ulmasov T, Murfett J, Hagen G, Guilfoyle TJ (1997) Aux/IAA proteins repress expression of reporter genes containing natural and highly active synthetic auxin response elements. Plant Cell 9(11):1963–1971. https://doi.org/10.1105/tpc.9.11.1963

第 6 章
利用自动植物触碰装置给植物提供可重复及间歇性的触碰刺激方法

作者：Caleb Fitzgerald，Cullen S. Vens，Nathan Miller，Richard Barker，
Matthew Westphall，Johnathan Lombardino，Jerry Miao，
Sarah J. Swanson 和 Simon Gilroy

本章提要：尽管机械刺激对植物的生长和发育有深远的影响，而且可以调节对包括重力在内的许多其他刺激的反应，但引发植物机械反应的许多分子机制仍然是未知的。我们认识上的这种差距，部分是由于难以对植物进行可重复的长期触碰刺激。鉴于此，我们设计和构建了一种自动植物触碰装置，该装置通过在试验植物上牵引一张塑料薄片来实现可控并可高度重复的间歇性机械刺激。另外，该装置采用计算机数字控制平台来连续监测植物的生长和发育，进而对其进行自动计算机视觉和图像分析。该系统是围绕开源架构设计的，以帮助促进在实验室间生成可比数据集。自动植物触碰装置还是一种可扩展系统，其可被安装在温室等受控环境中，通过可控而重复的机械刺激来调控植物的生长和发育。

关键词：拟南芥；自动植物触碰装置；图像分析；机械刺激；触碰

6.1 引言

植物对机械刺激（mechanostimulation）非常敏感，机械刺激可调节一系列反应，如叶片大小和叶柄长度、增强聚合物（strengthening polymer）在细胞壁

的沉积、开花时间以及对各种生物和非生物胁迫的敏感性[1-3]。机械刺激也会改变植物对其他刺激的反应，如调节植物向重性的反应[4]。虽然植物的机械受体（mechanoreceptors）在分子学上还没有明确的定义，但下游成分，即从被改变的细胞质 Ca^{2+} 浓度、受体激酶（receptor kinase）的作用和线粒体逆行信号转导（retrograde signaling），到细胞骨架（cytoskeleton）组织及与茉莉酸盐和赤霉素相关事件的变化都与触碰信号转导有关[1,2,5-9]。此外，已有研究表明触碰刺激会引起基因表达发生变化，例如估计约有高达 8% 的拟南芥基因组对刺激有反应[10,11]。然而，这些研究也强调了在研究场地如何对植物进行可重复机械刺激的问题。目前，解决这一问题的方法主要包括两种：①例如将根栽培在玻璃或琼脂等障碍物中而使植物产生自己的机械力[4,12-14]；②直接施加触碰或机械刺激。目前，后一种方法的应用形式多种多样，包括：给分离的叶片表面装载重物[15]、用显微针头戳[16,17]、喷洒水[11,18]、应用空气流动[19]、在旋转振动器上培养[20]、用棒子或油漆刷子进行手动涂抹[21]、用手指摩擦[21,22]或手动弯曲植物的器官[10,23]。但是这些技术通常很难以一种可重复的方式应用，特别在时间较长（如植物的生长周期达到几天到几周）的情况下尤其如此。

因此，我们开发了自动植物触碰装置（Automated Botanical Contact Device，ABCD），其能够实现可重复及可控的机械刺激，并自动跟踪在它的刺激下植物所发生的形态变化。为了方便多个研究小组开展工作，我们还试图制作一种相对简单且便宜的开源设备。在此之前，Paul - Victor 和 Rowe[24]利用一辆"小车"（chariot）载着一块在植物中移动的聚乙烯板，作为一种传递机械刺激的方式；Wang 等[25]利用 CNC 机器在样本上用人的头发制成的刷子进行涂刷。自动植物触碰装置则扩展了这种想法，并应用了自动图像分析手段（pipeline）。该系统包括：①一个线性运动组件，可在植物上来回移动一个可编程的刺激臂；②一个置顶的相机序列，在试验过程中其能够不断地捕捉植物的生长反应；③自动图像处理和生长分析软件。

6. 2　材料

6. 2. 1　自动植物触碰装置构建

（1）框架。自动植物触碰装置的构建是基于一个由标准 T 形槽挤压铝制成的框架（由美国印第安纳州哥伦比亚市的 80/20 公司生产），该框架可同时为可编程移动触碰杆提供稳定性（机械刺激试验的一个关键因素）和在植物上前后移动的托架［见注释（1）］。将该框架设计为两个独立堆叠的试验单元，使一个安装在另一个的顶部（图 6.1 和图 6.2）。

（2）光照组件。光照单元由与框架相同的挤压铝构成。将 5 个长度为 0.61 m 的 LED 灯具（400 K，T8；由美国加利福尼亚州圣迭哥市的 Hyperikon 公司生产）串联在一起，由商用插头定时器控制（图 6.1）。将尼龙遮光布（由位于美国新泽西州牛顿市的 Thorlabs 公司生产）固定在框架的外侧周围，这样就具有了两个独立的照明区域，一个用于顶层 T 形框架，一个用于底层 T 形框架。

（3）直线运动组件（Linear Motion Assembly）。移动触碰杆的线性运动系统如图 6.1 和图 6.2 所示，该系统由现成的 X - Carve 型直线运动龙门架和由 Inventables 公司生产的 MakerSlide 组件［见注释（2）］构成。

（4）触碰材料（Touch Material）。将用于触碰植物的材料通过 X - ACTO 夹［图 6.1（b），由位于美国俄亥俄州威斯特维尔的 Elmer's Products 公司生产］，利用可调节的滑动 T 形螺母［adjustable slide - in T - nuts，由 80/20 公司生产；见注释（3）］固定在触碰条上。

（5）线性运动组件控制（Linear Motion Assembly Control）。对线性运动组件的运动时间、速度和加速度，由 Arduino Uno（由位于美国马萨诸塞州萨默维尔市的 Arduino 公司生产）和 Arduino gShield（由 Inventables 公司生产）组合控制，即利用驱动直线运动龙门架的步进电动机予以实现。所有设备均由电压为 24VDC 及功率为 400 W 的 Enclosed Power Supply 型电源（由 Inventables 公司生产）供电。

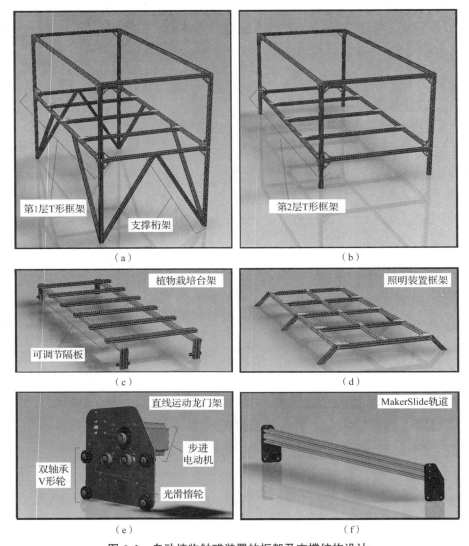

图 6.1　自动植物触碰装置的框架及支撑结构设计

图（a）所示为第 1 层框架及支撑桁架的结构设计；图（b）所示为第 2 层框架结构设计。两种结构最终外形尺寸为3. 05 m×1. 22 m，组合高度为 2. 44 m。图（c）所示为植物栽培台架（Plant Growth Platform Rack）结构设计。在可调节隔板之间安装培养板。图（d）所示为光照装置（Lighting Apparatus）框架结构设计。在该组合型设备中，将 LED 直流电源固定在底部。图（e）所示为组装型直线运动龙门架（Linear Motion Gantry）的结构设计。图（f）所示为 MakerSlide 滑轨。图（e）中的直线运动龙门架上的双轴承 V 形轮位于图（f）中的 MakerSlide 轨道之上。图（a）~（d）中的组件来自80/20 公司（位于美国印第安纳州哥伦比亚市）。图（e）和（f）中的组件来自 Inventables 公司（位于美国伊利诺伊州芝加哥）。Solidworks 软件（Models rendered in Solidworks）来自 Solidworks 公司（位于美国马萨诸塞州沃尔瑟姆）。

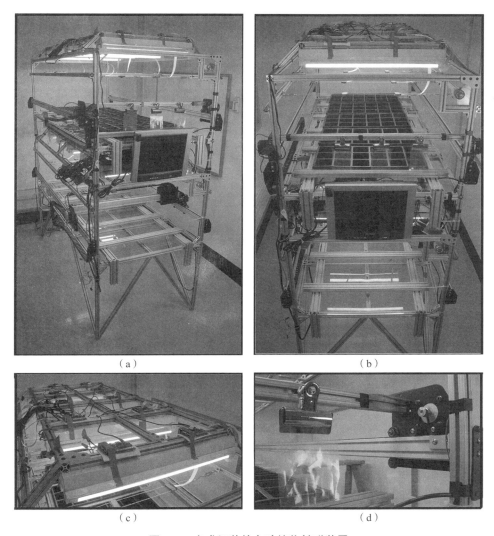

（a）　　　　　　　　　　　　（b）

（c）　　　　　　　　　　　　（d）

图 6.2　完成组装的自动植物触碰装置

图（a）所示为自动植物触碰装置俯视图。紧急停止按钮（右上）可以立即关闭直线运动龙门架和移动触碰杆。图（b）所示为自动植物触碰装置正视图。该独立单元可以容纳 10 个培养板（在顶层 T 形框架显示已安装培养板，而在底层 T 形框架上是空的），每个培养板上有 18 个种植槽。可以使植物栽培台架垂直移动，以便调节光照强度。图（c）所示为 20 台树莓派（Raspberry Pi）微型计算机，给每台微型计算机配备一台树莓派相机，可使之按照预先设定的间隔对植物进行成像处理。如图（d）所示，在移动触碰杆上固定有 3 个夹子，可以夹住用于触碰刺激的各种材料。可以使该移动触碰杆在任何预先指定的间隔内对植物行进行触碰刺激。

（6）控制界面。利用树莓派［由英国剑桥树莓派基金会（Raspberry Pi Foundation）生产］来指挥 Arduino gShield。由运行 ABCD 自定义控制软件的树莓派微型计算机进行主控制［图6.3；见注释（4）］。

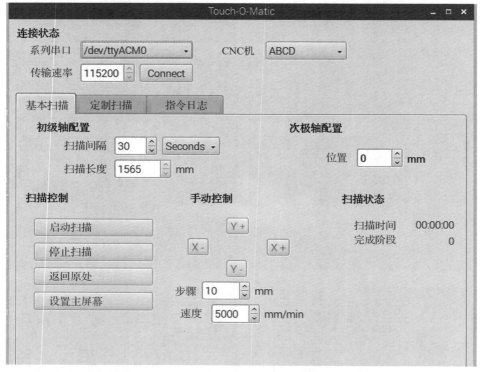

图6.3 ABCD 自定义控制软件图形用户界面

可选择的参数包括刺激臂的间隔、速度和行程范围等。

（7）成像组件。对于基于图像的自动表型分析（phenotyping），树莓派微型计算机和树莓派相机（图6.4）被作为了一种可扩展而廉价的选择［见注释（5）］。

（8）数据收集和传输（Data Collection and Transfer）。计算机通过无线网络连接并被主树莓派微型计算机通过在 Python 编程环境［由位于美国特拉华州威尔明顿市的 Python 基金会（Python Software Foundation）生产］中运行的数据传输协议控制［见注释（6）］。该界面允许用户在任何时间段安排图像采集，并自动上传到云存储服务器，例如 CyVerse 网络基础设施站点[26]。

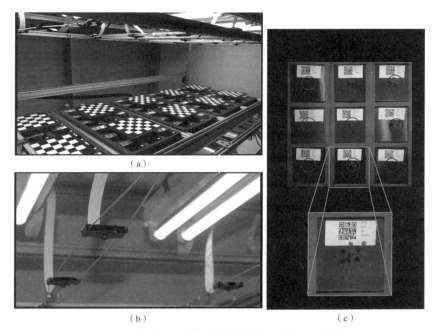

图 6.4　自动植物触碰装置的成像系统（附彩插）

如图（a）所示，将树莓派相机序列悬挂在植物栽培台架的上方。该图像显示了成像系统初始化时的自动植物触碰装置，并将平场棋盘校准网格（flat – field checkerboard correction grid）安装到位。如图（b）所示，将树莓派相机悬挂在隔振张力钢丝支架（vibration – isolating tensioned wire support）之间。如图（c）所示，在花盆的黑色丙烯酸盖子上有可供幼苗生长穿过的孔。在这些盖子上各有一个二维码，可链接到关于位置、植物类型和处理等的元数据（metadata，也叫作中继数据）。

（9）数据管理与分析。利用 CyVerse Discovery Environment 软件实现数据管理与分析。高空植物跟踪应用程序（Overhead Plant Tracker Application，OPTA）通过利用植物形态图像表型组工具包（PhytoMorph Image Phenomics Tool Kit）来自动跟踪和分析来自自动植物触碰装置的植物生长状态［见注释（7）］。

6.2.2　拟南芥培养基制备

（1）每次试验大约用 10 个 9 cm 圆形培养皿（利用系统的上、下两个 T 形层）。

（2）拟南芥培养基：500 mL 1/2 浓度的 Linsmaier 和 Skoog 培养基，其中含有 0.3%（w/v）蔗糖和 1%（w/v）植物凝胶（Phytagel），pH 值为 5.7。配制时，溶解所有组分后，用 0.1 mol·L^{-1} 的 KOH 调整 pH 值。使用前应立即用高

压灭菌锅消毒。

6.2.3 拟南芥花盆插条、培养板和土壤

（1）具有 10 个标准的 #1801 花盆插条（pot insert）。插条上带有 18 穴盘，其适合一个标准的 1020 幼苗培养板（seedling flat）。

（2）10 个用于固定花盘插条的 1020 标准培养板。对于拟南芥来说，将植株放置在利用上述 18 穴盘的培养板内，每个培养板提供 3×6 个植株阵列［图 6.5（a）］，但任何标准花盆插条都应该可用。

（3）适合拟南芥生长的土壤，如 Fafard 发芽混合物（Fafard Germination Mix，由 Sun Gro Horticulture 公司生产）。

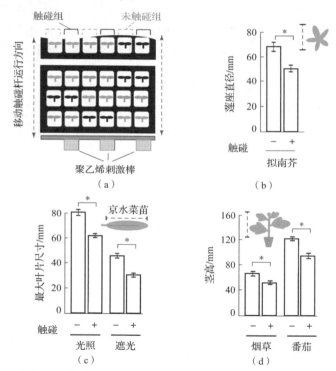

图 6.5　自动植物触碰装置对几种植株茎和叶生长的影响

图（a）所示为自动植物触碰装置的成对触碰和非触碰控制结构示意；图（b）所示为 21 d 龄拟南芥的莲座直径；图（c）所示为 21 d 龄京水菜苗（光照或黑暗）的叶片长度；图（d）所示为 30 d 龄烟草和番茄的幼苗茎高。植株生长 14 d 后，利用自动植物触碰装置每 5 min 进行一次机械刺激。* 表明与对照组相比有显著差异，进行 t 检验，$p < 0.05$，结果是平均值 $n \geqslant 10$。

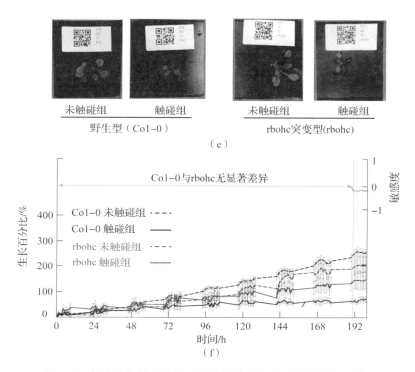

图 6.5 自动植物触碰装置对几种植株茎和叶生长的影响（续）

图（e）所示为拟南芥野生型和 rbohc 突变体（rhd2）的植物形态[16]。各组分别具有 9 个生物学重复。图（f）所示为在自动植物触碰装置刺激期间（间隔 5 min，持续 8 d），根据每 1 h 拍摄的图像得到的生长百分比（莲座面积/初始莲座面积）。结果是平均值 ± sd（标准方差），$n = 9$。敏感度（带曲线痕迹）表示突变体与野生型在每个时间点上通过触碰抑制生长的差异。对于 rbohc 来说，其未受触碰的生长与野生型对照相比没有显著差异，但刺激 191 h 后的负敏感性评分反映了经过自动植物触碰装置刺激后其生长的下降程度明显要低。

6.3 方法

以下是建立自动植物触碰装置用于拟南芥试验的步骤。这种方法不仅适用于拟南芥，也适用于其他植物。

（1）对拟南芥培养基进行高压灭菌，冷却至约 70 ℃，戴上手套就可以舒适地握住容器。

（2）在无菌防护罩中，将 15 mL 拟南芥培养基倒入所有 10 个 9 cm 无菌培养皿中，让其冷却并凝固。

（3）在无菌防护罩中，对约 500 颗（约 20 μL）的拟南芥种子进行表面消毒，即在 1.5 mL 微量离心管中加入约 1 mL 70%（v/v）乙醇，并振荡 2 min，然后用约 1 mL 无菌蒸馏水冲洗 2 次。然后，将种子倒在无菌培养皿中的一张无菌（高压灭菌）滤纸上。

（4）打开培养皿盖，让滤纸和种子在无菌防护罩中完全干燥。

（5）一旦表面灭菌的种子干燥，就盖上培养皿，用封口膜包好，直到准备种植［见注释（8）］。

（6）用无菌镊子取出单个种子，并在每个培养皿中种植约 30 粒［见注释（9）］。

（7）将种子在培养皿的培养基上在 4 ℃下分层培养 2 d［见注释（10）］。

（8）将以上已长有苗的培养皿在 100 μmol·m^{-2}·s^{-1} 光照及室温下垂直放置 7 d。

（9）用土壤填满所需数量的 18 穴盘，并使每个孔穴完全充满。之后将土壤压缩约 1 cm，并用更多的土壤填满穴盘的顶部。重要的是，所有孔穴都应填满到顶部。在自动植物触碰装置的每层均可安装 5 张培养板，因此每层上共可培养 90 株植物，或在上、下两层系统上可培养 180 株植物［图 6.4；见注释（11）］。

（10）移栽 7 d 龄的幼苗，在每个花盆插条孔穴的中心插一棵幼苗。从培养皿中选择看上去发育相同的幼苗，用带有二维码的黑色丙烯酸盖子盖住每个孔穴［见注释（12）］。

（11）采用 OPTA 接口，将元数据与每个丙烯酸盖子上的二维码关联，以显示幼苗的位置和基因型。

（12）将平场校准棋盘网格放置在幼苗的每个培养板的表面，并利用 OPTA 记录每台相机的参考图像。该图像将被用来校正相机的角度和距离。OPTA 利用其所拍摄的图像中的颜色来定义平场校准棋盘网格、二维码和植物［见注释（13）］，之后拿掉平场校准棋盘网格。

（13）向每个托盘中加水至约 1 cm，用透明的平板盖住幼苗，以便让植株有时间从移栽中恢复。

（14）3 d 后，取下幼苗培养板上的透明盖子。

（15）让幼苗在 100 μmol·m^{-2}·s^{-1} 的条件下生长约 14 d［见注释（14）］。在试验期间，提供 14 h 光照/10 h 黑暗的长日照光周期来诱导拟南芥抽薹，从而可以评估触碰对营养生长和开花时间的影响［见注释（15）］。

（16）根据需要给托盘浇水（在试验过程中每周大约 1 次），给每个托盘装满 1 cm 深的水。

（17）接着培养 14 d 后，启动触碰刺激条运动，并设置成像系统以采集数据［见注释（16）］。

（18）在试验结束时，可以收获植株的地上部分，将其冷冻在液氮中，以便用于后续分析，如 qPCR 或 RNAseq。

（19）可以采用从 CyVerse 下载的图像，例如 ImageJ[27]［见注释（17）］，来手动分析植物的触碰敏感度，或采用 OPTA 对莲座面积进行自动测量［见注释（18）和注释（19）］。

6.4　注释

（1）将挤压 6105 - T5 铝（80/20 公司）用于构建自动植物触碰装置的框架，采用两层设计，具有两个相同的堆叠刺激系统（图 6.1 和图 6.2）。带有可调节框架的平台机架能够容纳在移动触碰杆路径下不同尺寸的培养板（也叫作培养基盘）（图 6.1）。建造自动植物触碰装置所需要的零件清单、带注释的图像和尺寸数据可以在 https://github.com/Gilroy - Lab/ABCD/blob/master/ABC% 20Parts% 20List - 2. xlsx 中找到。

（2）将挤压铝条［移动触碰杆；图 6.1（b）］连接在两个龙门架侧板之间，并与外部相连，而且将步进电动机串联在一起，从而使移动触碰杆在用户控制下前后移动。安装在龙门架侧板上的双轴承 V 形轮提供了对框架的张力，当动力传动系统沿着轨道滚动时，光滑惰轮减少了摩擦。步进电动机由连接在轨道两端的 GT2 传动带引导。在龙门架的外面，拖链保护动力和通信电缆免受动力传动系统机件的干扰。

（3）虽然可以利用多种材料制备触碰材料，但我们发现，在长时间的刺激过程中，透明聚乙烯塑料板［图6.1（b）］不会轻易受到土壤、植物材料或水的污染。相反，当使用其他材料，如织物或其他天然产品作为刺激片材时，经常会出现其被异物包裹的问题。

（4）基于 PyQt5 的图形工具的用户界面为 Arduino 生成 G - Code 序列，以运行移动触碰杆的电动机。PyQt5 通过 pySerial 与 Arduino 进行通信。源代码可以在 https://github.com/EnSpec/Plant_CNC_Controller.git 中找到。

（5）每层都安装了10台树莓派微型计算机和10台树莓派相机。两个相机提供的成像区域完全覆盖了每层5个平板中的1个，因此10个相机能够一起为整个试验区进行成像。相机被悬挂在横跨灯罩宽度的拉紧的钢丝绳上［图6.4（b）］，以避免在采集过程中出现轻微振动而导致图像扭曲。

（6）自动数据传输的代码可以在 https://github.com/CoSE - Jerry/ABCD 中找到。

（7）利用棋盘状图像使 OPTA 初始化，以为每台相机进行放大倍数的自动校准［图6.4（a），（c）］。在每株植物上的快速响应条形码（Quick Response barcode，QR 码）对植物和试验信息进行编码。OPTA 可在 CyVerse 上的 phymorphh Image Phenomics 工具包模块 "Overhead Plant Tracker" 中免费获取。

（8）将以这种方式进行表面消毒的拟南芥种子在4℃的干燥条件下进行储存，则该种子至少在1个月内具有良好的发芽能力。

（9）在移植到土壤之前，可对培养皿中的幼苗进行预选，以便为试验材料提供一个统一的初始植物种群。

（10）冷处理能够使拟南芥种子同步萌发。

（11）这种安排允许具有3组平行成对的样品，其中每一组都包含受触碰刺激的处理植株和与其相邻的未经触碰的对照植株［图6.5（a）］。

（12）每个盆盖中央的孔可以让幼苗通过小孔生长。这意味着，幼苗一旦生长，植物的叶片就可以在丙烯酸覆盖物的高对比度的均匀背景下可视化［75 mm（长）×75 mm（宽）×4.5 mm（高）；图6.4（d），（e）］。该方法消除了图像中土壤表面颜色的复杂性，并提供了植物叶片系统的高对比度图像，从而便于 OPTA 自动提取植物叶片的数据。

（13）需要用 OPTA 分析的图像场景是用 5 种颜色设计的，对设置的不同参数进行编码，从而实现了直接的机器视觉解决方案。红色（胶带）用作分割锅区域的边界，蓝色用作平场校准棋盘网格外围的识别颜色［图 6.4（a），（c）］，白色为二维码，黑色为背景。通过 OPTA 内的高斯混合模型（Gaussian Mixture Model）聚类来识别每个单独花盆中的绿色像素。去除背景后，植物数字生物量被报告为每个花盆中的绿色像素［图 6.4（d），（e）］。

（14）在开始触碰刺激之前，需要使幼苗深深地扎入土壤，以确保它们不会因刺激片的移动而从土壤中脱离。

（15）试验可以进行几个星期，前提是保持植物浇水充分，而且它们的生长高度不得超过移动触碰杆的高度。

（16）对于拟南芥来说，移动触碰杆每 5 min 移动一次，在约 2 d 内就可以检测到营养生长显著放缓。然而，对其他植物的分析，或在拟南芥中引起不同的反应，则将需要进行试验以获得最佳的刺激频率。

（17）对于手动定量生长分析，从 CyVerse 下载图像，并利用 ImageJ 的内置测量功能来提取拟南芥的莲座直径等特征[27]。从一系列植物的图像中手工提取数据的例子如图 6.5（b），（d）所示。值得注意的是，所有这些都表明在受到触碰刺激后营养生长的速率均出现了下降。

（18）对于利用 OPTA 进行的自动化分析，在 CyVerse 中的 OPTA 分析自动提取莲座直径大小的定量数据，并将其导出到一个可访问的文件中，例如 Microsoft Excel。然后进行多重 t 检验，以比较未触碰和触碰样品在每个时间点上的平均生长百分比（即与植物的初始尺寸相比，生长的平均增长）。对于栽培品种或野生型与突变株之间的比较，需要对触碰敏感度进行相对测量，以使被比较的植物之间绝对生长速率的潜在差异标准化。这种归一化可以通过应用机械灵敏度指数实现。这个机械灵敏度指数监测响应相对于所有未触碰样本的均值的偏差。例如，当将拟南芥野生型和突变型进行比较时，对于那些未触碰或触碰野生型的平均值与突变型植物生长百分比之间的差异显著的时间点，计算未触碰 Col－0（$U_{野生型}$）与未触碰突变体（$U_{突变体}$）的平均生长百分比的差值以及触碰 Col－0（$T_{野生型}$）与触碰突变体（$T_{突变体}$）在各时间点的差值。然后，利用表达式（$U_{野生型} － U_{突变体} ＋ T_{野生型} － T_{突变体}$）/2，计算未触碰和触碰植物的突变体与野生型平均生长差异的测量值，以提供对触碰的"敏感性"测量值，该测量值被标准化为植物的生长速率。负的"敏感性"测量值表明突变体对这种机械刺激的敏感性低于野生型，而正的"敏感性"测量值则表明突变体比野生型对这种刺激更敏感。

（19）图6.5（e），（f）显示的结果是自动成像系统的输出，以及对野生型拟南芥 Col－0 生态型（ecotype）和呼吸爆发氧化酶同源异构体 C（respiratory burst oxidase homolog isoform，CRBOHC，也叫作 Col－0 生态型）的突变体的一种敏感性分析。RBOHC 是一种 NADPH 氧化酶（一种产生活性氧的酶），它与根系的机械反应有关[16]。关于自动植物触碰装置的分析显示，RBOHC 突变体在其莲座生长过程中也显示出触碰敏感性降低，但这只有在有规律地连续多次施加触碰刺激时才能检测到。

致谢

本研究得到了美国国家科学基金（项目编号为 IOS1557899）和 NASA（项目编号分别为 NNX13AM50G、NNX17AD52G 和 80NSSC19K0132）的资助。

参考文献

1. Chehab EW, Eich E, Braam J (2009) Thigmo-morphogenesis: a complex plant response to mechano-stimulation. J Exp Bot 60:43–56

2. Toyota M, Gilroy S (2013) Gravitropism and mechanical signaling in plants. Am J Bot 100:111–125

3. Braam J (2005) In touch: plant responses to mechanical stimuli. New Phytol 165:373–389

4. Massa GD, Gilroy S (2003) Touch modulates gravity sensing to regulate the growth of primary roots of *Arabidopsis thaliana*. Plant J 33:435–445

5. Xu Y, Berkowitz O, Narsai R et al (2019) Mitochondrial function modulates touch signalling in *Arabidopsis thaliana*. Plant J 97:623–645

6. Monshausen GB, Haswell ES (2013) A force of nature: molecular mechanisms of mechanoperception in plants. J Exp Bot 64:4663–4680

7. Lange MJP, Lange T (2015) Touch-induced changes in Arabidopsis morphology dependent on gibberellin breakdown. Nat Plants 1:14025

8. Hamant O, Haswell ES (2017) Life behind the wall: sensing mechanical cues in plants. BMC Biol 15:59

9. Shih HW, Miller ND, Dai C et al (2014) The receptor-like kinase FERONIA is required for mechanical signal transduction in Arabidopsis seedlings. Curr Biol 24:1887–1892

10. Lee D, Polisensky DH, Braam J (2005) Genome-wide identification of touch- and darkness-regulated Arabidopsis genes: a focus

on calmodulin-like and XTH genes. New Phytol 165:429–444

11. van Moerkercke A, Duncan O, Zander M et al (2019) A MYC2/MYC3/MYC4-dependent transcription factor network regulates water spray-responsive gene expression and jasmonate levels. Proc Natl Acad Sci U S A 116:23345–23356

12. Nakagawa Y, Katagiri T, Shinozaki K et al (2007) Arabidopsis plasma membrane protein crucial for Ca^{2+} influx and touch sensing in roots. Proc Natl Acad Sci U S A 104:3639–3644

13. Wang Y, Wang B, Gilroy S et al (2011) CML24 is involved in root mechanoresponses and cortical microtubule orientation in Arabidopsis. J Plant Growth Regul 30:467–479

14. Zha G, Wang B, Liu J et al (2016) Mechanical touch responses of Arabidopsis TCH1-3 mutant roots on inclined hard-agar surface. Int Agrophysics 30:105–111

15. Jacques E, Verbelen JP, Vissenberg K (2013) Mechanical stress in Arabidopsis leaves orients microtubules in a "continuous" supracellular pattern. BMC Plant Biol 13:163

16. Monshausen GB, Bibikova TN, Weisenseel MH et al (2009) Ca^{2+} regulates reactive oxygen species production and pH during mechanosensing in Arabidopsis roots. Plant Cell 21:2341–2356

17. Gus-Mayer S, Naton B, Hahlbrock K et al (1998) Local mechanical stimulation induces components of the pathogen defense response in parsley. Proc Natl Acad Sci U S A 95:8398–8403

18. Braam J, Davis RW (1990) Rain-, wind-, and touch-induced expression of calmodulin and calmodulin-related genes in Arabidopsis. Cell 60:357–364

19. Knight MR, Smith SM, Trewavas AJ (2006) Wind-induced plant motion immediately increases cytosolic calcium. Proc Natl Acad Sci U S A 89:4967–4971

20. Der Loughian C, Tadrist L, Allain J-M et al (2014) Measuring local and global vibration modes in model plants. Comptes Rendus Mécanique 342:1–7

21. Jensen GS, Fal K, Hamant O et al (2017) The RNA polymerase-associated factor 1 complex is required for plant touch responses. J Exp Bot 68:499–511

22. Benikhlef L, L'Haridon F, Abou-Mansour E et al (2013) Perception of soft mechanical stress in Arabidopsis leaves activates disease resistance. BMC Plant Biol 13:133

23. Richter GL, Monshausen GB, Krol A et al (2009) Mechanical stimuli modulate lateral root organogenesis. Plant Physiol 151:1855–1866

24. Paul-Victor C, Rowe N (2011) Effect of mechanical perturbation on the biomechanics, primary growth and secondary tissue development of inflorescence stems of Arabidopsis thaliana. Ann Bot 107:209–218

25. Wang K, Law K, Leung M et al (2019) A labor-saving and repeatable touch-force signaling mutant screen protocol for the study of thigmomorphogenesis of a model plant Arabidopsis thaliana. J Vis Exp 150:e59392

26. Merchant N, Lyons E, Goff S et al (2016) The iPlant collaborative: cyberinfrastructure for enabling data to discovery for the life sciences. PLoS Biol 14:e1002342

27. Schindelin J, Rueden CT, Hiner MC et al (2015) The ImageJ ecosystem: an open platform for biomedical image analysis. Mol Reprod Dev 82:518–529

第 7 章

利用 RootPlot 进行根系向重性弯曲的
高分辨率运动学分析

作者：**Aditi Bhat，Cody L. DePew 和 Gabriele B. Monshausen**

本章提要：根的向重性弯曲是一个复杂的生长过程，是重力刺激根的上、下两侧的细胞差异扩张引起的。为了从遗传学的角度剖析根系弯曲的分子机制，需要深入了解生长过程的动力学和空间分布。我们开发了一套实验性的工作流程，使我们能够在高时空分辨率下对生长的根成像，然后将根细胞标记物的 X、Y 坐标转换为根系生长轮廓的三维图案。在此，我们详细介绍了实施重力刺激前后监测垂直方向根的装置（setup）。另外，我们还介绍了新开发的基于 R 脚本的自定义程序 RootPlot，它利用先前发表的图像处理软件来获得根的 X、Y 坐标数据，从而计算根的生长速度曲线。然后，通过 LOWESS 回归拟合原始速度和导出的相对成分生长率（relative elemental growth rate，REGR）曲线，进行无假设（assumption – free）数据分析。由此，将产生的平滑的生长曲线绘制成热图（heatmap），以可视化不同区域的根是如何随着时间的推移对生长发挥作用的。此外，RootPlot 提供了基于根 X、Y 坐标的整体生长和弯曲率分析。

关键词：向重性；生长运动学分析；相对元素生长率；根系生长

7.1 引言

植物通过改变其生长速率来响应许多环境和内源性的信号。生长速率的变化如何沿细胞扩张区域分布，决定了植物器官生长反应的形式（shape）。沿着器官侧面的对称变化可导致器官快速加速或延缓伸长[1,2]，而相反侧面的不对称变化则产生向性运动[3-9]、感性运动[10-12]或转头器官弯曲[13,14]。当邻近的细胞对给定的线索表现出不同程度的敏感性或适应性时[15,16]，即使看似简单的生长反应也可以通过生长速率的变化（在组织水平上并不均匀）来实现。因此，为了进一步探索生长响应的潜在机制，首先对生长过程的时空特征进行详细了解是有帮助的。

在 20 世纪四五十年代，研究高空间分辨率根生长曲线的方法被引入（[17]及其中的参考文献），当时人们使用胶片摄影技术捕捉了垂直方向显微镜下生长的根系图像，通过追踪表皮标记结构相对于根尖的位移，从而对照片进行人工分析。虽然这些研究对根系对环境的生长反应产生了重要的见解，但它们的劳动密集程度着实令人望而却步。如今，得益于自动化数字图像采集、处理和分析的最新进展，可以用相对最小的工作量监测生长模式，从而能够在高空间和时间分辨率下研究生长动态[18-22]。例如，在根系向重性的研究中，计算机视觉辅助分析帮助解决了生长素信号转导受损的拟南芥突变体根系弯曲反应的细微变化观察问题。与拟南芥野生型根不同的是，其向重性弯曲在顶端伸长区开始，而后传播到中心伸长区，而生长素转运缺陷的 PIN3 突变体在重力刺激后仅形成一个单一的顶端弯曲区，因此，PIN3 根最初以相同的速率弯曲，但随后相对于野生型根却变慢[19]。另外，拟南芥 cngc14 突变体在将生长素积累转化为根中的细胞溶质 Ca^{2+} 信号方面受损[23,24]。这些突变体表现出短暂（约 7 min）但明显的向重性弯曲发生延迟，从而证实 Ca^{2+} 在生长反应的最早阶段起关键作用[23]。因此，利用互补的高分辨率方法组合来研究器官弯曲可以提供有关信号转导级联候选蛋白（signal transduction cascade candidate protein）的位置，以及它们对下游生长反应特定影响的信息。

本章详细描述了对暴露在向重性刺激下的根进行成像所需的设置。然后，使用新开发的基于 R 的程序 RootPlot_v1，提供一种逐步计算根相对成分生长速率（REGR）模式和弯曲速率的方案。

7.2　材料

（1）琼脂：用于拟南芥野生型 Col - 0 幼苗的萌发（颗粒状琼脂）。

（2）Murashige 和 Skoog 基盐培养基（MS 培养基）。

（3）蔗糖。

（4）聚苯乙烯无菌培养皿。

（5）封口膜。

（6）移液器和已灭菌的 20～1000 μL 的移液器吸头。

（7）50% 漂白剂（v/v，溶于蒸馏水）。

（8）灭菌蒸馏水。

（9）Eppendorf 微量离心管（如 1.5 mL 离心管）。

（10）40 mm（长）×24 mm（宽）×（0.13～0.17）mm（厚）盖玻片。

（11）定制的丙烯酸有机玻璃（Perspex）实验小室（experimental chamber）。

（12）石蜡（Gulf Wax 牌家用石蜡）、骆驼毛油漆刷#6、加热板、玻璃培养皿。

（13）玻璃刀条（组织学分级；6 mm×25.4 mm×203 mm）。

（14）洋红色盒子（Magenta boxes，GA‑7GA‑7）。

（15）精细弯曲镊子（例如 Technik Tweezers 5B‑SA）。

（16）剃刀刀片。

（17）用于垂直载物台显微镜的带有相机托架的复合显微镜（例如，将 ZEISS Axioplan 相机托架安装在显微镜的背部）。

（18）高分辨率相机（如 Allied Vision Technologies 公司生产的 Stingray 牌 F504B 型号的相机）和计算机。

7.3 方法

7.3.1 拟南芥种子萌发

（1）制备营养琼脂培养基：高压灭菌 1/4 浓度（1.1 g·L⁻¹）MS 培养基，添加 1%（w/v）蔗糖和 1%（w/v）琼脂，pH 值为 5.8。一旦培养基冷却至 50～55 ℃，在层流净化罩（laminar flow hood）下将其倒入无菌培养皿，以确保无菌条件。在盖上培养皿之前，让琼脂完全凝固，以避免冷凝水过度积聚［见注释（1）］。

（2）在 1.5 mL Eppendorf 微离心管中，将约 10 μL 的种子完全悬浮在约 1 mL 50% 漂白剂中，并持续搅拌离心管 10 min，以达到对种子表面灭菌的目的。用无菌移液器除去漂白剂溶液，并用无菌蒸馏水冲洗种子 3 次。

（3）将试管放在层流净化罩操作台上几分钟（或用微型离心机旋转），让种子沉淀到试管底部，然后从试管中去除蒸馏水，但只剩约 100 μL（将种子转移到琼脂板上需要一些液体）。将种子分别移至琼脂板上，方法是每次移动带有种子的液体 2～3 μL，并将每粒种子分别放在琼脂表面。当种子周围多余的被转移液体干燥后，盖上培养皿的盖子后用封口膜密封。将种子分层，也就是将琼脂培养皿在 4 ℃ 的冰箱/冷藏室中放置 2 d，这可以促进种子均匀发芽 [见注释（2）]。

（4）一旦种子出现分层，就将琼脂培养皿垂直放置在荧光灯或 LED 灯下，并在（22±1）℃ 下进行连续光照。

7.3.2　将拟南芥幼苗移入实验小室

（1）准备实验小室时，将一张 40 mm×24 mm 的盖玻片放入凹陷的丙烯酸玻璃室框架（recessed acrylic glass chamber frame），并使用加热后熔化的石蜡对盖玻片进行密封。将石蜡放在加热到 90～110℃ 电炉上的玻璃培养皿中使之熔化。用油漆刷将融化后的石蜡涂在盖玻片的边缘，并确保涂抹到位，以防漏 [图 7.1（a），（b）]。

（2）在制备实验用营养琼脂培养基时，需要高压灭菌 1/4 强度的 MS 培养基，该培养基被补充有 1%（w/v）蔗糖和 1%（w/v）琼脂，并将 pH 值调节为 5.8 [见注释（3）]。用移液管将 700 μL 温热营养琼脂培养基转移到干净的玻璃刀条上，以制成矩形琼脂"垫" [图 7.1（c）；见注释（4）]。冷却后，修剪琼脂"垫"的侧面，以适应实验小室的内部 [图 7.1（d）]。

（3）用滴管吸取约 10 μL 含 1% 蔗糖、pH 值为 5.8 的 1/4MS 培养基，滴到实验小室中心。用带钩弯曲镊子钩住子叶下的拟南芥幼苗，以便从萌发琼脂皿中取 4.5 d 龄的拟南芥幼苗。轻轻地将幼苗从琼脂培养皿中抬起，并迅速将其放入实验小室中心的液滴 [见注释（5）]。

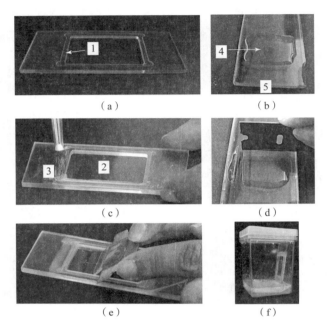

图7.1　实验小室的准备过程

　　图（a）所示为用于向重性试验的丙烯酸（Perspex）室框架。注意，框架是凹进的（1），以用于盖玻片的无盖安装。图（b）所示为将玻璃盖玻片（2）放进实验小室框架的凹槽，用天然发刷沿边缘"涂刷"上热熔石蜡（3），将盖玻片密封到位。图（c）所示为将温热的营养琼脂培养基移至干净的厚玻璃条（5）上，而形成矩形琼脂"垫"（4）。如图（d）所示，待固化后，使用剃须刀片修整琼脂"垫"，使其与实验小室内部适应。图（e）所示为将幼苗快速放入实验小室盖玻璃底部中心的一滴营养培养基，然后将修剪好的琼脂"垫"轻轻滑动到幼苗根部的顶部，并使上胚轴和子叶暴露在空气中。图（f）所示为将实验小室转移到洋红色盒子中，让幼苗一夜之间从转移的胁迫中恢复过来。盒子里有一个浅自来水池，用来维持一个高湿度的环境，另外在盒子底部有一块方形的纸巾，用于防滑。将实验小室以大约10°的角度斜靠在洋红色盒子壁上，以确保幼苗的根沿着盖玻片表面生长。

　　（4）使用剃须刀片小心地将修剪好的琼脂"垫"滑动到幼苗顶部，以覆盖下胚轴和根，同时确保子叶暴露在空气中［图7.1（e）］。重要的是，要将根放得尽可能直；如果还需要进一步矫直，则可以用镊子钩在子叶下，轻轻将幼苗拉起，以帮助将根更进一步拉直。

　　（5）为了防止根部滑动，通过沿着实验小室的边缘将温热（约40 ℃）的营养琼脂培养基移到琼脂"垫"周围，而将琼脂垫密封在原位。在立体显微镜下观察根部，并丢弃那些有热损伤迹象的根部。

（6）在一个洋红色盒子里装约 20 mL 的自来水，以加湿而创造一种湿润环境。将实验小室转移到洋红色盒子中，让幼苗生长一晚，以便从转移的压力中恢复并适应新的生长条件。实验小室以大约 10°的角度靠在洋红色盒子壁上，以确保根向下生长，进而使根沿着实验小室的盖玻片底部的表面波动最小［图 7.1 (f)］。

7.3.3　根系生长和向重性的垂直显微镜观察

（1）把一台复合显微镜平放，并将其转换成一台临时立式显微镜（vertical stage microscope）。在试验过程中，需要确保显微镜的载物台保持在原位，并且其重量不会导致其向下滑动：拧紧平移控制旋钮或将千斤顶螺钉置于载物台下方（图 7.2；如有可能，应使用圆形旋转载物台）［见注释（6）］。

（2）试验开始前，在立体显微镜下观察根系，以确认幼苗发育正常。要特别注意根毛起始部位与根尖之间的距离。在 4～5 d 龄的野生型幼苗中，根毛的起始位置应该在距根尖 >600 μm 处检测到［图 7.3（a）］；否则，如果根毛开始较为接近根尖，则根系生长可能受损，这时应该将幼苗丢弃。

（3）在选择生长良好的幼苗后，用融化的石蜡将另外 40 mm×24 mm 的盖玻片封在丙烯酸玻璃框架上，以此闭合实验小室。在实验小室的顶部留一个约 1 mm 的开口间隙，这有助于在长期生长试验中进行气体交换。将实验小室转移到将要开展试验的房间，以便让幼苗能够适应至少 1 h。

（4）在重力刺激前，将实验小室垂直放置在显微镜载物台上，以监测生长情况［图 7.2（b）］。将根放置在 10× 物镜的视野内，并聚焦在根的边缘［图 7.3（a）］。

（5）观察幼苗垂直生长 15～30 min 后，旋转显微镜载物台，以重力刺激幼苗［图 7.2（c）；见注释（7）］。所有后续步骤都必须快速完成（理想情况下在 2 min 内完成），以跟踪重力响应的最早阶段。将根放置在 10× 物镜的视野中，并聚焦在根的边缘。在试验过程中，应确保有足够的空间让根向下生长而不会离开视野。

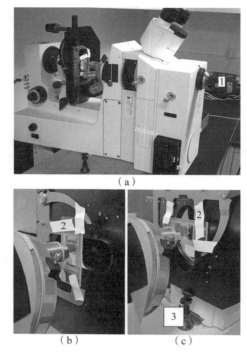

（a）

（b） （c）

图 7.2 试验设备操作程序

如图（a）所示，将显微镜向后放倒以进行垂直载物台显微镜观察。高分辨率数码相机（1）通过照相接口安装；如图（b），（c）所示，胶粘带（2）将实验小室固定在显微镜载物台上。除非在显微镜上装有一个圆形并可自由旋转的工作台，否则要安装一个用于向重性试验的小室需要进行一些改进。在蔡司 Axioplan 型显微镜上的载物台可以旋转 > 90°，但可能需要在垂直（b）或水平方向（c）进行机械支撑 [例如，采用千斤顶螺钉（3）]。

7.3.4 跟踪根系生长

成像数据的处理可以由所选的任何程序执行。随后，利用 RootPlot_v1 确定生长速率、生长模式和根系角度的关键先决条件，将图像处理的输出保存为逗号分隔值（.csv）文件，列出图像系列所有帧（frame）的所有跟踪点的 X、Y 坐标 [列对（pairs of column）：= 从参考点开始的所有点的 X、Y 坐标；行：= 帧（或时间点）]。使用图像处理工具包 v10（Image Processing Toolkit v10）进行高通量图像处理。该程序在系列的每个图像中沿根部跟踪用户定义的点，并将数据保存为 X、Y 坐标到一个 ".csv" 文件 [图 7.3（a），（b）和图 7.4（a）]。该程序由威斯康星大学植物系的 Nathan Miller 博士和 Edgar Spalding 开发，并可应要求予以提供[21]。

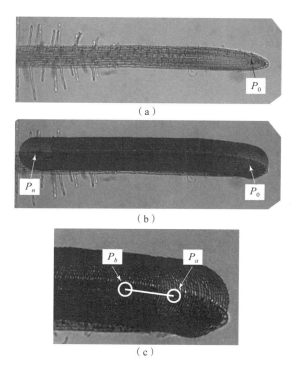

图 7.3　图像采集与分析情况（附彩插）

如图（a）所示，在图像采集时，应将根部定位，以使根部的整个生长区域都包含在相机视野中，并且成像根部的整个长度都要聚焦。如果目标是分析受到重力刺激的根部上侧和下侧发的生长差异，则精确聚焦至关重要。注意根部高度"纹理化"（textured）的外观，这有利于跟踪细胞特征。图像处理工具包 v10 允许用户沿着根的长度标记点（蓝紫色星号），这将定义"中线"（或"边缘线"）的位置和边界。通常将第一个标记（参考点 P_0）放置在靠近第一层小柱的位置，并将最后一个标记放置在根毛区域内，以确保中线/边缘跨越整个生长区域。然后，如图（b）所示，图像处理工具包 v10 将这些标记连接成一条虚拟中线/边线，并在用户定义的距离上沿这条线定位点 P_i。随后，在整个图像系列中跟踪这些点，并将它们的 X、Y 坐标保存到逗号分隔值文件（xy_coordinates. csv）中（红点：程序定位跟踪点；蓝色圆圈：追踪盘）。如图（c）所示，选取点 P_a 和 P_b（此处分别对应 P_{11} 和 P_{25}）进行角度计算。

7.3.5　利用 RootPlot_v1 进行根系生长动态分析

RootPlot 是一个 R 脚本，旨在对高时间和空间分辨率的根生长数据进行稳定和无假设的数据分析和可视化，该增长数据必须以".csv"文件的形式提供，其中列出了上述所有跟踪点的 X、Y 坐标。运行 RootPlot_v1 的说明在补充文件中提供。与软件包一起，说明也可以从（https://github.com/depewcod/rootplot）下载为 RootPlot_v1 README.txt 文件。

RootPlot_v1 生成以下输出文件 ["前缀"指的是用户在 Github 上 RootPlot_v1 主文件夹中 "user – defined – parameters.csv"中指定的输出文件名的组件。

1. 根生长速率

根生长速率是根据根的每帧"中线"（或"边线"，用于分析对侧根翼的生长差异）长度的变化来计算的。为了使基于中线的根生长速率正确地反映总生长率，被跟踪点必须包含整个根伸长区 [图 7.3（a），（b）]。

（1）Prefix – midlines.csv：在连续帧（successive frame）中根中线的长度 [图 7.4（b）]。每列对应于一个特定帧（时间点）中的中线；每行列出了根中线的累积长度（以原始图像的像素为单位），并与参考点 P_0 的距离逐渐增加；将毕达哥拉斯方程应用于相邻跟踪点的 X、Y 坐标，中线长度被计算为相邻跟踪点 P_i 之间的距离之和 [图 7.4（a）]。因此，每列中的最后一个单元格（cell）反映了在一帧中所测中线的整个长度 L_n。

$$L_n = \sum_{i=1}^{n} \sqrt{(P_{i,X} - P_{i-1,X})^2 + (P_{i,Y} - P_{i-1,Y})^2} \qquad (7.1)$$

（2）Prefix – midline growth rate.csv：根增长率（像素·帧$^{-1}$）[图 7.4（c）]，通过计算 prefix – midlines.csv 中帧之间总中线长度的差异（$L_{n;t+1} - L_{n;t}$）获得。

（3）Prefix – midline growth rate.png：根生长速率图（像素·帧$^{-1}$）。

2. 根角度

根角度（root angle）为连接两个用户定义的点 P_a 和 P_b 的直线的角度（在 "user – defined – parameters.csv"中有具体说明）。这些点是从构成根中线/边线的跟踪点列表中选择的 [图 7.3（c）]。

（1）Prefix – angle.csv：连接两个用户定义点 $P_a(X,Y)$ 和 $P_b(X,Y)$ 沿根中线的角度和线的角度变化（弯曲率）（分别以度数和 Δ 度数·帧$^{-1}$给出）。利用反正切函数计算每帧（t）的角度（α）：

$$\alpha_t = \arctan\left(\frac{|Y_{b;t} - Y_{a;t}|}{|X_{b;t} - X_{a;t}|}\right) \times \frac{180}{\pi}$$

(7.2)

（2）Prefix – angle. png 和 – dAngle – dt. png：根角度和弯曲率的图形［即角度随时间的变化；图 7.4（d）］。

3. 根速度曲线

沿根中线/边线任意点 P_i 的速度值反映了根尖上的参考点 P_0 "移动" 而远离点 P_i 的速度，从而反映了沿点 P_0 和 P_i 之间的中线上所有细胞的总生长速度。将沿中线各点的原始速度计算为（$L_{i;t+1} - L_{i;t}$）· 帧$^{-1}$［图 7.3（b）和图 7.4（b）］。

（1）Prefix – velocity – raw. csv：每帧（时间 t，列）中每个跟踪点 P_i（行）的速度数据。

（2）Prefix – velocity – raw – unadjusted. png：每帧和每一点沿根长速度曲线的 3D 热图。X 轴代表时间（单位为帧），Y 轴代表沿着根轴的位置 P_i，自动缩放的（autoscaled）颜色代表速度（像素·帧$^{-1}$）。

（3）Prefix – 2D – velocity – smoothing. png：在用户所定义的帧（时间点）t（在 "user – defined – parameters. csv" 中具体说明）的条件下沿整个根的原始速度曲线和回归曲线图［图 7.4（e）］。

（4）Prefix – velocity – smoothed – and – midlineshiftcorrected. csv：平滑速度数据；利用用户定义的局部加权散点平滑（Locally Weighted Scatterplot Smoothing，LOW – ESS）（在 "user – defined – parameters. csv" 中具体说明）进行局部回归计算。随着时间的推移，沿着根轴上每个点的位置会通过计算根的生长而予以修正［见注释（8）］。

（5）Prefix – velocity – auto – scale. png：沿根长度每帧和每个（校正的）位置 P_i 的平滑速度曲线的 3D 热图。自动缩放的颜色表示速度（像素·帧$^{-1}$）。

（6）Prefix – velocity – manual – scale. png：沿根长度每帧和每个（校正的）位置 P_i 的平滑速度曲线的 3D 热图［图 7.5（a）］。颜色代表每个用户定义比例的速度（像素 · 帧$^{-1}$）（LUT 中的最大值和最小值；在 "user – defined – parameters. csv" 中具体说明）。

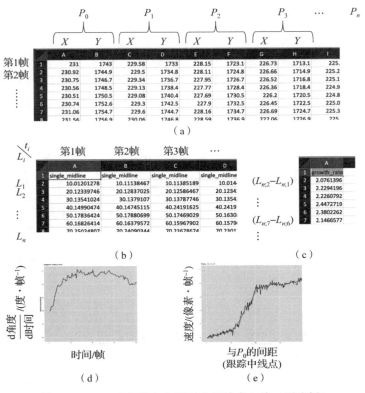

图 7.4　*X*、*Y* 坐标输入和增长分析输出文件（附彩插）

图（a）所示为保存到 xy_coordinates. csv 的图像处理工具包 v10 根部跟踪数据集示例。如图（b）所示，"－midline. csv"文件列出了连接每帧中跟踪点的根中线/边线的长度（以像素为单位）。如图（c）所示，"－midline growth rate. csv"文件列出了帧之间中线与边线长度的变化［即生长率（像素·帧$^{-1}$）］。图（d）所示为受到重力刺激后的野生型根的弯曲率，计算方法是求连接 P_a 与 P_b 直线角度的变化［图 7.3（c）］。图（e）所示为在用户选择的时间点对原始速度曲线（黑色）拟合的 LOW－ESS 平滑曲线(红色)。

4. 根 REGR（＝拉伸）曲线

沿着根的 REGR 值被计算为平滑速度曲线的导数。值以分数（帧$^{-1}$）的形式反映了每帧局部相对展开的情况。若要转换为［％ h^{-1}］的单位，则需要将值乘以 100［％］×(60［s］/帧间隔［s］)×60［h］。

（1）Prefix－REGR－raw. csv：每帧（时间，列）中每个位置 P_i（行）的相对元素增长率。

（2）Prefix－REGR－raw. png：每帧和沿根长度的每个位置的原始（未平滑）REGR 曲线的 3D 热图。自动缩放的颜色代表 REGR（分数·帧$^{-1}$）。

（3）Prefix－REGR－smoothed. csv：平滑的 REGR 数据；采用用户定义的局部加权散点图平滑（LOWESS）（在"user－defined－parameters. csv"中指定）进行局部回归计算。

（4）Prefix－REGR－auto－scale. png：每个画面和沿着根长度的每个位置的平滑 REGR 轮廓的 3D 热图。自动缩放的颜色代表 REGR（分数·帧$^{-1}$）。

（5）Prefix－REGR－manual－scale. png：每个画面和沿着根长度的每个位置的平滑 REGR 轮廓的 3D 热图［图7.5（b），（c）］。颜色表示每个用户定义的比例（为 LUT 的最小值及最大值；在"user－defined－parameters. csv"中具体说明）。

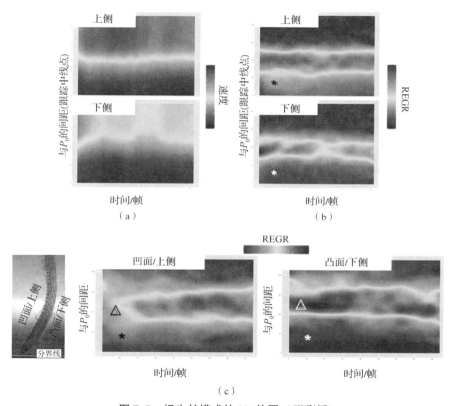

图7.5　根生长模式的 3D 热图（附彩插）

图（a），（b）所示分别为在将根倾斜90°后 2～62 min 手动缩放（a）速度和（b）重力刺激的拟南芥 WT 根和 REGR 的曲线。热图颜色反映（用户定义的）速度/REGR 的大小，较暖的颜色对应较大的幅度。注意在根尖伸长区膨胀率的不对称性，根部的上侧表现为加速，而下侧表现为减少膨胀（＊）。如图（c）所示，RootPlot v1. 0 揭示了拟南芥根系沿着盖玻片屏障追踪的复杂细胞扩展模式[6,21]。图像序列在根部遇到屏障约 10 min 后开始滑动。注意在中心/近端伸长区的主要弯曲区域（对应于凸和凹区域，三角形）的差异膨胀以及在顶端伸长区（＊）向重性弯曲的起始。

7.4　注释

（1）一旦准备好，任何未使用的琼脂板都可以在 4℃ 的温度下保存一个月。虽然较长的保存期不影响种子萌发，但我们确实看到了它对根系生长的微妙影响，因为根部通常在较老的根板上表现出较短的伸长区（根毛在距根尖 <500 μm 处开始）。

（2）分层有助于促进种子的均匀萌发。虽然没有规定固定的持续时间，但在所有试验中采用统一的分层期是必要的，因为这将确保幼苗不仅处在相同的时间年龄，而且处于相同的发育年龄。

（3）对不同类型的凝胶剂（琼脂、琼脂糖、phytagel 等），即使在相同的浓度下使用，其凝胶强度也不同。在这里，选择合适的凝胶浓度的主要目的是使琼脂凝胶易于操作（如切割和修剪），同时不抑制根系生长。

（4）琼脂"垫"的厚度应小于实验小室的深度，因为较厚的琼脂"垫"会影响在开始试验前放置第二个盖玻片。高压灭菌的琼脂培养基不能再加热超过 2 次。

（5）由于拟南芥幼苗非常娇嫩，且很快就会干枯，所以移栽过程要迅速而轻柔。一旦幼苗被小心地转移到实验小室内，建议在立体显微镜下观察，以确保根没有死亡或损坏。如果根在转移过程中已经干燥或在用温琼脂固定琼脂"垫"时受到热损伤，则细胞质会凝结，根尖看起来会很黑。只能选择根尖 1 mm 左右且完全垂直的根进行试验。

（6）将实验小室稳定地固定在显微镜上很重要，因为在图像分析过程中，任何轻微的移动都会妨碍点的跟踪。一旦定位正确，就可以用胶带将实验小室固定在显微镜载物台上。

（7）如果采用旋转载物台，可以监测施加重力刺激前后的根生长。显微镜上的载物台不能完全旋转，但可以在一个方向倾斜 90°。如果显微镜载物台不能够旋转/倾斜，则可能不得不省略垂直方向的生长分析。相反，在水平方向上安装后，成像会尽可能快地开始。首先，安装带有另一棵幼苗的试验箱，以识别焦平面，并设置成像参数以优化对比度和纹理（为成功跟踪点提供足够的信息）。

在实际试验开始前进行优化设置可以避免延迟，并可以捕捉到重力响应的早期阶段。

（8）在 $t = 0$ 时，任何 RootPlot 输入都包含具有等距 X、Y 坐标的参考中线。随着根的生长，这些点之间的距离增加的速率取决于该根区中细胞的扩张速率。为了在以后的时间点上分析 P_0 到根尖的精确距离，从每个时间点的平滑速度曲线上推断出均匀间隔的值（基于参考中线点间隔）。然后，利用这些修正后的值计算所有后续图形中的速度和 REGR 以及 P_0 到根尖的精确距离。需要注意的是，这种校正既不应用于速度平滑示范 2D 图，也不应用于原始速度热图，两者都有根据需要未被校正的值。

致谢

这项工作得到了 NSF 赠款 MCB – 1817934 对 GBM 的支持。作者感谢 Edgar Spalding 博士和 Nathan Miller 博士的许多有用的讨论和对自定义软件图像处理工具包 v10 的使用。

参考文献

1. Morgan DC, O'Brien T, Smith H (1980) Rapid photomodulation of stem extension in light-grown *Sinapis alba* L.: studies on kinetics, site of perception and photoreceptor. Planta 150:95–101. https://doi.org/10.1007/BF00582351

2. Cosgrove DJ (1985) Kinetic separation of phototropism from blue-light inhibition of stem elongation. Photochem Photobiol 42:745–751. https://doi.org/10.1111/j.1751-1097.1985.tb01642.x

3. Zieschang HE, Sievers A (1991) Graviresponse and the localization of its initiating cells in roots of *Phleum pratense* L. Planta 184:468–477. https://doi.org/10.1007/BF00197894

4. Ishikawa H, Hasenstein KH, Evans ML (1991) Computer-based video digitizer analysis of surface extension in maize roots: kinetics of growth rate changes during gravitropism. Planta 183:381–390. https://doi.org/10.1007/BF00197737

5. Orbovic V, Poff KL (1993) Growth distribution during phototropism of *Arabidopsis thaliana* seedlings. Plant Physiol 103:157–163. https://doi.org/10.1104/pp.103.1.157

6. Massa GD, Gilroy S (2003) Touch modulates gravity sensing to regulate the growth of primary roots of *Arabidopsis thaliana*. Plant J 33:435–445. https://doi.org/10.1046/j.1365-313x.2003.01637.x

7. Galvan-Ampudia CS, Julkowska MM, Darwish E, Gandullo J, Korver RA, Brunoud G, Haring MA, Munnik T, Vernoux T, Testerink C (2013) Halotropism is a response of plant roots to avoid a saline environment. Curr Biol 23:2044–2050. https://doi.org/10.1016/j.cub.2013.08.042

8. Dietrich D, Pang L, Kobayashi A, Fozard JA, Boudolf V, Bhosale R, Antoni R, Nguyen T, Hiratsuka S, Fujii N, Miyazawa Y, Bae TW, Wells DM, Owen MR, Band LR, Dyson RJ, Jensen OE, King JR, Tracy SR, Sturrock CJ, Mooney SJ, Roberts JA, Bhalerao RP, Dinneny JR, Rodriguez PL, Nagatani A, Hosokawa Y, Baskin TI, Pridmore TP, De Veylder L, Takahashi H, Bennett MJ (2017) Root hydrotropism is controlled via a cortex-specific growth mechanism. Nat Plants 3:17057. https://doi.org/10.1038/nplants.2017.57

9. Bastien R, Guayasamin O, Douady S, Moulia B (2018) Coupled ultradian growth and curvature oscillations during gravitropic movement in disturbed wheat coleoptiles. PLoS One 13: e0194893. https://doi.org/10.1371/journal.pone.0194893

10. Jaffe MJ, Galston AW (1968) Physiology of tendrils. Annu Rev Plant Physiol 19:417–434

11. van Doorn WG, van Meeteren U (2003) Flower opening and closure: a review. J Exp Bot 54:1801–1812. https://doi.org/10.1093/jxb/erg213

12. Polko JK, Voesenek LA, Peeters AJ, Pierik R (2011) Petiole hyponasty: an ethylene-driven, adaptive response to changes in the environment. AoB Plants 2011:plr031. https://doi.org/10.1093/aobpla/plr031

13. Brown AH (1993) Circumnutations: from Darwin to space flights. Plant Physiol 101:345–348. https://doi.org/10.1104/pp.101.2.345

14. Bastien R, Meroz Y (2016) The kinematics of plant nutation reveals a simple relation between curvature and the orientation of differential growth. PLoS Comput Biol 12:e1005238. https://doi.org/10.1371/journal.pcbi.1005238

15. Sharp RE, Silk WK, Hsiao TC (1988) Growth of the maize primary root at low water potentials: I. Spatial distribution of expansive growth. Plant Physiol 87:50–57. https://doi.org/10.1104/pp.87.1.50

16. Ishikawa H, Evans ML (1993) The role of the distal elongation zone in the response of maize roots to auxin and gravity. Plant Physiol 102:1203–1210. https://doi.org/10.1104/pp.102.4.1203

17. Goodwin RH, Avers CJ (1956) Studies on roots. III. An analysis of root growth in *Phleum pratense* using photomicrographic records. Am J Bot 43:479–487

18. Miller ND, Parks BM, Spalding EP (2007) Computer-vision analysis of seedling responses to light and gravity. Plant J 52:374–381. https://doi.org/10.1111/j.1365-313X.2007.03237.x

19. Chavarria-Krauser A, Nagel KA, Palme K, Schurr U, Walter A, Scharr H (2008) Spatio-temporal quantification of differential growth processes in root growth zones based on a novel combination of image sequence processing and refined concepts describing curvature production. New Phytol 177:811–821. https://doi.org/10.1111/j.1469-8137.2007.02299.x

20. Brooks TL, Miller ND, Spalding EP (2010) Plasticity of *Arabidopsis* root gravitropism throughout a multidimensional condition space quantified by automated image analysis. Plant Physiol 152:206–216. https://doi.org/10.1104/pp.109.145292

21. Shih HW, Miller ND, Dai C, Spalding EP, Monshausen GB (2014) The receptor-like kinase FERONIA is required for mechanical signal transduction in *Arabidopsis* seedlings. Curr Biol 24:1887–1892. https://doi.org/10.1016/j.cub.2014.06.064

22. Bastien R, Legland D, Martin M, Fregosi L, Peaucelle A, Douady S, Moulia B, Höfte H (2016) KymoRod: a method for automated kinematic analysis of rod-shaped plant organs. Plant J 88:468–475. https://doi.org/10.1111/tpj.13255

23. Shih HW, DePew CL, Miller ND, Monshausen GB (2015) The cyclic nucleotide-gated channel CNGC14 regulates root gravitropism in *Arabidopsis thaliana*. Curr Biol 25:3119–3125. https://doi.org/10.1016/j.cub.2015.10.025

24. Dindas J, Scherzer S, Roelfsema MRG, von Meyer K, Muller HM, Al-Rasheid KAS, Palme K, Dietrich P, Becker D, Bennett MJ, Hedrich R (2018) AUX1-mediated root hair auxin influx governs SCF[TIR1/AFB]-type Ca^{2+} signaling. Nat Commun 9:1174. https://doi.org/10.1038/s41467-018-03582-5

第8章
拟南芥侧根萌生的阶段性分析方法

作者：Sascha Waidmann 和 Jürgen Kleine – Vehn

本章提要：植物的根系在水分和养分的吸收过程中发挥着重要作用。侧根（lateral root，LR）源于主根（primary root，PR），其定向器官生长引导植物策略性地探索周围区域。与主根相比，侧根最初表现出明显的向重力性定点角（gravitropic setpoint angle，GSA），而且是在其出现不久后就表现出来这种特征。在这里，我们介绍了一种统一协议，用于对出现的幼侧根的形态学进行描述与分类。

关键词：侧根；成像；定量；向重力性定点角

8.1 引言

植物根系与土壤环境相互作用，为植物提供水分和养分[1]。其由向下生长的主根和呈角度生长的侧根组成，它们决定了植物根系的深度和整体大小[2]。与主根相比，侧根部分抑制向重性生长，并且形成了明显的 GSA[3]，这样就能够使根系径向扩散。在模式植物拟南芥中，所谓的发育阶段 I 时的侧根是以 90° 的角度从主根上出现的。随后，侧根中可感应重力的小柱细胞（columella cell）逐渐成熟[4]，并形成一个全新的伸长区[5]。在阶段 II 较低侧的侧根，生长素的极大不对称和较低细胞的伸长导致了器官的向重性弯曲[5,6]。另外，处于发育阶段 II 的侧根上侧的细胞分裂素信号在空间上干扰细胞的伸长和扩张速率，从而抑制向重性弯曲[7]。因此，存在于侧根上侧（细胞分裂素的反向重性输入）和下侧（生长素的向重性输入）的一种植物激素的串扰机制（crosstalk mechanism）决定了根系生长的角度和深度。发育阶段Ⅱ持续 8~9 h，随后则过渡到发育阶段Ⅲ，这时在对侧器官两侧具有对称的伸长率，从而保持了惯常的 GSA。发育阶段Ⅳ侧根的 GSA 发生了改变[5]。

在之前的文献中，对侧根通过不同的柱状细胞类型[8]或基于不同的生长阶段进行划分[5]。本章提出了一种对出现的侧根进行形态学分类的协议，并详细介绍了在拟南芥中统一这两项标志的不同发育阶段的情况。

8.2　材料

8.2.1　植物培养基和幼苗培养

（1）拟南芥野生型 Col - 0（WT）或待分析的突变体。

（2）固体培养基：2.3 g·L^{-1} MS 培养基盐分，并添加 0.5 g·L^{-1} MES、10 g·L^{-1}蔗糖和 8 g·L^{-1}琼脂，将 pH 值调节至 5.9，进行高压灭菌后在室温下保存。

（3）液体培养基［用于安装（mounting）］：2.3 g·L^{-1} MS 培养基盐分，并添加 0.5 g·L^{-1} MES 和 10 g·L^{-1}蔗糖，将 pH 值调节至 5.9，进行高压灭菌后在室温下保存。

（4）带排气孔的无菌方形培养皿（12 cm×12 cm×1.7 cm）。

（5）透气性纸带。

（6）70% 和 100% 乙醇。

（7）播种用无菌牙签。

1. 样品制备

（1）用于夹取幼苗的软头镊子。

（2）显微镜载玻片。

（3）显微镜盖玻片（24 mm×50 mm#1.5）。

（4）碘化丙啶（PI）溶液，浓度为 20 μL·mL^{-1}，用重蒸水配制。

2. 成像与分析

（1）直立型共聚焦激光扫描显微镜（confocal laser scanning microscope，

CLSM）（用于对碘化丙啶成像）或标准光学显微镜，配备 40 倍或 63 倍（浸水）的物镜。

（2）ImageJ 1.41 软件（http://rsb.info.nih.gov/ij/），用于测量细胞长度。

8.3 方法

8.3.1 植物材料培养

（1）将拟南芥幼苗置于温度为 22 ℃、光周期为 16 h（光)/8 h（暗）、光强为 150 μmol·m^{-2}·s^{-1} 及相对湿度为 60% 的植物培养室中培养。

（2）体外培养是在带排气孔的标准无菌方形培养皿中进行的（见上文）。将足量的培养基倒入培养皿，以覆盖大约其一半的深度（见注释 1）。让培养皿在室温下冷却大约 1 h，以使琼脂凝固。若培养皿不是马上被用到，则将它们用塑料包裹并在 4 ℃ 的温度下保存。

（3）种子消毒：先用 70% 的酒精，再用 100% 的酒精浸泡种子。

（4）去掉酒精，然后将种子置于层流净化罩中进行干燥。

（5）用无菌牙签在培养皿上部沿直线播种，使种子之间的间隔保持在 0.5 cm。

（6）用透气性纸带密封以防干燥，同时保留些许通风。

（7）将种子置于 4 ℃ 的黑暗条件下 1~2 d，使种子分层。

（8）幼苗在培养室中生长 8 d。应将培养皿垂直放置在植物培养箱中，以使其在琼脂表面上进行向重性生长［见注释（2）］。

8.3.2 样品制备

为了防止幼苗在成像过程中脱水，首先在显微镜载玻片上滴一滴液体培养基。为了进行碘化丙啶染色，滴一滴碘化丙啶溶液。利用移液管进行移液，液体的量根据幼苗数量而定（通常 1~3 株幼苗用量为 80~200 μL）。把幼苗放置在湿润的载玻片上。轻轻地将盖玻片盖在已被固定好的幼苗上［见注释（3）］。

8.3.3 图像采集

（1）使用光学显微镜观察样品，采用亮场照明的光学显微镜或直立型共聚焦激光扫描显微镜，进行碘化丙啶成像（激发波长为 569 nm，发射峰波长为 593 nm），使用 40 倍或 63 倍（水浸）的物镜。

（2）对所观察到的感兴趣的区域进行拍照［见注释（4）］。

8.3.4 侧根分类

对侧根的不同发育阶段，可依据以下标志性特征进行定义。

（1）发育阶段 Ⅰ［图 8.1（a）］：侧根长出，只有两排未伸长的小柱细胞（CI 和 C1），并未形成明显的伸长区。

（2）发育阶段 Ⅱ［图 8.1（b）］：侧根只有两排小柱细胞（CI 和 C1），C1 细胞开始伸长，并在表皮细胞列中（靠近主根基部）出现细胞伸长。

（3）发育阶段 Ⅲ［图 8.1（c）］：侧根有 3 排柱状细胞（CI、C1 和 C2），C2 细胞伸长，在主根基部出现分化区，且在伸长区不同部位的伸长率相等。

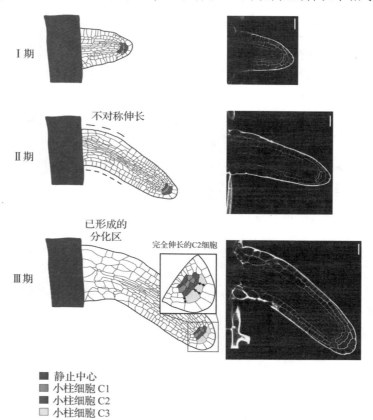

■ 静止中心
■ 小柱细胞 C1
■ 小柱细胞 C2
□ 小柱细胞 C3

图 8.1　拟南芥在发育阶段 Ⅰ～Ⅲ 的侧根形态示意（附彩插）

（4）发育阶段Ⅳ（未列明）：侧根显示了额外的向重性弯曲，从而形成了一个新的 GSA。

8.4　注释

（1）为了减小培养皿之间的生长差异，建议始终倒入等量的培养基。

（2）在准确的生长条件下，根在发育阶段Ⅰ～Ⅲ可能出现侧根的时间为 7～9 d。

（3）成功的碘化丙啶染色时间最短只需处理 30 s，但对于含有非常幼嫩并含有角质层的侧根，则所需要的处理时间可能更长。

（4）在相同的试验中，应使显微镜的放大倍数和设置保持一致。

致谢

此项工作得到了维也纳科学技术基金（WWTF）维也纳研究小组（VRG）项目、奥地利科学基金（FWF）以及欧洲研究理事会（ERC）等的联合资助。

参考文献

1. Zürcher E, Muller B (2016) Cytokinin synthesis, signaling, and function—advances and new insights. Int Rev Cel Mol Bio 324:1–38

2. Waidmann S, Sarkel E, Kleine-Vehn J (2020) Same same, but different: growth responses of primary and lateral roots. J Exp Bot 71:2397–2411

3. Digby J, Firn RD (1995) The gravitropic set-point angle (GSA): the identification of an important developmentally controlled variable governing plant architecture. Plant Cell Environ 18:1434–1440

4. Kiss JZ, Miller KM, Ogden LA, Roth KK (2002) Phototropism and gravitropism in lateral roots of Arabidopsis. Plant Cell Physiol 43:35–43

5. Rosquete MR, von Wangenheim D, Marhavý P, Barbez E, Stelzer EHK, Benková E, Maizel A, Kleine-Vehn J (2013) An auxin transport mechanism restricts positive orthogravitropism in lateral roots. Curr Biol 23:817–822

6. Rosquete MR, Waidmann S, Kleine-Vehn J (2018) PIN7 auxin carrier has a preferential role in terminating radial root expansion in Arabidopsis thaliana. Int J Mol Sci 19:1238

7. Waidmann S, Rosquete MR, Schöller M, Sarkel E, Lindner H, LaRue T, Petřík I, Dünser K, Martopawiro S, Sasidharan R, Novák O, Wabnik K, Dinneny JR, Kleine-Vehn J (2019) Cytokinin functions as an asymmetric and anti-gravitropic signal in lateral roots. Nat Commun 10:3540

8. Taniguchi M, Furutani M, Nishimura T, Nakamura M, Fushita T, Iijima K, Baba K, Tanaka H, Toyota M, Tasaka M, Morita MT (2017) The Arabidopsis LAZY1 family plays a key role in gravity signaling within statocytes and in branch angle control of roots and shoots. Plant Cell 29:1984–1999

第 9 章
多种草本和木本植物向重性和
姿态控制的定量比较方法

作者：Félix P. Hartmann，Hugo Chauvet-Thiry，Jérome Franchel，

Stéphane Ploquin，Bruno Moulia，Nathalie Leblanc-Fournier 和

Mélanie Decourteix

本章提要：植物向重性响应的定量测量具有挑战性。物种间生长速率和环境条件的差异使比较不同植物的向重性响应变得较为困难。此外，一种被称为本体感受（proprioception）（感知自身形状的能力）的机制，导致与向重性相关的弯曲运动与植物笔直生长趋势竞争。厘清两种趋势并非易事。本研究以拟南芥为例，将建模、试验和图像分析的方法结合，来评价茎内在的向重性和本体感受的敏感性。

关键词：动力学；本体感受；姿态控制；幼苗；图像分析

9.1 引言

对植物如何保持笔直和直立的生长习性的兴趣，致使植物生物学家专注于向性，即植物朝着环境刺激的方向生长。在向性研究中，主要在向重性和向光性研究方面取得了重大进展。

植物向重性需要缓慢的生长运动，从而允许器官相对于重力场进行重新定向。尽管人们对这种运动越来越感兴趣，而且最近对重力感应的分子机制有了深入的了解[1]，但对其定量的生物控制却知之甚少。在植物中，重力感应依赖于被

称为平衡石的充满淀粉的细胞器（organelle）。当植物重新定向时，在重力场方向上的平衡石沉积会引起不对称生长，从而导致器官弯曲。长期以来，这种生长反应被解释为对平衡石和/或原生质体重量的感知结果，这意味着这些结构将发挥力传感器的作用。我们的研究团队最近开发了一种原始装置，使我们能够完成以下工作：①研究方向（即植物幼苗的初始倾斜度与重力矢量之间的夹角）而不是重力矢量强度的影响，进而研究长期刺激的作用[2]；②在瞬态刺激的背景下进行重力剂量响应研究[3]。

借助以上设备[2]，证明了幼苗的向重性取决于对倾斜度的感知，而不是对重力或加速度的感知，因此推翻了地上器官中平衡石重量和原生质体压力模型（statolith weight and protoplast pressure model）。这使我们能够验证另一个长期存在的向重性控制模型，该模型基于对重力场倾斜角的感知。因此，继续关注与向重性相关的措施，并采用行之有效的技术，包括跟踪器官的尖端角度（tip angle），似乎是合乎逻辑的。然而，近 10 年来，基于动力学分析和数学建模相结合的研究强调，向重性响应不能仅用倾角感知来解释[4]。这些方法揭示了地上器官矫直运动（straightening movement）的重要性。

为了保持直立习性和竖直生长，植物地上器官必须具有感知它们与重力场的倾斜度（graviception，重力感知）以及读取自身形状（本体感受）的能力[4,5]。重力感觉倾向于产生一种向上或向上弯曲的运动，而本体感觉倾向于通过降低其曲率来纠正器官。为了了解向重性的直立过程，并将重力感知所引起的响应部分与本体感受所引起的响应部分进行分离，似乎不仅需要测量器官的倾斜率，还需要对整个生长区的局部曲率（curvature）C 进行监测。

如何测量局部曲率？获取此类测量值的基本生物学概念是什么？可以将局部曲率 C 定义为角度 A 沿器官变化的空间率[6,7]：

$$C = \frac{\partial A}{\partial s} \tag{9.1}$$

这里，s 为沿器官的空间坐标，$\frac{\partial A}{\partial s}$ 是 A 相对于空间位置的导数（偏导数）。当在任何地方 $C = 0$ 时，则器官是直的。在向性反应过程中，曲率随时间发生局部变化。为了适当量化器官的反应，描述曲率变化起源处的生长机制是有用的。曲率的任何变化都是由器官生长的差异引起的，即由器官的下表面伸长率（$\varepsilon_{下表面}$）与上表面伸长率（$\varepsilon_{上表面}$）的差异所致。例如，如果下表面比上表面伸长得快，那么器官就会向上弯曲。局部来讲，曲率变化是由伸长率的差异直接驱动的：

$$\frac{\mathrm{d}C}{\mathrm{d}t}R = \frac{\dot{\varepsilon}_{下表面} - \dot{\varepsilon}_{上表面}}{2} \tag{9.2}$$

这里，R 为器官的半径，$\dfrac{\mathrm{d}C}{\mathrm{d}t}$ 是附加在每个连续片段上曲率（弯曲率）的时间导数（即材料导数，参见文献 [6]，以进一步了解包括材料导数的生物学家友好型的引物（priming）对向性反应的量化）。

然而，这些相对伸长率在很大程度上取决于生长条件，同时也可能因物种而异。这种变化对计算曲率变化的影响可以通过考虑平均相对伸长率 $\varepsilon_{平均}$ 加以考虑，其被定义为

$$\dot{\varepsilon}_{平均} = \frac{\dot{\varepsilon}_{下表面} + \dot{\varepsilon}_{上表面}}{2} \tag{9.3}$$

那么，式（9.3）可被改写成

$$\frac{\mathrm{d}C}{\mathrm{d}t}R = \varepsilon_{平均}\tilde{\Delta} \tag{9.4}$$

这里，$\tilde{\Delta}$ 为差异增长率，其被定义为

$$\tilde{\Delta} = \frac{\dot{\varepsilon}_{\text{low}} - \dot{\varepsilon}_{\text{up}}}{\dot{\varepsilon}_{\text{low}} + \dot{\varepsilon}_{\text{up}}} \tag{9.5}$$

$\tilde{\Delta}$ 的有趣之处在于，它特异性地衡量了向着下表面和上表面的平均增长的再分配。

建立了一种评估曲率的方法之后，重要的是要了解重力感知和本体感受是如何影响曲率的。为此，有必要对器官的重力感知和本体感受的敏感度进行评估。Bastien 等[8]提供了一个数学模型，即 $AC\dot{E}$ 模型，它可对这些衡量指标（metrics）进行量化。它假设相对差异增长率 $\tilde{\Delta}$ 是对倾角 A（重力感知）和曲率 C（本体感受）的局部响应：

$$\tilde{\Delta} = -\tilde{\beta}A - \tilde{\gamma}CR \tag{9.6}$$

$\tilde{\beta}$ 和 $\tilde{\gamma}$ 分别为重力感知和本体感受敏感度。波浪符号表示这些参数是无量

纲（dimensionless）的，并且对平均伸长率和半径进行了归一化，这与文献［4］中的公式形成了对比。这使直接比较两种不同植物的敏感度成为可能，而与它们的大小和平均伸长率无关。

请注意，A、C 和 $\tilde{\Delta}$ 是沿着器官上的位置（s）和时间（t）的函数。假设器官半径 R 沿器官是恒定且均匀的。假设平均伸长率 $\varepsilon_{\text{平均}}$ 沿增长区域分布均匀，且在时间上是恒定的。$\tilde{\beta}$ 和 $\tilde{\gamma}$ 是植物的内在参数，不取决于空间或时间。

一旦器官达到稳定状态（即其形状不再取决于时间），那么沿生长区的倾斜角度可计算为

$$A_{\text{st}}(s) = A_0 \exp\left(-B\,\frac{s}{L_{\text{gz}}} \right) \tag{9.7}$$

这里，A_0 为增长区域底部角度，L_{gz} 为增长区域长度，B 为无量纲"平衡数"，其表示为

$$B = \frac{\tilde{\beta}\,L_{\text{gz}}}{\tilde{\gamma}\,R} \tag{9.8}$$

B 是一个重要的综合性状，它将重力感知和本体感受的敏感度与器官的几何形状（生长区的 L_{gz}/R）。它决定了器官的最终形状和形成此形状所需要的时间（详见文献［7］）。

本章描述了如何监测向重性响应（倾角和曲率）的运动学，以及如何在实验室开发的 Interekt（Interactive Exploration of Kinematics and Tropisms）软件的帮助下，通过试验和半自动图像分析来估计重力感知和本体感受的敏感度。下面以拟南芥为例介绍此方法，使其可以适用于对其他物种的研究。

9.2　材料

9.2.1　植物材料和成像设备准备

（1）拟南芥种子（Columbia - 0 野生型）［见注释（1）~（3）］。

（2）容积为 30 mL 的聚丙烯圆柱形容器。

（3）添加了肥料基质的盆栽用土壤。

（4）培养室或培养间。

（5）种子春化处理用冰箱（温度设置为4 ℃）。

（6）用于水平夹罐的系统和深色背板［见注释（2）~（4）］。

（7）尼康 D200 广角镜头相机［见注释（4）］。

9.2.2 软件

Interekt 是一款被用于一维器官生长定量分析的开源软件。它使用的编程语言为 Python，并依附于几个 Python 库。它已经在 Linux、Windows 和 OS X 上进行过测试。本章使用的 Interekt 版本以及安装指南可以在网上看到（https：// forgemia. inra. fr/hugo. chauvet － thiry/rootstemextractor/ －/tree/chapter ＿ gravi － tropism）。

9.3 方法

9.3.1 植物培养和成像

（1）将拟南芥种子在4 ℃下春化处理不少于3 d。

（2）将盆栽用土壤填满圆柱形容器，并加入适量肥料，以便在成像过程前可以在容器上打孔，并通过地下灌溉给幼苗浇水［见注释（1）］。

（3）给每个容器种一粒种子。

（4）在培养室中种植拟南芥植株，直至高6~8 cm。植株栽培条件为：16 h（昼)/8 h（夜）；白天23 ℃/晚上19 ℃；空气湿度50%。定期通过地下灌溉方法给植株浇水。

（5）一旦植株长到试验要求所需阶段，则在植株重新定向的前一天，用网盖住莲座的叶子。这一步操作是必要的，因为当对植株进行水平重定向时，叶子会变得下垂并遮住花茎的下部。也可以用胶带将莲座叶片粘在圆柱形容器上［见注释（5）］。

（6）为了易于对花序运动进行数字（自动）跟踪，最好选取单个无分枝的花茎。为此，在对植株进行重新定向试验的前一天，用手术刀切除花序上的所有花序分枝和茎生叶［见注释（5）］。

（7）在进行重新定向试验的前几个小时，用记号笔在花序的顶端作一个永久性黑色标记。该标记将被 Interekt 软件用来跟踪花茎的运动［见注释（6）］。

（8）将容器水平夹在深色背板上。

对相机进行编程以使其能够延时：在向重性运动的第一个部分，也是最快的部分（约 2 h），每 6 min 拍摄一张照片，并在 36 h 后拍摄一张最终照片，以获得茎的最终形状（这将是稳态图像）。之后，在相机上开始图片采集。

9.3.2　图像分析和半自动参数评估

（1）单击工具栏中的"Open"按钮，然后选择图像，导入生成的图像序列。Interekt 该软件会自动将图像存储到单个归档文件中［见注释（7）］，这可能需要一些时间。在完成以上操作后，在主界面中会显示该序列的第一张图像。

（2）如果愿意，可以通过浏览序列来直观地对该试验进行检查。按向右（或按向左）方向键，在序列中向前（或向后）移动。也可以单击工具栏中的"Image List"按钮以打开一个小的浮动窗口，通过该窗口，可以通过单击名称直接查看指定的图像。

（3）选择稳态图像（也就是你认为器官已经达到其最终形状的图像，这通常是序列的最后一张图像）。选择"Options"→"Select stead - state image"选项，将出现一个弹出窗口，其中包含图像列表（图 9.1）。单击你认为在稳定状态下的图像。可以通过勾选列表下面的复选框，将该图像从时间序列中排除。当静态图像是在其他图像之后很长时间才被拍摄时，这一点则非常有用。

（4）图像的比例可以在"Scale"窗口中设置（选择"Options"→"Scale"选项）。单击"Measure distance"按钮。然后，选择被已知距离分离的当前图像的两个点。依次单击这两个点，然后将出现一条连接点的线，"Scale"窗口的"pixels"字段将被点之间的像素数自动填充。用点之间的距离填充"cm"字段，表示以 cm 为单位。然后，单击"Update the scale"按钮并关闭"Scale"窗口。利用此比例，将所有以像素为单位的距离转换为以 cm 为单位的距离［见注释（8）］。

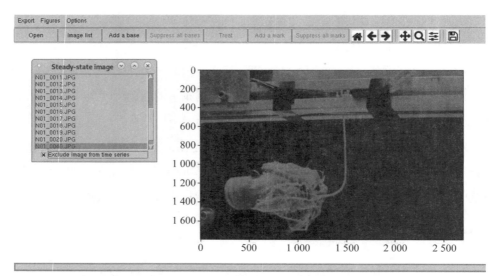

图 9.1　加载稳态图像后的 Interekt 界面

（5）若要提取器官形状，则移动到序列的第一张图像，并单击工具栏中的"Add a base"按钮。"基底"（base）是一个对象，它表示器官的开始及其方向。为了创建基底，在靠近器官的解剖基底处依次单击器官的两侧（每次在器官外）。之后，出现横穿器官的线段，其中较短的线段与主线段正交。该正交线段表示方向，随后是提取器官形状的算法。这取决于在创建基底时单击器官两侧的顺序。对于从左到右生长的器官，先单击器官的上面，再单击器官的下面（对于从右到左生长的器官则相反）。对于从上到下生长的器官，先单击器官的右方，然后单击器官的左方（对于从下到上生长的器官则相反）。

（6）一旦在每个器官上创建了要分析的基底，就单击工具栏中的"Treat"按钮。这将触发器官形状提取，可能需要一些时间。在处理结束时，提取的器官框架以彩色线的形式出现在器官图上（图9.2）。为了方便起见，可以选择为器官提供特定的标记［见注释（9）］。形状提取的失误也会导致框架提取的失败，这可被加以纠正［见注释（10）］。

（7）可以从当前图像的器官框架计算几何量。它们可以通过用鼠标右键单击框架并从上下文菜单中选择"Angles and curvatures"选项来可视化。弹出一个新窗口，其中包含3个图。最上面的图显示了器官的轮廓，不过是它被提取出来的框架。中间的图表示器官的倾斜度（与垂直的角度），下面的图表示器官的曲率。

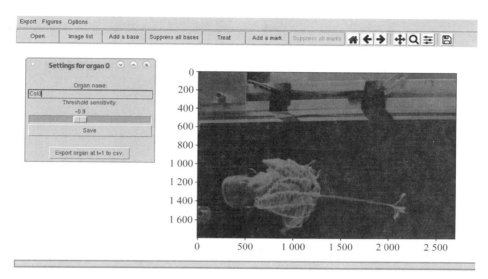

图 9.2　对茎部框架提取后的 Interekt 界面

阈值灵敏度被设置为 0.9。

（8）用鼠标右键单击一个框架并从上下文菜单中选择"Time series"选项（或直接单击框架），就可以获得一个器官运动学的概述，从而对可能的走向有一个初步了解。将弹出一个新的窗口，其中包含 3 个图（图 9.3）。左边的图 [图 9.3（a）] 是试验中器官轮廓的叠加图。连续的配置文件使用从紫色（试验开始时的颜色）到黄色（试验结束时的颜色）的颜色图进行颜色编码。稳态轮廓分别用红色标注。右上方的图 [图 9.3（b）] 表示随时间变化的尖端角度。右下角的图 [图 9.3（c）] 表示随着时间的推移器官的长度。如果已经决定从时间序列中将稳态排除，那么它就不会出现在最后两张图中。

（9）器官增长速率（dL/dt）的估算。用鼠标右键单击它的框架并从上下文菜单中选择"Estimate growth rate"选项。将弹出一个新窗口，其中有 4 个图像。左边的图是上面解释过的相同的器官轮廓图（时间序列）。右上方的图显示了器官的增长曲线（长度与时间的函数）。增长速率是通过增长曲线的线性化来估算的，或者为它的一部分。在右上角的图中，可以选择曲线最接近线性的部分。在图上单击并移动光标，同时单击以便在要选择的区域上绘制一个矩形 [见注释（11）]。

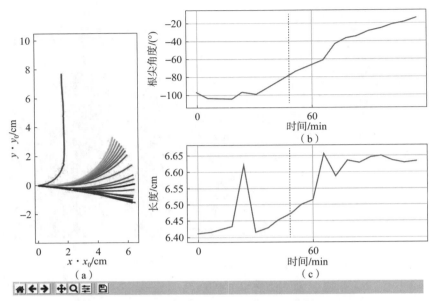

图9.3 向性运动的动力学描述（附彩插）

图（a）所示为器官的连续轮廓图。稳态轮廓为红色，当前轮廓为黑色。图（b）所示为根尖角度的时间序列。图（c）所示为器官长度的时间序列（增长曲线）。可以看到，框架提取的不完美导致增长曲线有点不规则。在两个时间序列中，垂直虚线代表当前图像。

（10）"Growth rate"弹出窗口的右中图显示了器官的增长长度，根据上图中绘制的矩形放大。另外，还有两个由线段连接的红点。通过鼠标移动圆点（单击）可以定位线段，使其表示增长曲线的线性化。增长速率 dL/dt（由直线斜率计算得出）显示在左边的图中。右下角的图显示了线性化的残差（residual）。这提供了一种估算线性化优劣的方法。

（11）要估算器官的增长长度 L_{gz}，用鼠标右键单击它的框架并从上下文菜单中选择"Estimate growth rate"选项。将弹出一个新窗口，其中有3个图像。下面的热图表示跨空间和时间的器官曲率。空间沿 X 轴，而时间沿 Y 轴。暖色（黄色、红色及深红色）代表正曲率，冷色（蓝色及深蓝色）代表负曲率。在右侧边缘，黑色实线表示如上估算的线性化增长。与线性化增长平行的可拖动的红色虚线使用户能够选择生长长度，或者更准确地说，选择器官的非生长区域和生长区域之间的边界［见注释（12）］。

（12）在向重性运动过程中，差异性增长强，这意味着增长区内各处都存在曲率随时间变化的现象。这就是可以发现增长的方式：当曲率沿 Y 轴（时间）没有改变时，则表示无增长，而当曲率沿 Y 轴改变时，则表示有增长。水平可拖动的虚线为检测增长区边界提供了一种辅助工具。拖动这条线将设置当前时间，并对顶部的两个图像都有影响。左上角的图显示了在初始时间和当前时间沿器官的角度。比较两个不同时期的角度有助于发现生长发生的位置。右上方的图描绘了处于初始状态的器官，并叠加了当前的器官框架。图像上的大红点表示垂直可拖动线的位置。这种叠加提供了查看增长长度估算的第三种方法。估算的增长长度 L_{gz} 的数值显示在窗口的底部。

（13）器官 $\tilde{\beta}$ 参数的估算。用鼠标右键单击框架并选择"Estimate beta"选项。将弹出一个新窗口，其中有 3 个图像（图 9.4）。左图 ［图 9.4（a）］显示了器官的连续轮廓，如前所述。右上角的图 ［图 9.4（b）］表示根尖角度随时间

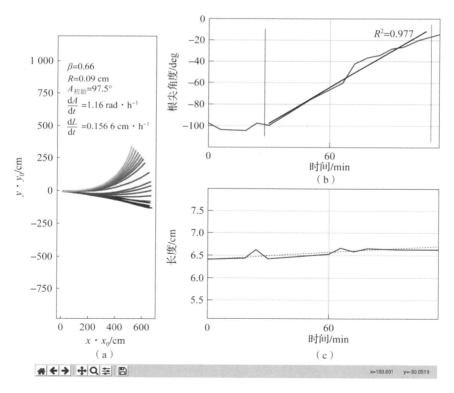

图 9.4　$\tilde{\beta}$ 的交互估算（附彩插）

（a）器官的连续轮廓；（b）随时间变化的根尖角度，具有可调节的线性回归；（c）增长曲线及其线性化

的变化。需要对曲线进行线性回归来估算 $\tilde{\beta}$。两条垂直的蓝色可拖动线允许选择回归范围。图上显示了匹配的 R^2。$\tilde{\beta}$ 的估计值显示在左图中，同时显示估计值中涉及的数量：半径 R、初始根尖角 $A_{初始}$、角度变化率 $\mathrm{d}A/\mathrm{d}t$（由线性回归得到）及增长率 $\mathrm{d}L/\mathrm{d}t$［见注释（13）］。［图9.4（c）］表示增长以及它的线性化，作为一个提示。

（14）器官平衡数 B 的估算。用鼠标右键单击它的框架并选择"Estimate B"选项。将弹出一个新窗口，其中有 3 个图像（图9.5）。［图9.5（a）］表示沿增长区域的倾角，之前选择的轮廓作为稳态图像。［图9.5（b）］显示了器官的稳态图像以及提取的框架。下图［图9.5（c）］表示沿增长区域的归一化倾角 A/A_0

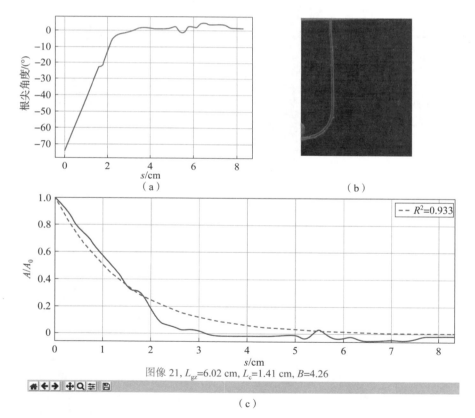

图像 21，L_{gz}=6.02 cm，L_c=1.41 cm，B=4.26

（c）

图9.5 B 值的估算（附彩插）

（a）稳态下沿增长区域的倾角；（b）器官的稳态图像，带有被提取的框架；（c）沿着增长区域的归一化倾角，用指数拟合

（其中 A_0 是增长区域底部的角度）。此曲线用指数拟合［红色虚线，见注释（14）］，无须用户进行任何操作，回归是自动的。如果对适合度感到满意，只需关闭弹出窗口。否则，可以尝试选择另一个图像作为稳态图像或重新估算增长长度。

（15）最后一步，将结果导出到输出 CSV 文件中。单击"Export"按钮，然后单击"Phenotype（graviception，proprioception）"按钮。生成的 CSV 文件包含所有先前的估算值，加上本体感受参数 $\tilde{\gamma}$ ［见注释（15）］。

9.4　注释

（1）该方法也适用于一些植物[8]，包括小麦（*Triticum aestivum*）的胚芽鞘（高 1.5～2.5 cm，发芽后 4 d），其来自在棉花上发芽的种子[2]，以及向日葵（*Helianthus annuus cv Germline*）的下胚轴（长 2～4 cm），其来自土壤中发芽的种子。

（2）如果采用一种叫作"等向光球"（isotropic light sphere）的特殊装置，该方法也可以被用于较高的植物和/或具有较长的弯曲阶段的植物。该装置最初是我们实验室开发的，用于分离向重性和向光性[9]，经过改进，现在可以用于重力感知和本体感受的研究。在我们的手中，它在幼树（1 年株龄）中的效果很好，我们获得了良好的模式杨树。相比于那些主要显示初生生长的小型植物或器官，次生生长植物（如幼树）的直立和恢复运动可能较慢（对杨树来说是几周），然后就有必要维持数周的昼夜循环，因此不可能像上面所描述的方法那样在黑暗中分析这些运动。然而，在各向异性的（anisotropic，也叫作对外界刺激有不同反应的）光照条件下和外部微重力条件下（例如太空飞行），很难将向重性与向光性区分开。事实上，当一株植物倾斜时，其一侧被照亮，另一侧被遮蔽，这可以引起向光性反应。为了解决这个问题，采用各向同性的（isotropic）光照装置可以使幼树在各向同性的光环境中倾斜。因此，它会触发缺乏向光性成分的响应。在我们的例子中，该装置由两个半球（直径为 1.5 m）构成，将它们安装在两个金属六边形的轨道上。

（3）为了增加光的各向同性，可采取以下措施：①半球由透明的聚甲基丙烯酸甲酯制成，以便 LED 灯可以放置在半球外部；②将每个半球的内部都涂成白色，以便获得良好的光扩散效果；③将 LED 灯按照 Den Dulk 的 "TURTLE" 模式放置[10]。各向同性球体的光照系统起初使用的是荧光灯[9]，之后为了防止球体内部过热，用 LED 灯作为替代。尽管采用了 LED 灯，但系统还是会产生大量热量。因此，为了在光照期间使温度保持在 25 ℃左右，在球体上安装了一套移动冷却系统（Blyss WAP 267EC）。

（4）在我们的例子中，该系统由一个被涂成黑色的中密度纤维板组成。将固定环（直径为 3 cm）附着在该板上，从而能够水平夹住拟南芥植株（生长在圆柱形容器中）。为了避免向光性的影响，必须将该设备放置在黑暗的空间中，并且必须在黑暗条件下进行拍摄，因此，必须在绿色安全灯波段（green safelight waveband）对闪光灯进行滤波。

（5）植物通过短暂的生长停止［stopping growth，一种被称为接触形态建成（thigmomorphogenesis）的过程］对莲座叶（rosette leaves）的操作和去除花序的分枝和茎叶做出反应[11]。在这两次操作后的几个小时内，恢复正常生长。这就是为什么要在倾斜植物的前一天进行该过程。

（6）将黑色标记放置在增长区域。避免过早地在花序上做记号，否则生长会拉伸记号并降低其强度。这种降低的强度将阻碍 Interekt 软件对标记的正确检测。由于接触形态建成反应，所以没有在植物倾斜之前放置该标记［见注释（5）］。

（7）将来自试验的一系列图像序列导入 Interekt 软件后，它们就会被自动归档到一个名为 "hdf5" 单独文件夹中，即被保存在与图像相同的文件夹中，默认名称为 "interekt_data. h5"。将从后续处理和分析中获得的任何数据自动保存在相同的文件夹中。因此，此文件夹包含了试验的所有数据。它可以被直接从 Interekt 软件中打开（使用 "Open" 按钮）以供后续使用，这样比重新打开原始序列的图像快得多。

（8）序列中所有图像的比例均相同，从而确保照片是在相同的视角、角度和参数设置下被拍摄的。

（9）在默认情况下，每个器官都有一个编号。你可能更喜欢利用信息量更丰富的标签，例如带有试验日期或突变体名称的标签。为此，用鼠标右键单击框架，选择"Settings"选项，然后在弹出的窗口中填写标签字段。

（10）如果框架提取算法没有停止在花序前的黑色标记，则可以尝试改变阈值敏感度。用鼠标右键单击框架并选择"Settings"选项。如果对于某些图像，该算法错过了标记并包含了花朵，则可尝试降低阈值敏感度。相反，如果算法没有捕捉到标记，则可尝试提高阈值敏感度。然后关闭"Settings"窗口，再选择"Treat"选项。反复调整阈值敏感度，直到对提取的框架感到满意为止。

（11）一旦绘制矩形选择器后，就可以利用边角和每条边中间的正方形处理程序来调整其大小。另外，还可以利用中央处理程序来移动矩形。

（12）在整个试验中，假设增长区域长度（L_{gz}）是恒定的。这就是为什么在曲率热图上，非增长区域和增长区域之间的边界是倾斜的，并与线性化的增长平行。

（13）确切的公式为

$$\tilde{\beta} = \frac{R}{\sin(A_{初始})} \times \frac{\mathrm{d}A/\mathrm{d}t}{\mathrm{d}L/\mathrm{d}t} \qquad (9.9)$$

半径 R 是沿器官取的平均值。

（14）稳态时，沿增长区域的倾角为

$$A_{st}(s) = A_0 \exp(-B)\frac{s}{L_{gz}} \qquad (9.10)$$

已知增长区域长度 L_{gz} 的值（之前估算过），对倾斜角的指数拟合给出的 B 值。

（15）"平衡数"（balance number）B 与重力感知和本体感受参数有关：

$$B = \frac{\tilde{\beta} L_{gz}}{\tilde{\gamma} R} \qquad (9.11)$$

致谢

该研究工作得到了法国国家空间研究中心（Centre National d'Etudes Spatiales，CNES）的支持。另外，该研究（拟南芥的 Interket 软件开发和试验程序）是由欧洲植物科学研究区域协调行动网络（European Research Area Network for Coordinating Action in Plant Sciences）通过 MURINAS 项目资助的。

参考文献

1. Nakamura M, Nishimura T, Morita MT (2019) Gravity sensing and signal conversion in plant gravitropism. J Exp Bot 70 (14):3495–3506

2. Chauvet H, Pouliquen O, Forterre Y, Legué V, Moulia B (2016) Inclination not force is sensed by plants during shoot gravitropism. Sci Rep 6:35431

3. Chauvet H, Moulia B, Legué V, Forterre Y, Pouliquen O (2019) Revealing the hierarchy of processes and time-scales that control the tropic response of shoots to gravi-stimulations. J Exp Bot 70(6):1955–1967

4. Bastien R, Bohr T, Moulia B, Douady S (2013) Unifying model of shoot gravitropism reveals proprioception as a central feature of posture control in plants. PNAS 110:755–760

5. Hamant O, Moulia B (2016) How do plants read their own shapes? New Phytol 212:333–337

6. Moulia B, Fournier M (2009) The power and control of gravitropic movements in plants: a biomechanical and systems biology view. J Exp Bot 60:461–486

7. Moulia B, Bastien R, Chauvet-Thiry H, Leblanc-Fournier N (2019) Posture control in land plants: growth, position sensing, proprioception, balance, and elasticity. J Exp Bot 70:3467–3494

8. Bastien R, Bohr T, Moulia B, Douady S (2014) A unifying modeling of plant shoot gravitropism with an explicit account of the effects of growth. Front Plant Sci 5:136

9. Coutand C, Adam B, Ploquin S, Moulia B (2019) A method for the quantification of phototropic and gravitropic sensitivities of plants combining an original experimental device with model-assisted phenotyping: exploratory test of the method on three hardwood tree species. PLoS One 14:e0209973

10. Den Dulk JA (1989) The interpretation of remote sensing, a feasibility study. PhD thesis, Wageningen University

11. Chehab EW, Eich E, Braam J (2009) Thigmomorphogenesis: a complex plant response to mechano-stimulation. J Exp Bot 60(1):43–56

第 10 章
植物向重性定点角控制分析

作者：Suruchi Roychoudhry，Marta Del Bianco 和 Stefan Kepinski

本章提要：对于向重性的研究历史，在很大程度上局限于主根 – 茎轴（primary root – shoot axis），以及对所观察到的典型垂直方向如何保持的了解。许多侧向器官同样具有向重性，而且通常与重力呈特定的非垂直角度，即 GSA。这些所谓的 GSA 很有趣，因为其角度的维持需要根和茎的侧向器官能够在重力矢量和反重力矢量的作用下影响向性生长。本章介绍了与 GSA 控制机制研究相关的方法与思考。

关键词：向重性；侧根；分枝；GSA；拟南芥；回转器；生长素

10.1 引言

植物器官的非垂直生长是植物构型中最重要，但却不为人所知的组成部分之一。从主根茎轴上生长出来的根和茎的分支有助于植物获取生长所需的资源，而这些分支生长角度的变化是整个自然界中观察到的各种植物形态的基本决定因素[1,2]。在许多物种中，侧枝以特定的 GSA 生长，这意味着它们积极保持着相对于重力的生长角度[1]。由 Digby 和 Firn 提出的 GSA 概念为研究依赖重力反应的生长角度提供了一个简洁的系统。在该系统中，垂直向下生长的器官的 GSA 为 0°，而垂直向上生长的器官的 GSA 为 180°。维持在非垂直角度的器官在这两个极端之间具有 GSA 标记[1]。

本章概述了研究重力相关的非垂直生长的简单方法。了解生长角度调节机制最重要的第一步是确定器官是否有 GSA。该测试涉及一项非常简单的重新定向分析试验，在试验中，器官被转移到比原来的生长角度更垂直或更水平的试验点[1,3,4]。如果器官经向性生长而回到接近其原始生长角度，则说明该器官具有 GSA。由此推论，具有 GSA 的侧根和茎必须能够达到向上和向下的向性生长效应。此处还有两点需要注意，首先，我们认为一个器官不需要精确地回到其最初的生长角度，也可以被认为具有 GSA，这是因为在许多物种中，GSA 是动态调节的，即随着器官的发育而变化。例如，在拟南芥中，侧根在数天的生长过程中变得越来越垂直，其发育被分为几个阶段[16]。在阶段 I，侧根刚从主根上生出，生长接近水平；在阶段 II，侧根经历了短暂的向下生长时期，这与柱状茎中淀粉平衡石的发育和可识别的伸长区有关[3,6]；在阶段 III，侧根在特定的非垂直角度上进行稳定的倾斜生长；在阶段 IV，侧根在接近垂直的方向上生长[6]。在我们的试验条件下，阶段 III 侧根的长度为 0.5~3 mm，并在此阶段保持约 24 h；在非垂直生长的阶段 III~IV 的所有测试点上，侧根具有影响向性响应的能力，抵消其 GSA 的作用[1,4]。由此可见，拟南芥侧根的生长曲线代表了越来越垂直的 GSA 状态的连续序列[1,2]，因此，在重新定向的试验过程中，该器官的 GSA 可能发生自然的发育转变。

其次，如果一个器官被认为具有 GSA，那么在重力场中感知和保持其生长角度的能力必须是器官本身固有的。然而，由于枝条所附着的植物其他部分的重力反应而使枝条保持在特定的生长角度，所以不认为枝条具有 GSA[1,2]。

正是由于考虑到 GSA 调节在整个器官发育过程中具有动态特性，所以人们才编写了这些方法，包括用于量化 GSA 的基本规程和试验系统，该试验系统可用于深入了解重力依赖的非垂直生长的保持机制。具体地说，这里介绍了在无稳定重力参考的情况下，利用简单的二维回转器来研究侧根和枝条中可观察到的生长模式。回转器是一种允许试验材料根据重力矢量以不同角度旋转的装置。对于重力响应的研究，最常见的方法是将垂直于重力矢量的植物缓慢旋转而使其受到全方位的侧重力刺激。最近的研究表明，利用这种方法，拟南芥的侧根和枝条是通过抗重力偏移机制的活动而保持非垂直的 GSA，该机制在张力下工作，并在分枝中产生潜在的重力响应，从而产生依赖重力的稳定倾斜生长。本章介绍的方法是用于分析拟南芥、大豆、小麦和水稻的 GSA 的方法，当然，它们也可以适用并应用于任何物种。

10.2　材料

10.2.1　侧根生长角和重新定向试验

（1）100% 乙醇。

（2）10% 消毒剂。

（3）无菌蒸馏水。

（4）拟南芥盐分（ATS）植物生长培养基：5 mmol·L^{-1} 硝酸钾、2.5 mmol·L^{-1} 磷酸二氢钾、2 mmol·L^{-1} 硫酸镁、2 mmol·L^{-1} 硝酸钙、50 μmol·L^{-1} EDTA 螯合铁盐、1 ml·L^{-1} 微量营养元素母液（包含 70 mmol·L^{-1} 硼酸、14 mmol·L^{-1} 氯化锰、0.5 mmol·L^{-1} 硫酸铜、1 mmol·L^{-1} 硫酸锌、0.02 mmol·L^{-1} 钼酸钠、10 mmol·L^{-1} 氯化钠、0.01 mmol·L^{-1} 氯化钴）、1% 蔗糖及 0.8% 植物琼脂。

（5）9 cm 圆形和 12 cm 正方形的聚苯乙烯无菌培养皿。

（6）无菌滤纸。

（7）无菌牙签。

（8）铝箔。

（9）量角器（protractor）。

（10）水准仪（spirit level）。

（11）成像设备：数码相机（如佳能 G9 或类似产品）或培养皿扫描仪（如惠普 Scanjet G4050 扫描仪或类似产品）。

（12）ImageJ 软件（http://imagej.nih.gov/ij/）。

10.2.2　侧枝生长角度和重新定向试验

（1）土壤混合物。

（2）带有单个 4 cm×4 cm 方形单元格的土壤托盘。

（3）铝箔。

（4）水准仪。

（5）带有固定接口槽（hot shoe）的数码相机（如佳能 G9 或类似产品）。

（6）安装有固定接口槽的双轴水准仪［如宝丽来（Polaroid）的相关产品］。

（7）相机三脚架。

（8）ImageJ 软件（http://imagej. nih. gov/ij/）。

10.2.3　侧根和侧枝的回转

（1）水平二维回转器，转速为每分钟 1 转（r·min^{-1}）。

（2）水平二维回转器，转速为每小时 4 转（r·h^{-1}）。

10.2.4　侧根的重新定向动力学

（1）100% 乙醇。

（2）10% 商用消毒剂。

（3）无菌蒸馏水。

（4）拟南芥盐分（ATS）植物生长培养基。

（5）9 cm 圆形和 12 cm 正方形的聚苯乙烯无菌培养皿。

（6）无菌滤纸。

（7）无菌尖头取食棒。

（8）铝箔。

（9）量角器。

（10）带有微距镜头的红外转换相机［见注释（1）和（2）］。

（11）安装有固定接口槽的双轴水准仪［如宝丽来的相关产品］。

（12）带调光器的 LED 背光面板（Addlux，WL：940 nm）［见注释（3）］。

（13）带有远程成像软件的计算机，该软件与使用中的相机和计算机兼容。
2013 年，我们的课题组在 MacBook Pro 笔记本电脑上使用过 El Capitan 操作系统
上的"图像捕捉"软件。

10.2.5　大苗侧根生长角和重新定向试验

（1）引人感兴趣的物种种子。

（2）9 cm 无菌聚苯乙烯培养皿。

（3）无菌滤纸盘。

（4）无菌蒸馏水。

（5）滴管。

（6）"CYG"™种子发芽袋（Mega–International，USA）。

（7）袋子固定器（pouch holder）。

（8）剪刀。

（9）洁净大容器，如大特百惠（Tupperware）。

（10）无菌钳子。

（11）霍格兰 2 号基础盐混合物（Sigma–Aldrich，Cat. no：H2395）。

（12）带有固定接口槽的数码相机（如佳能 G9/索尼 RX100 或类似产品）。

（13）相机三脚架。

（14）ImageJ 软件（http://imagej. nih. gov/ij/）。

10.3　方法

10.3.1　侧根重新定向试验

（1）将拟南芥种子置于 1.5 mL 试管中，先用 100% 乙醇浸泡 2 min，再用 10% 漂白剂浸泡 20 min，最后用无菌蒸馏水洗涤 5 次。完成最后一次清洗后，将种子浸泡在无菌蒸馏水中，用铝箔纸包裹住试管，将种子在 4 ℃下冷处理 2~3 d，以提高发芽率和均匀度。

（2）将 25~30 mL 溶化的 ATS 培养基倒入无菌培养皿，制备培养基盘［见注释（4）］。

（3）一旦培养基盘中的培养基变硬，就小心地将浸泡种子的水倒掉，并将种子移至无菌滤纸上，用无菌牙签将种子排成一排并朝向盘子顶部（表面张力应将种子充分固定在牙签上。也可使用 20~200 μL 移液器和无菌移液头）。确保种子之间至少具有 1.0~1.5 cm 的间距，以便可以很容易地观察到每一株植物的侧根根系。

（4）将培养皿在标准组织培养条件下进行培养：20 ± 2 ℃，16 h（光）/8 h（暗）、$400 \sim 500\ \mu mol \cdot m^{-2} \cdot s^{-1}$ 下培养 10~14 d。

（5）一旦侧根处于阶段Ⅲ，就可以进行重新定向试验。利用数码相机或培养皿扫描仪获取幼苗根系的高分辨率图像。如果使用扫描仪，注意不要让底片水平放置的时间超过所需时间［见注释（5）］。

（6）将培养皿重新调整30°（用水准仪和量角器确定并检查位移大小）。在植物标准组织培养条件下培养至少12 h后再次扫描。

（7）为了确认侧根是否保持GSA，使用ImageJ软件分析包量化经受重力刺激前后侧根的生长角度。通过测量重新定向前后0.5 mm根尖段的生长角度来评估这些变化［见注释（6）］。

10.3.2　侧枝重新定向试验

（1）将拟南芥种子播在土壤盘（或小盆）的单格中，在每个单格中放入适量的土壤。用铝箔覆盖托盘，并在4 ℃低温下处理2~3 d。

（2）将托盘转移到以下培养条件的植物生长室：温度20 ±2 ℃，光周期16 h（光）/8 h（暗），光强400~500 μmol · m^{-2} · s^{-1}。

（3）给植株适量灌溉3~4周，直到开始长出大约5 cm长的侧枝花序。实际上，侧枝从主轴中生出，并在不同时间段伸长，因此植株顶部的最嫩幼枝长度可能小于5 cm。

（4）若要进行重新定向试验，则使用数码相机在黑色背景下拍摄单个侧枝。注意确保将相机安装在三脚架上，平行的垂直拍摄面包括主枝和侧枝（也确保将标尺放置于同一平面上）。采用被安装在固定接口槽上的双轴水准仪，以确保将相机保持在垂直平面上（即与重力矢量平行）。

（5）将植物重新定向30°（使用水准仪和量角器确认并检查位移情况），然后培养12 h后，按上述方式拍摄单个侧枝。

（6）为了确定侧枝是否保持GSA，利用ImageJ软件分析包量化经受重力刺激前后侧枝的生长角度。通过测量重新定向前后0.5 cm侧枝尖段的生长角度来评估这些变化［见注释（6）］。

10.3.3　侧根生长角外形的量化

（1）按照第10.3.1节所述，准备拟南芥种子和培养基盘。

（2）将培养基盘在标准组织培养条件下培养：温度 20 ± 2 ℃，光周期 16 h（光）/8 h（暗），光强 400 ~ 500 μmol · m^{-2} · s^{-2}。

（3）在发芽后的几天内，将幼苗小心地移至含有 50 ~ 60 mL 的 ATS 培养基的 12 cm 方形无菌培养皿中。苗与苗的间隔约为 2 cm，以实现根系的最佳可视化。

（4）一旦侧根长度达到约 5 mm（转移后约 7 d），则可以开始估算生长角度的大小。利用第 10.3.1 节中所述的高分辨率扫描仪扫描底片。

（5）利用 ImageJ 软件，沿每条侧根长度测量 10 个 0.5 mm 的线段进行分析。对每个基因型/突变体/处理，需要至少分析 15 ~ 20 条侧根［图 10.1（a）］。

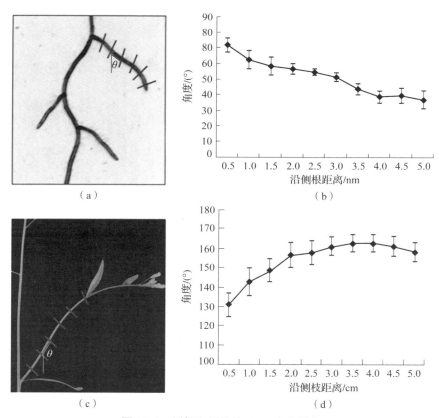

图 10.1　侧根和侧枝的 GSA 大小评价

图（a），（b）所示为将拟南芥侧根分为 0.5 mm 的片段（a）和 ATS 培养基上平均 15 - 20 WT Col - 0 侧根的典型 GSA 大小（b）（误差条表示平均值的标准误差）。图（c），（d）所示为将拟南芥的侧枝分为 0.5 cm 的片段（c）和平均 15 - 20 WT Col - 0 侧枝的典型 GSA 大小（d）（误差条代表平均值的标准误差）。

（6）测量每个部分与垂直方向（即重力方向）所形成的夹角［图10.1（a），（b）］。

（7）因此，特定突变体或生态型的侧根生长角大小可以计算为每个等效0.5 mm 段的生长角度的平均值［图10.1（a），（b）］。

10.3.4　侧枝生长角大小的定量分析

（1）按第10.3.2节所述，在单格中进行拟南芥的播种与发芽。

（2）一旦侧枝长出并伸长至约5 cm 长，则可以按第10.3.2节［见注释（4）］所述，利用数码相机进行拍摄。

（3）利用 ImageJ 软件，将每个侧枝分成10 个 0.5 cm 的片段［图10.1（c）］。

（4）测量每段与垂直方向的夹角。对每个突变体/基因型/处理至少分析15～20 条侧枝［图10.1（c），（d）］。

（5）侧枝生长角大小可被计算为每个等效0.5 cm 片段的生长角度的平均值［图10.1（c），（d）］。

10.3.5　侧根的回转

（1）按照第10.3.1节所述，准备拟南芥种子和 ATS 培养基盘。

（2）一旦侧根约处于阶段Ⅲ的旋转时，则可以启动试验［见注释（7）～（9）］。按第10.3.1节所述扫描或拍照底片。当主根或单个选定的侧根位于旋转轴上时，也可进行试验［见注释（10）和图10.2（a），（b）］。用铝箔包裹住培养基盘，以确保负向光性不对生长模式的变化产生任何影响。未旋转的对照培养基盘应同样用铝箔包裹，以确保向黑暗过渡不会诱导侧根向上生长。将培养基盘以水平方向牢固地安装在 2D 回转器上，并以 1 r · min^{-1}的速度开始旋转［见注释（8）、（9）、（11）和图10.2（a），（b）］。

（3）应使植物旋转6 h，然后重新扫描或重新拍照。

（4）可以再次使用 ImageJ 软件量化旋转后生长角度的变化。测量每条侧根的0.5 mm 尖端部分在旋转前后相对于重力方向的角度。

10.3.6　侧枝的回转

（1）按第 10.3.1 节所述的方法，进行拟南芥种子的播种与发芽。

（2）一旦侧枝长度达到约 5 cm，就可以开始进行回转试验［见注释（7）、（8）、（12）］。按第 10.3.1 节所述对各个侧枝进行拍摄。当主枝或单个选定的侧枝位于旋转轴上时，也可进行试验［见注释（10）和图 10.2（c），（d）］。需要小心地将每棵植株按水平方向牢固地安装在 2D 回转器上，并以 4 r·h^{-1} 的速度开始进行回转［见注释（8）~（10）和图 10.2（c）］。

（3）旋转 6 h 后，如前所述对侧枝拍照。

（4）如第 10.3.3 节所述，对旋转后生长角度的变化可以再次使用 ImageJ 进行量化。测量每个侧枝的 0.5 cm 尖端部分在旋转前后相对于重力方向的角度。

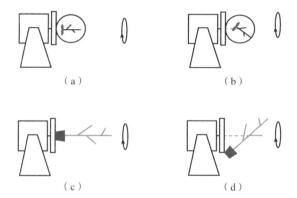

（a）　　　　　　　　　　　（b）

（c）　　　　　　　　　　　（d）

图 10.2　回转试验装置不同处理方向示意

（a），（b）主根在旋转轴上（a）或单个侧根在旋转轴上（b）进行的侧根回转试验（旋转轴用虚线表示）；（c），（d）主茎在旋转轴上（c）或单个侧枝在旋转轴上（d）进行的侧枝回转实验

10.3.7　侧根的重新定向动力学

（1）按照第 10.3.1 节中的步骤（1）~（4）进行操作。

（2）如图 10.3 所示，设置背光成像系统。应将所使用的盒子保存在标准的温度受控条件下，置于阴凉处，表面平坦且远离振动源。用胶带或其他可靠的措施将 LED 面板固定在盒子的一侧，用水准仪检查垂直度。将相机放置在适宜的距离和高度，以使像场（imaging field）位于面板的中心，并使整个盘可以被包含在视野范围内。利用安装有固定接口槽的水准仪，以确定相机传感器与垂直平面上的 LED 面板平行。

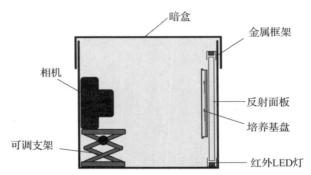

图 10.3　根重新定向动力学成像装置

本图为在培养基盘上生长的幼苗的成像横截面设置示意。背板由一个坚固而厚实的反射面板组成，在四面各放置有一根向内的红外 LED 灯条。LED 灯条被金属框架遮住，以最大限度地减少横向光照。给红外转换相机配备一个微距镜头，并将其置于一个高度可调节的支架上。将上述所有物品均置于黑盒内，以阻挡外部光线。

（3）当拟南芥幼苗根系发达时，小心地从固定架上抬起方形培养基盘，并将其垂直放置在黑盒内。在试验开始前，将盒盖盖上，并将培养基盘在黑暗中保持 1 h。

（4）找出允许光功率保持在最低（最大功率的 5%～20%）、ISO 小于 400 以及快门速度约 1 s 的相机曝光设置［见注释（13）～（15）］。

（5）选择合适的重定向角度［见注释（16）］。小心地将培养基盘旋转到所选定的角度，并使用遮蔽胶带（masking tape）将培养基盘固定在面板上。

（6）优化相机的对焦，以确保获得高质量的清晰图像［见注释（17）］。

（7）使用远程成像软件，设置延时系统，每 10 min 拍摄一次培养基盘的图像，至少持续 6 h［见注释（18）］。

（8）延时成像完成后，即可进行分析。将侧根分为其在 GSA 上重新定向的（将影响向重性反应或"向下弯曲"）和那些在 GSA 之下旋转的（向上弯曲）。使用 ImageJ 软件分析包，根据所选择的时间间隔，测量根尖最后 0.5 mm 段与垂直方向之间的夹角。这里，建议每 30 min 测量一次根角度。

（9）可将根的弯曲动力学绘制成图 10.4，其中每个时间点分别表示几个向上弯曲和向下弯曲根的平均 GSA。0 min 为侧根 GSA 重新定向前的时间点。如果需要，可以从多个培养基盘中选取测量至少 10 条根，在每个时间点测量向上和向下的动力学［见注释（19）］。当根与重新定向起始角度的夹角在 5° 以内时，可以确定根返回到最初的 GSA［见注释（3）］。

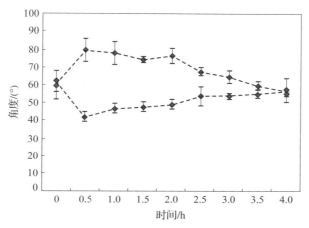

图 10.4　阶段Ⅲ WT Col-0 侧根的重新定向动力学

WT Col-0 阶段Ⅲ侧根向上和向下重新定向的动力学从最初 GSA 重新定向 30°。显示的数据为 3 个独立试验的弯曲动力学的平均值，对每个方向弯曲试验都量化了 10 条侧根。图中竖条代表平均数的标准误差（s.e.m）。

10.3.8　较大幼苗的侧根生长角和重新定向试验

（1）为相关物种制备适当数量的生长培养基并进行高压灭菌处理。例如对于小麦，制备 5 L 的霍格兰培养液并进行高压灭菌处理。

（2）用镊子将滤纸片放入 9 cm 的培养皿底部，之后使用同一对镊子，小心地将 4~5 粒彼此间隔开的种子转移至培养皿的滤纸上。使用滴管小心地加几滴无菌水以湿润滤纸。给培养皿盖上盖子，并将培养皿置于标准的组织培养条件下 3~4 d。

（3）定期检查培养皿是否有污染的迹象，并用无菌水湿润滤纸。

（4）3~4 d 后，当种子开始发芽时，将种子移至单独的种袋中，一袋一粒。在此之前，先用剪刀剪去种袋底部约 2 cm 的塑料覆盖物，以露出棉芯。

（5）接着使用无菌镊子小心地扩大棉芯的中部孔洞（图 10.5）。小心地将发芽的种子放在棉芯上，以根部刚好穿过孔洞为好。

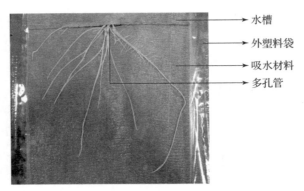

图 10.5　在 CYG™ 种子萌发袋中放置较大的幼苗

这是在 CYG™ 种子萌发袋中生长 7 d 的豆苗的图像。注意，为了根系的最终成像，外面的塑料袋已被剥开。

（6）将每个种袋垂直放置在支架内。

（7）将支架垂直放置在大容器内。

（8）在容器底部注入适量的霍格兰培养液。

（9）将容器整体置于标准的组织培养条件下进行培养［见注释（20）］。

（10）根据品种特性，可让根系发育 3～7 d，直到种子或不定根长至 5～7 cm。定期检查霍格兰培养液的水位，并保持容器底部处于浸水状态。

（11）适时小心地将每个种袋从支架中取出，并使用数码相机或培养皿扫描仪获取每个幼苗根系的高分辨率图像。如果使用培养皿扫描仪，则要注意尽可能地缩短种袋水平放置的时间。可小心地将种袋外塑胶切割并挪开，以避免成像时出现眩光。

（12）按照第 10.3.3 节中第（5）～（7）点所述，沿着根的长度间隔 1 cm 分析种子或不定根的 GSA。

（13）分析每个突变体/基因型/处理至少来自 5～6 个不同植株的至少 15 个根。

（14）为了确认这些根是否保持有 GSA，量化由根的最后 1 cm 形成的角度。以适当的角度旋转种袋［见注释（14）］，并注意确保种袋的一端始终保持与基质接触。将种袋按此方向放置 3 d［见注释（18）］，然后再次获取高分辨率图像。采用 ImageJ 软件分析包，量化重新定向前后根的最后 1 cm 嫩段形成的角度［见注释（21）］。

10.4 注释

（1）可以选择任何型号的相机，但重要的是要确保该型号是当地的红外转换公司能够转换的型号。关于相机的分辨率，我们使用了 1 200 万像素（佳能 450D）~4 200 万像素（索尼 A7RIII）的相机。对于下游图像分析，像素越大越好，因为这意味着可以在视野范围内以足够高的分辨率对更多的根进行成像。使用相机的最高分辨率设置，则成像的区域尺寸约为 14 cm×9 cm（1 像素 =0. 176 mm），这足以为 12 cm×12 cm 培养皿表面的大部分区域进行成像，并产生约 10 像素宽的根图像。对镜头的选择，建议配备一个微距镜头，因为虽然成像通常在许多非微距镜头的最小对焦距离以上完成，但微距镜头提供了更接近受试者并增加每条根捕获的像素数量的灵活性，这是必需的。作为参考，通常使用索尼 A7R Ⅲ 相机的 50 mm F/2.8 微距镜头。

（2）大多数商用数码相机都不适合在红外线下拍照，因为它们在相机传感器前有一个红外滤光片。虽然可以从科学供应商那里购买没有这种滤光片的相机，但通常更经济的做法是购买带有可更换镜头（便于使用相机传感器）并由红外相机转换专家去除滤光片的数码相机。由于在天文摄影中经常会将红外滤光片去掉，所以通过在互联网上搜索关键词"红外相机转换"，很容易找到提供此服务的公司。可以选择用不含波长在 880 nm 以下光线的滤光片或简单地用透明玻璃滤光片（全光谱）替换红外滤光片，我们通常使用后者，因为进行成像的盒子或房间不允许任何可见光进入。任何光"泄漏"都是不可取的，因为它会引起向光性和其他光形态反应的可能性，缺乏可见光的相机截止过滤器应在捕获的图像中显示此类泄露。

（3）所选用的面板由一个坚固而厚实的反射面板组成，四面都有一个内向的 LED 灯条。LED 灯条被金属框架遮住，以最大限度地减少横向光照。这种设置确保了光照的均匀性，但同时也最大限度地减少了加热。培养基盘是被贴在面板上的，这对确保稳固和垂直均非常重要。如果必须将面板粘贴并悬挂于盒子内部，那么对胶带在很长一段时间内的承重能力就有一定的要求，而垂直度取决于盒子侧面的倾斜程度。在安装试验设备时，如果发现盒子的侧面与地面并非垂直，则应先将面板轻粘在盒子内壁上，之后使用水平仪进行测算，并在确认垂直之后再进行加固操作。

（4）其他基质配方可用于替代 ATS（例如 MS 培养基）[8]。

（5）对于根 GSA 的分析，我们发现扫描培养基盘得到的图像分辨率最高。然而，也可以使用高质量的数码相机拍摄图像。为了避免将植物移动到水平位置进行扫描，我们发现可以将惠普 Scanjet G4050 扫描仪固定在其一侧，以确保在扫描过程中培养基盘保持垂直。我们期望同样的情况也会发生在许多其他型号的扫描仪上，但我们不能保证不会发生故障。

（6）我们注意到，在 GSA 的控制下，拟南芥的侧根和侧枝始终恢复到比原始生长角度稍垂直的生长角度[4]。这与引言中讨论的拟南芥 GSA 控制是动态的观点一致，这增大了重新定向后这种更加垂直的最终角度，但仅反映这些器官的 GSA 生物学相关变化的可能性。此外，既然已经证明植物生长素调节 GSA[4]，也应该记住，植物的重新定向行为可能影响所研究器官的 GSA。正如引言中所讨论的，我们认为侧枝向上和向下重新定位其生长方向的能力是 GSA 存在的一个更可靠的标志，而不是在重新定位后获得的绝对生长角度。

（7）重要的是要确保用于 GSA 分析的侧枝长度大致相同，从而保证处于相同的发育阶段。这是因为侧枝伸长后其 GSA 变化迅速，而发育阶段的差异可能导致不同品系间 GSA 的人为差异。此外，与根系相比，从侧枝的最终生长曲线无法检测到 GSA 的变化。

（8）旋转可以是顺时针方向，也可以是逆时针方向。我们所观察到的侧根和侧枝的生长模式不受旋转方向的影响[4]。

（9）重要的是要确保主根或幼苗在旋转之前没有受到重力刺激，以防止这些器官向重性弯曲的发展。已有研究表明，即使很短的重力刺激周期（最短 10 s）也足以在随后的旋转过程中引起弯曲[7-10]。因此，植物或幼苗应被迅速安装在水平回转器上。许多回转器可以在水平和垂直之间进行调整。在理想情况下，应在回转器处于垂直方向时进行植物安装，然后在试验台上以所需的速度旋转时平稳地移动到水平位置。

（10）回转器是一种高度人工和抽象（abstract）的植物生长系统。因此，有必要采取足够的控制措施，以避免对在旋转过程中观察到的生长模式做出错误理解。需要仔细选择旋转速度，使重力感应细胞中的平衡石旋转得足够快而得以保持悬浮状态，但又不能太快以免造成离心效应[11,14]。还有一种可能性是，来自回转器的振动或其他物理干扰可能影响旋转过程中的植物生长。这些因素可以在很大程度上仅通过在垂直方向上的测试转速进行植物旋转来排除。在此种配置中，侧枝的生长模式应该没有变化。在研究旋转对侧枝生长的影响时，至少有一些侧枝的重力感应细胞必须与回转轴成一定角度，这是一种有可能影响试验的因素。因此，在两种形式中进行旋转试验是很重要的，一种是主根或侧枝在旋转轴上，另一种是单个选定的侧枝在回转轴上。对于后者，所有其他侧枝和主根或幼苗要么与旋转轴成一定角度，要么与旋转轴保持一定距离。如果在旋转轴上或远离旋转轴都能观察到这些生长模式，我们可以肯定地假设，在旋转生长模式下反映了侧枝的潜在 GSA 生物学的某些内容。主根或侧枝与旋转轴成一定角度放置的试验形式，提供了另一种有效检验试验设置适用性的方法。在任何情况下，主根或侧枝都不能弯曲。如果是这样的话，就会出现问题，即这种旋转设置不能用来识别有关侧枝的 GSA 生物学的任何内容。如上所述，如果观察到主轴弯曲，那么首先重要的是要排除旋转前出现重力刺激的原因。这里描述的旋转规程是为拟南芥开发的，但如果注意上面提到的考虑因素，则原则上它可以适用于任何物种。

（11）为了排除在平面的"二维"表面上旋转效应和根系生长之间相互作用所产生的人为因素，也可以使用"三维"系统进行根系旋转试验。无菌的拟南芥种子可在玻璃烧杯中含有 0.2% Phytagel 琼脂的 ATS 培养基表面发芽。Phytagel 琼脂的低密度使根系能够在培养基中生长。生长 12~14 d 后，一旦产生侧根，就可以将烧杯与培养皿以相似的方向放置在旋转器上。

（12）在回转过程中，为了防止过度运动，可以用细桩小心地支撑主茎。

（13）在试验开始前，请先测试箱体的遮光性。按第 10.3.1 节中的步骤（1）和（3）所述，准备 4 个培养基盘。将培养基盘垂直放置在第 10.3.1 节步骤（4）所述的条件下，放置 1 d，以促进发芽。将 2 个培养基盘用铝箔包起来，然后把它们放置到箱中。将在箱中处于垂直位置的培养基盘培养 2~3 d，比较 2 个培养基盘中幼苗的黄化情况。

（14）根据通量率的不同，植物对波长高达 1 000 nm 的光都有反应。我们选择使用光的波长为 940 nm 的 LED 灯条，因为与波长为 880 nm 的光相比，其响应阈值为其 1/10[12]。在开灯的情况下，进行与注释（13）中类似的试验，以确认植物对设备的红外光没有响应。

（15）由于将 LED 灯长时间保持在最高功率其会发热，所以正确的相机设置将在 LED 功率、清晰度和曝光之间进行折中。选择低 ISO 可将图像的噪点降至最低。我们尝试在 50～400 nm 的范围内使用最低的 ISO 设置。需要注意的是，较高 ISO 设置下的传感器噪声是所使用传感器的特性，传感器技术的不断改进意味着越来越高的 ISO 设置可以用于分析生长角度。需要根据经验对所使用的每种相机类型确定可用的最高 ISO。可以通过拍摄 ISO 范围内的图像并尝试角度测量来确定 ISO 设置，在该 ISO 设置下，角度测量会因分辨率差而受到阻碍。根据对景深的要求，将相机设置为 Av（Aperture priority，光圈优先级），并将光圈设置为中等值[4~10,13]［见注释（17）］。然后，降低光强度，直到曝光时间接近 1 s，也就是让屏幕上开始出现黑色线条。拍摄一幅图像以测试清晰度和曝光：如果暗带没有消失，则在 1 倍光圈处过度曝光直到图像均匀为止。如果曝光时间为 2 s，则应修改光圈值以避免失去清晰度。

（16）当进行重新定向分析时，角位移（angular displacement）是有限制的。这是因为被调查的横向器官不能超过垂直方向是至关重要的，因为在那里重力感应细胞将被刺激而复极化（repolarize），从而使以前位于下侧（更靠近地心）的细胞表面现在上侧。在这种情况下，重力响应的潜在复极化作用（repolarization）会扰乱试验的目的。因此，例如如果侧根的 GSA 为 40°，则 30°的向下位移是可以接受的，而 45°的位移则不可接受。进一步的考虑是，人们通常希望捕获给定培养基盘上许多根的行为，因此在整个试验中位移角应选择最大化可衡量的根或芽的数量，并注意正在研究的生态型、基因型或处理方法之间起始 GSA 的潜在差异。

（17）确保根在图像中的焦点很重要。这可以通过仔细聚焦镜头来实现，但也要确保所选择的光圈能提供足够的景深（depth of field，DoF）。光圈越小（光圈值越大），则景深越大。在实际应用中，f/4 及以上的光圈应该能够提供足够的景深，但前提是假设培养基盘和相机传感器的布置尽可能接近平行。

（18）有些物种或基因型的重新定向动力学可能非常缓慢。为了确认这些品系的侧根是否积极维持 GSA，在某些情况下，可能需要持续成像 24 h。在所有情况下，确认根继续伸长是必要的。如果根不继续伸长，则应将其排除在分析范围之外。

（19）如果要在两个不同的品系之间比较侧根重新定向动力学，例如野生型和某个感兴趣的突变体，则将二者置于同一个面板上，且在多个面板上开展重复试验。

（20）这里将上述描述的系统称为"半无菌"系统，因为与标准的组织培养系统不同，该系统并不独立，特别是在添加 Hoagland 培养基后。虽然对种子袋可以根据制造商的说明进行消毒，但我们认为没有必要。其目的是消除培养基盘和袋中发芽幼苗的霉菌生长。我们认为没有必要在无菌环境（如层流净化罩）中安装系统，但我们建议尽可能采用无菌技术。

（21）总的来说，我们发现单子叶根系的向重性速度明显小于拟南芥根系，至少在我们的试验条件下是这样。因此，在此建议在再次进行根尖角度定量前，将种子袋放置时间设置为 3 ~ 4 d。

（22）如果采用平板扫描仪进行成像，则可以使用商用软件（如 RootNav）来分析根尖角度，以增加通量。使用商用软件的优点是可以从同一图像中量化附件参数，如根的长度和分支程度。

参考文献

1. Digby J, Firn R (1995) The gravitropic set-point angle: identification of an important developmentally controlled variable governing plant architecture. Plant Cell Environ 18:1434–1440

2. Roychoudhry S, Kepinski S (2015) Branch growth angle control—the wonderfulness of lateralness. Curr Opin Plant Biol 23:124–131

3. Mullen JL, Hangarter RP (2003) Genetic analysis of gravitropic setpoint angle. Adv Space Res 10:2229–2236

4. Roychoudhry S, Kieffer M, Del Bianco M, Kepinski S (2013) Auxin controls gravitropic-setpoint angle in higher plant lateral branches. Curr Biol 5:1497–1504

5. Guyomarc'h S, Leran S, Auzon-Cape M, Perrine-Walker F, Lucas M, Laplaze L (2012) Early development and gravitropic response of lateral roots in *Arabidopsis thaliana*. Philos Trans R Soc B 367:1509–1516

6. Ruiz-Rosquete M, von Wangenheim D, Marhavy P, Barbez E, Stelzer EHK, Benkova E, Maizel A, Kleine-Vehn J (2013) An auxin transport mechanism restricts positive orthogravitropism in lateral roots. Curr Biol 9:817–822

7. Murashige T, Skoog F (1962) A revised medium for rapid growth and bioassays with tobacco tissue cultures. Physiol Plant 15:473–497

8. Kiss JZ, Hertel R, Sack FD (1989) Amyloplasts are necessary for full gravitropic sensitivity in roots of Arabidopsis thaliana. Planta 177:198–206

9. Blancaflor EB, Hou GC, Mohamalawari DR (2003) The promotive effect of latrunculin B on maize root gravitropism is concentration dependent. Adv Space Res 31(10):2215–2220

10. Hou G, Mohamalawari DR, Blancaflor EB (2003) Enhanced gravitropism of roots with an enhanced cap root actin cytoskeleton. Plant Physiol 131(3):1360–1373

11. Hou G, Kramer VL, Wang YS, Chen R, Perbal G, Gilroy S, Blancaflor EB (2004) The promotion of gravitropism in *Arabidopsis* roots upon actin disruption is coupled with the

extended alkalinization of the columella cytoplasm and a persistent lateral auxin gradient. Plant J 39:113–125

12. Schafer E, Lassig T-U, Schopfer P (1982) Phytochrome-controlled extension growth of Avena sativa L. seedlings. 11. Fluence rate response relationships and action spectra of mesocotyl and coleoptile responses. Planta 154:231–240

13. Waidmann S, Ruiz Rosquete M, Schöller M et al (2019) Cytokinin functions as an asymmetric and anti-gravitropic signal in lateral roots. Nat Commun 10:3540

14. Dedolph RR, Dipert MH (1971) The physical basis of gravity stimulus nullification by clinostat rotation. Plant Physiol 47:756–764

第 11 章
一种用于定向重力刺激根样品切片的平面包埋方法

作者：**Utku Avci** 和 **Jin Nakashima**

本章提要：显微镜检查是生物学研究的重要工具，在了解细胞机制和蛋白质功能方面起着至关重要的作用。然而，显微镜生物样品处理的具体步骤有待改进，以保证数据生成的连续性，其有助于解释复杂生物现象背后的机制。由于拟南芥根等生物标本的体积小且易碎，所以其在长时间标本制备过程中容易受破坏。此外，当将小直径样品（通常小于 100 μm）嵌入常规硅胶模具或进行胶囊包埋（capsule embedding）时，不仅在囊内难以定位它们的方位，而且难以获得良好的中位纵切面（median longitudinal sections）。标本定位尤其重要，因为要了解植物的某些生物学过程（如向重性），就需要充分了解所研究植物器官细胞和组织的空间信息。在此，我们提出了一种简单的包埋技术（embedding technique，也叫作嵌入技术），以适当地定位小型植物器官，如根，从而获得所需的切片平面。此方法较为经济，且只需要较少的设备和试验用品即可完成。

关键词：拟南芥；定像；平面包埋；显微术（microscopy）；切片

11.1 引言

为了更好地了解植物对重力的感知和响应，获取特定细胞和组织的准确空间信息是很关键的。然而，为了进行显微镜检查，在进行生物标本加工时保持其精确的定位是一项艰巨的任务。因此，在进行光镜和电子显微镜切片（sectioning）

之前，需要通过一种简单且可靠的方法来准确地定位样品，在需要很薄切片的电子显微镜下尤其如此，因为与所需样品方向的微小偏差都可能导致对细胞器及其类型之间的结构信息和空间关系的误解。已提出的方法满足了对精细生物样品正确定位的需要[1-3]，而这里所介绍的平面嵌入法是我们成功使用过的另一种便捷的方法[4-6]。在本章中，我们对之前介绍的步骤进行了更新[7]。这种方法价格低廉，且可较为容易地通过最小的设备来完成。

11.2 材料

（1）玻璃显微镜载玻片和盖玻片［见注释（1）和（2）］。

（2）为了防止破裂，用金刚石划线笔（diamond scriber pen）在盖玻片上划线。

（3）滑动涂层用浸渍槽（Dip Miser）［由位于美国宾夕法尼亚州的电子显微镜科学公司（Electron Microscopy Sciences）生产］。也可以采用 50 mL 的离心管。

（4）液体脱模剂（liquid release agent），如 70% 乙醇或玻璃清洁产品。

（5）乐泰牌强力胶水（Loctite super glue）［见注释（3）］。

（6）铝制称量盘（aluminum weighing dish）。

（7）滑动托盘或架子（用于干燥载玻片）。

（8）LR White 牌树脂包埋剂［见注释(4)］。

（9）温控式实验室烤箱。

（10）长尾夹（binder clip）。

（11）Kimwipes 牌拭镜纸、手套和塑料吸管。

（12）镊子和解剖针。

（13）加热板或载玻片加热器。

（14）树脂块。其可由实验室中任何包埋模具和剩余树脂制成。

（15）紫外线低温室（ultraviolet cryo chamber）。

（16）立体显微镜。

11.3　方法

进行试验操作时，应做好安全预防措施、身着试验服并佩戴好手套和护目镜。

11.3.1　载玻片准备

（1）利用含有 70% 乙醇的 Kimwipes 牌拭镜纸清洁显微镜载玻片［图 11.1（a）和（b）］。将电热板设置为低温档（35~40 ℃），并将载玻片放置在电热板的表面［图 11.1（c）］。

（2）利用金刚石划线笔在盖玻片规定宽度内［图 11.1（d）］将其划分为小块［图 11.1（e）］。将这些小块用作垫片（spacer）［图 11.1（f）］。

（3）清洗后在载玻片的每个角上滴一小滴乐泰牌强力胶水。由于只在一侧需要垫片，所以有一半的盖玻片需要垫片［图 11.1（g）］。将垫片粘在载玻片的每个角上［图 11.1（h）和（i）］。在载玻片之间样品所需要的空间取决于样品的直径或厚度。如有必要，可以将一层以上的盖玻片黏合在另一层的顶部［见注释（5）和（6）］。

（4）当完成步骤（1）~（3）后，待载玻片干燥后将其从加热板上取下。

11.3.2　用液体脱模剂涂布（coat）载玻片

（1）选择无尘工作区，最好是一个无菌操作台［图 11.2（a）］。

（2）将液体脱模剂倒入 Dip Miser 浸渍槽或 50 mL 的离心管［图 11.2（b）］。用镊子夹住载玻片的一端，将其浸入液体脱模剂［图 11.2（c）］。浸泡后取出载玻片［图 11.2（d）］，重复此过程大约 3 次。

（3）涂布完成后，将载玻片在室温下竖直放置于擦镜纸上晾干（2 h）［图 11.2（e）；见注释（7）］。

（4）待载玻片完全干燥后，将其移至载玻片托盘或架子上。也可以使用通用载玻片盒或载玻片染色皿。在 55 ℃ 下过夜干燥载玻片。通常，40~70 ℃ 的温度适合干燥［图 11.2（f）］。

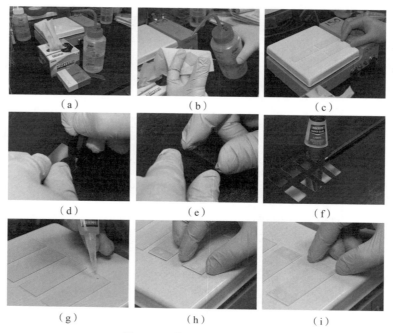

图 11.1　载玻片的准备过程

　　如图（a）所示，以上步骤中需要用到显微镜载玻片、盖玻片、金刚石划线笔、70% 乙醇、拭镜纸和加热板。图（b）所示为用 70% 乙醇清洗载玻片；图（c）所示为将载玻片放在设置为低温档（35～40 ℃）的加热板上进行加热；图（d）所示为用金刚石划线笔划分盖玻片；如图（e）所示，划分后，将盖玻片分成相等的两半；图（f）所示的盖玻片被用作垫片；如图（g）所示，对于一半的载玻片，在清洁过的载玻片的相对边缘上滴一小滴乐泰强力胶水；图（h）和（i）所示为将划线的盖玻片沿载玻片的边缘粘于载玻片上。

11.3.3　平面包埋程序

　　（1）在两张载玻片之间包埋标本。此步骤在立体显微镜下操作效果更好。使用铝制称量盘固定载玻片，也可起到接留载玻片中多余树脂的作用［图 11.3（a）］。

　　（2）用一次性塑料吸管将新鲜树脂涂在载玻片上。使用镊子或塑料移液管将浸润的标本置于玻片上［图 11.3（b）；见注释（8）］。使用镊子或解剖针轻轻地将标本彼此分开［图 11.3（c）；见注释（9）］。

　　（3）当处理的载玻片中含有多个样品时，确保各样品间（例如单条根）不相互接触，以确保单个样品在固定前可被分离。

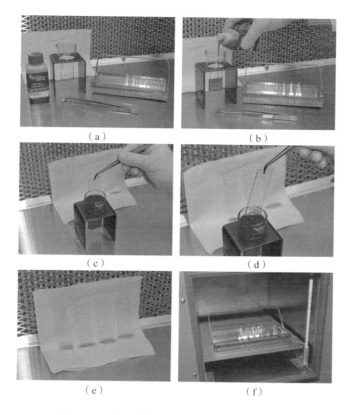

图 11.2　在载玻片上涂布液体脱模剂的过程

图（a）所示为用于载玻片涂布所需要的 Dip Miser 浸渍槽、液体脱模剂、显微镜载玻片、镊子、载玻片托盘、擦镜纸和无菌工作台；图（b）所示为将液体脱模剂倒入 Dip Miser 浸渍槽；图（c）和（d）所示为用镊子将载玻片浸入液体脱模剂；图（e）所示为将载玻片直立放置在擦镜纸上，以便涂布后在室温下干燥；图（f）所示为将载玻片放在载玻片托盘上，准备在烘箱中进行烘干。

（4）将样品放置在底部载玻片上后，上面的载玻片必须放置在样品上方。为了做好这一点，可将上方载玻片的边缘轻触底部载玻片的边缘，形成 30°～45°的角度 ［图 11.3（d）］。这种方法可以防止产生气泡。去除气泡很重要，因为气泡可能抑制树脂的聚合。用塑料吸管在载玻片边缘慢慢加入树脂，使载玻片之间的空间完全充满树脂 ［图 11.3（e）；见注释（10）］。

（5）利用载玻片夹将两张载玻片夹合在一起，从而将载玻片间的样品压平 ［图 11.3（f）］。对于施加到载玻片上的树脂量，夹子产生的压缩可能使树脂从载玻片间漏出，或者当树脂量不足以覆盖整个载玻片时，会出现树脂回缩现象，可通过塑料移液管在边缘处缓慢添加树脂，从而填补载玻片之间的剩余空间［图11.3（g）；见注释（11）］。

（6）对所有样品重复步骤（1）~（4），然后将载玻片转移到4 ℃的紫外线低温室［图11.3（h）］或烘箱［图11.3（i）］中进行聚合［见注释（12）］。

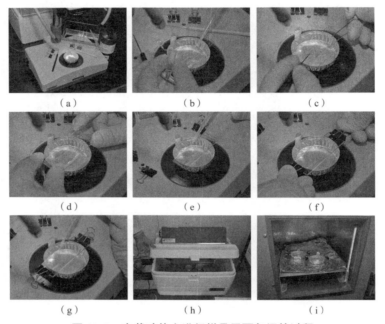

（a）　　　　　　　（b）　　　　　　　（c）

（d）　　　　　　　（e）　　　　　　　（f）

（g）　　　　　　　（h）　　　　　　　（i）

图11.3　在载玻片上进行样品平面包埋的过程

图（a）所示为上述步骤需要用到的铝制称量盘、解剖针、塑料移液管、长尾夹、滑动托盘和立体显微镜。如图（b）所示，利用铝制称量盘来固定载玻片，并使用一次性塑料吸管，在定位渗透样品之前将新鲜树脂涂在载玻片上。图（c）所示为使用镊子或解剖针轻轻地将标本彼此分开。如图（d）所示，在将样品放置在底部载玻片上后，必须将顶部载玻片放在样品顶部。为此，第二张载玻片的边缘应轻轻接触底部载玻片的边缘，并确保其保持30°~45°的角度。如图（e）所示，用移液管在载玻片边缘缓慢添加更多树脂，以使空气空间完全充满树脂。图（f）所示为将两张中间有样品的载玻片用载玻片夹固定在一起。图（g）所示为用塑料移液管在边缘周围缓慢添加额外的树脂。将载玻片保存在4 ℃的紫外线低温室中（h）或烘箱（i）中，进行聚合反应（polymerization）。

11.3.4　从平面包埋树脂中提取样品

（1）待聚合反应完成后，取下载玻片夹，通过在两张载玻片之间插入刀片将它们分开。最好将刀片插入两张载玻片的边角处，利用转动刀片产生的力将两张载玻片分开［图11.4（a）］。若两张载玻片未被完全分开，可重复上述步骤，但这次应选择从对角处进行分离［见注释（13）］。

（2）仅从载玻片中提取具有所需方向的样品和固定后保存完好的样品。用新刀片小心地在树脂上进行割裂，以提取样品。第一个内部矩形割裂采用的压力较小［图11.4（b）和（c）］，第二个外部矩形割裂采用的压力较大，从而使样品与树脂的其余部分分离［图11.4（d）~（f）；见注释（14）］。

（3）根据切片被切割的方向［即图11.4（g）所示的纵切面或图11.4（h）所示的横切面］，将样品相应地粘在树脂块上。用刀片刮擦树脂块的表面有助于胶水粘得更紧。

（4）将样品牢固地固定到位后，即可对其进行修剪和切片等处理［图11.4（i）；见注释（15）］。应用于拟南芥根的平面包埋过程的应用及代表性结果如图11.5所示。

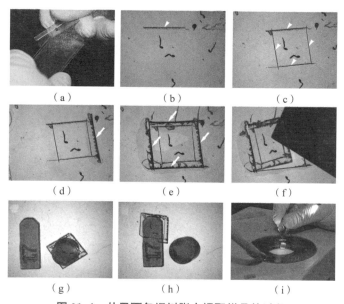

（a）　　　　　　　（b）　　　　　　　（c）

（d）　　　　　　　（e）　　　　　　　（f）

（g）　　　　　　　（h）　　　　　　　（i）

图11.4　从平面包埋树脂中提取样品的过程

图（a）所示为利用刀片将顶部和底部的载玻片进行分离；图（b）所示为移走载玻片后留下的包埋样品；提取样品并用新刀片在树脂上划线，图（c）显示的是划线得到的第一个内部矩形刻痕（箭头）；图（d）~（f）所示为第二个外部矩形刻痕（箭头），它是被用力形成的，以从树脂的其余部分中分离样品；图（g）和（h）所示为安装纵切面（g）或横截面（h）的切片；图（i）所示为将薄样品放置在树脂块上。

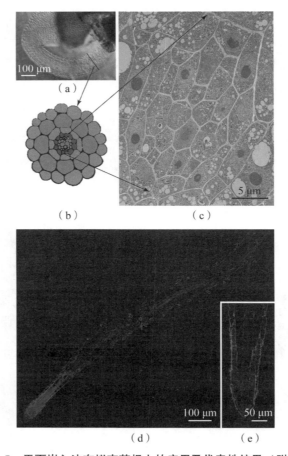

图 11.5　平面嵌入法在拟南芥根上的应用及代表性结果（附彩插）

　　这里显示的是一棵 3 d 龄的拟南芥幼苗在平面包埋载玻片上的图像。图（b）所示为根中柱区域的一个 80 nm 的横截面。图（c）所示为在透射电子显微镜下所看到的根中柱区域（stele region）的细胞。图（d）所示为用 4% 多聚甲醛和 2.5% 戊二醛固定的 7 d 龄拟南芥初生根的中位纵切面的半薄片（0.25 μm）。采用间接免疫荧光法，用抗岩藻糖基木葡聚糖（CCRC – M1）的单克隆抗体对切片进行染色。图（e）所示为在微重力模拟器中生长的 7 d 龄的拟南芥初生根。模拟器为 GRAVITE 3D – 回转器，由空间生物学实验室公司（Space Bio – Laboratories, Inc.）生产。采用间接免疫荧光法对半厚度切片进行聚焦并对木葡聚糖单克隆抗体（CCRC – M1）进行染色。图（e）中被放大的初生根根尖图像显示点状细胞质标记（punctate cytoplasmic labeling），使人联想到高尔基体衍生的泡囊（Golgi – derived vesicles）。

11.4　注释

（1）我们通常使用非磨砂载玻片。虽然也可以使用磨砂载玻片，但在树脂聚合时，样品进入磨砂区域后将难以在光学显微镜下被观察到，这将不利于最佳样品的选择与保存。

（2）盖玻片的厚度并非试验成功的关键。推荐使用 150 μm 和 200 μm 厚度的盖玻片。

（3）在试验了来自不同厂家的强力胶水后，我们发现只有乐泰牌强力胶水的试验效果最好。其他品牌的强力胶水在聚合后会出现严重的树脂回缩现象。

（4）LR White 牌树脂具有不同的形式，包括软、中和硬三级。这是很重要的，因为树脂等级必须与被包埋的样品兼容。例如，对于拟南芥根和其他以易碎的组织，通常使用带有催化剂的中等级别树脂。LR White 牌树脂的另一个优点是可被用于免疫定位（immunolocalization）。

（5）乐泰牌强力胶水的滴加量为一滴，以确保在将盖玻片放置在载玻片的顶部时不会有过多的强力胶水从盖玻片边缘漏出。如果有过量的强力胶水从盖玻片边缘漏出，就可能难以在最后一步将载玻片分离。

（6）样品厚度取决于在载玻片之间放置盖玻片的数量。这一点很重要，因此当使用长尾夹加压时，应避免将样品压碎。

（7）液体脱模剂通常附有说明书，应使用所给定产品推荐的时间和温度。

（8）一些研究人员重复使用树脂或将树脂分装到单独的小瓶中。然而，根据我们的经验，最好使用来自原瓶中的新鲜树脂。

（9）如果可能，尽量不要在一张载玻片上放太多样品。一张载玻片可容纳的标本数取决于单个样品的大小。

（10）在执行此操作时，动作要尽可能轻柔，以免用力过度使样品移位。

（11）移动样品时动作应轻慢。当在此步骤中出现小气泡时，应倾斜载玻片以缓慢地去除气泡。

（12）这里描述的平面包埋操作流程适用于多种树脂。如果 LR White 牌树脂为首选，则务必将样品放置在载玻片的中心，因为 LR White 牌树脂在与氧气接触时无法聚合。位于载玻片边缘的树脂不会聚合。

（13）被包埋的样品在光学显微镜下可以观察到，这就使该技术对于识别需要切片的特定样品来说特别方便 ［图 11.4（b）］。可以在切片之前识别出固定时间延长以及固定不良导致的样品中可能存在的瑕疵。这能够让研究人员有选择性地保存高质量样品，从而不必浪费时间处理固定效果欠佳的样品。

（14）从树脂中提取样品是整个试验过程中最关键的步骤之一。当在样品周围划线时，压力过大会产生应力裂纹（stress crack），从而破坏样品。因此，在划线时保持动作轻慢非常重要。一旦完成了第一个正方形/矩形划线（score）后，则内部正方形/矩形在进行第二次外划线时可保护样品不受损 ［参考图 11.4（e），可看见应力裂纹止于内正方形/矩形处］。

（15）被装在树脂块上的标本非常脆弱。因为样品被包埋在两张载玻片之间的树脂中，所以最初用于支撑的树脂块通常很薄。因此，在修剪时要格外小心。刀片过厚可能导致部分或整个样品丢失。

致谢

该工作得到了 NASA 的资助（项目编号为 80NSSC18K1462）。

参考文献

1. Reymond OL, Pickett-Heaps JD (1983) A routine flat embedding method for electron microscopy of microorganisms allowing selection and precisely orientated sectioning of single cells by light microscopy. J Microsc 130:79–84

2. Oorschot V, de Wit H, Annaert WG, Klumperman J (2012) A novel flat-embedding method to prepare ultrathin cryosections from cultured cells in their *in situ* orientation. J Histochem Cytochem 50:1067–1080

3. Wu S, Baskin TI, Gallagher KL (2012) Mechanical fixation techniques for processing and orienting delicate samples, such as the root of *Arabidopsis thaliana*, for light or electron microscopy. Nat Protoc 7:1113–1124

4. Avci U, Petzold HE, Ismail IO, Beers EP, Haigler CH (2008) Cysteine proteases XCP1 and XCP2 aid micro-autolysis within the intact central vacuole during tracheary element differentiation in *Arabidopsis* roots. Plant J 56:303–315

5. Avci U, Pattathil S, Singh B, Brown VL, Hahn MG, Haigler CH (2013) Comparison of cotton fiber cell wall structure and remodeling in two commercial cotton Gossypium species with different fiber quality characteristics. PLoS One 8: e56315

6. Nakashima J, Sparks JA, Carver JA Jr, Stephens SD, Kwon T, Blancaflor EB (2014) Delaying seed germination and improving seedling fixation: lessons learned during Science and Payload Verification Tests for Advanced Plant EXperiments (APEX) 02-1 in space. Gravit Space Res 2(1):54–67

7. Avci U, Nakashima J (2015) Plant gravitropism: methods and protocols. Humana Press, New York, NY, p 13

第 12 章

在太空和月球上开展植物试验的基本方法

作者：**Tatsiana Shymanovich** 和 **John Z. Kiss**

本章提要：在太空飞行过程中，植物的生长发育对 NASA 和其他国际航天机构支持的基础研究和应用都具有重要意义。虽然已有许多关于植物太空生物学的综述，但本章试图填补文献中关于在航天飞行环境中进行植物研究的实际操作过程与方法的空白。作者之一的 John Z. Kiss 教授，是 8 个航天项目的首席研究员。这些经验包括利用美国航天飞机、苏联"和平号"空间站，以及利用航天飞机和 Space X 作为运载火箭的国际空间站（International Space Station，ISS）。虽然有几种方法可以将试验发射到太空并获得太空飞行的机会，但本章着重介绍了如何利用 NASA 同行评审的科学方法来开展飞行试验。从几个月的快速周转到持续 6 年的新硬件开发项目，实施植物的太空生物学试验大致包括 3 个步骤。航天研究要面对诸多挑战，其中就包括后勤和资源限制，例如乘员时间、电力、低温储存以及数据下行链路等。其他所要考虑的问题包括 NASA 中心的工作、硬件开发、安全问题以及航天机构的工程与科学文化。本章总结了缺乏控制、样品量有限以及航天环境的间接影响等因素导致航天研究成果难以发表困难的情况，并讨论了从这些航天经历中吸取的经验对将在改进包含植物的未来天基研究项目中的作用。我们还将通过 NASA 的阿耳忒弥斯（Artemis）月球探测计划获得开展月基研究的新机遇。

关键词：重力生物学；国际空间站；微重力；太空生物学；太空飞行

12.1　植物太空生物学的重要性

太空飞行时代始于 1957 年 10 月苏联人造地球卫星斯普特尼克 1 号（Sputnik 1）的发射。此后不久的 1957 年 11 月，小狗徕卡（Laika）成为第一个被送入地球轨道的动物，尽管果蝇是于 1947 年由 V－2 火箭从美国新墨西哥州的白沙（White Sands）试验场被发射到太空的第一批动物。太空生物学中最早的问题集中在生命体能否在低地球轨道的失重或微重力环境中生存[1]。虽然在微重力条件下，活的生物体会发生一些明显的生理变化，但动物和人类能够很好地适应失重条件。

从太空飞行时代开始，对太空植物的研究就是太空生物学的重要组成部分。1960 年 5 月，第一批由斯普特尼克 4 号（Sputnik 4）送入太空的植物材料为种子，其中包括玉米、豌豆、小麦和大葱的种子[2]。植物太空生物学可被分为两个广泛且相互关联的研究主题：①了解植物在生物再生生命保障系统中的用途；②将微重力作为一种新的研究工具，以研究植物生物学的基本原理。当然，后一研究领域对前一研究领域也会产生影响，一些研究人员已经采取了一种更为协同的方法，因为这两个领域存在明显的相关性（例如［3］）。

虽然植物太空生物学在许多方面仍处于起步阶段，但人们已经获得了一些有趣的发现，并且有一些关于这一研究领域的优秀综述[2-8]。作为一个关键发现的例子，在生物再生生命保障领域，一些研究表明可以培养从种子到种子的多代植物，而且微重力对植物的生命周期无有害影响[9-11]。

利用微重力作为研究工具，人们在基础植物生物学方面也取得了进展。例如，查尔斯·达尔文假设回旋转头运动（circumnutation），即一种绕轴摆动或螺旋状生长模式，是植物的内源性特征，而其他人则认为这是一种依赖重力的现象[12]。太空飞行试验为解决这些争议提供了一种途径，它所提供的环境可以在不涉及有效重力矢量的"混乱"情况下研究回旋转头运动[13]。因此，Johnsson

等[14]在 ISS 上的一项试验中证明，正如达尔文所预测的那样，虽然茎中发生了内源性回旋转头运动，但重力加速度可以放大这些转头运动（nutation）。另一个用于回答基本问题的太空研究的例子来自人们对向性运动的研究。人们发现，在微重力环境下生长的幼苗的茎会发生基于红光的向光性（图 12.1），而这种向光性被地球上的正常 $1-g$ 掩盖[15]。这一发现对了解陆地植物的进化具有重要意义，因为在苔藓和蕨类等较古老的植物谱系（plant lineages）中，在 $1-g$ 下会发生定向红光反应[16]。

最近，在 ISS 上通过转录组测序技术（RNA-seq）所开展的分子生物学试验表明，与 $1-g$ 对照组相比，在微重力和低重力条件下，植物的多基因（multiple gene）表达和生物合成途径均发生了改变[17,18]。在微重力条件下，如光合作用天线蛋白（photosynthesis-antenna proteins）、光合作用、卟啉（porphyrin）和叶绿素代谢等与光相关的途径都显著下调[18]。在低重力下，受影响的基因会进行常规、化学和激素的应激反应，而在月球重力水平下，与细胞壁和膜结构和功能相关的基因会发生交替表达[17]。

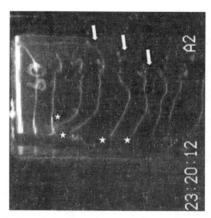

图 12.1 在微重力条件下发育的拟南芥幼苗呈现基于红光的向光性（附彩插）

幼株的下胚轴（箭头所示）和根部（星号所示）呈现向红光的正向光性曲率（positive phototropic curvature）。图像来自国际空间站上的 TROPI-2 太空飞行试验，单向红光来自图像的左侧。图像上的文字表示格林尼治标准时间和试验容器编号（A2）。

虽然有大量关于太空植物生物学的科学文献，但迄今为止，关于太空飞行研究的挑战和独特机遇阐述的文献很少。同行评议的科学文献中的一些报道谈到了利用植物进行太空飞行试验的前景[2]以及此类太空试验所遇到的限制和约束[7,19]。NASA 和 ESA 也有一些未审查的技术出版物，即考虑在太空进行生物试验的专题[20,21]。鉴于文献缺乏和现有出版物陈旧等情况，本章的目的是考虑在 ISS 等平台上利用轨道航天器开展植物生物学试验所遇到的技术、组织和后勤等问题。另外，本章还将通过即将到来的 NASA 阿耳忒弥斯项目展望月球植物生物学试验的新机会。

12. 2　太空飞行研究的主要方法

植物生物学中太空飞行试验的主要目标之一是通过自由落体获得近失重的条件，从而有效地减少重力对试验对象的影响[21,22]，这样就可以在没有恒定重力矢量的情况下开展生物学现象的研究。在植物研究中，获得自由落体条件或微重力的一些方法包括利用失重飞机、探空火箭和低地轨道上的太空飞行器的抛物线飞行，如美国的航天飞机、俄罗斯的联盟号太空飞船和 ISS[23,24]。根据定义，地球表面的重力加速度为 $1-g$（国际单位为 $9.8\ \mathrm{m\cdot s^{-2}}$），微重力条件可被定义为 $10^{-6}\sim10^{-4}g$[19]。

虽然利用抛物线飞行和探空火箭等方法已经在植物生物学研究中发挥了作用[24,25]，但本章重点介绍在低地球轨道上利用太空飞行器的研究方法。过去，这些试验是在航天飞机上进行的，而现在则有机会在 ISS 的实验室中进行。包括美国的太空实验室（Skylab）和俄罗斯的和平号（Mir）等在内的空间站，为在微重力环境下长时间研究植物生物学提供了可能性。本章范围之外的其他相关主题，包括微重力"模拟器"的应用，如回转器（clinostat）和生物卫星（biosatellite）的应用[4,26]。

12.3 我们利用植物进行太空飞行研究的经验

到目前为止，我们的团队（由 J. Z. Kiss 担任首席研究员）已经完成了 8 个在低地球轨道飞行器上飞行的航天项目（表 12.1）。这些项目已经陆续在航天飞机和 ISS 上完成，并利用航天飞机和 Space X 宇宙飞船作为运载工具。有趣的是，8 个项目中有 7 个（BRIC – 16 除外）是与 ESA 合作的。BRIC 是 "Biological Research in Canisters"（罐内生物学研究）的首字母缩写。

我们最初的两个项目，即 1997 年 STS – 81 上的 PREPLASTID（太空运输系统，航天飞机的正式名称）和 STS – 84 上的 PLASTID（质体在重力感知中的作用），均被安装在 Spacehab 舱（航天飞机货舱中的加压装置）中的生物机架（Biorack）上。这些 Biorack 项目重点研究植物的重力感知机制[27,28]。它们以拟南芥野生型（WT）种子和一系列淀粉缺乏突变体为材料。试验是在 ESA 的 Biorack 中进行的，这是一台用于生物学研究的多用户设备[29]。在这些项目中，在微重力条件下培育的幼苗通过机载离心机获得引力脉冲（gravitational pulse）。WT 幼苗的下胚轴对这些脉冲有响应，而缺乏淀粉突变体的下胚轴则响应降低或无响应，从而支持了淀粉 – 平衡石（starch – statolith）的重力感知模型。此外，在太空中对幼苗进行化学固定，随后所进行的电子显微镜研究并未表明微重力对根冠中感知重力的小柱细胞结构产生有害影响[30]。

向光性和向重性之间的相互作用[31,32]是接下来的两个太空项目的研究重点，这两个项目分别于 2006 年（TROPI – 1）和 2010 年（TROPI – 2）在 ISS 上运行（表 12.1）。TROPI 是向性（tropism）研究的代号。我们采用了欧洲模块化培养系统（European Modular Cultivation System，EMCS），是第一个在 ISS 上采用这套设施的研究小组。EMCS 是一个具有大气控制和高分辨率摄像机等系统的培养箱[33,34]。此外，EMCS 还包含两个可变速的离心机转子，因此不仅能够产生低重力，而且能够产生 $1 - g$ 水平的重力。

尽管 TROPI – 1 存在一些技术上的困难，但这是代表太空硬件的第一次飞行[35]，通过该飞行试验，人们发现了一个令人着迷的现象，即确切地说在微重力条件下发育的幼苗其下胚轴对红光有一种新型正光致性响应（novel positive phototropic response）。这种基于红光的向光性在地球上 $1-g$ 条件下无法检测到，并且在飞行过程中的 $1-g$ 控制系统中也无法观察到[15]。因此，这些研究表明，一些开花植物可能保留了向光性的红光感受系统，这一发现可能对了解植物光感受系统的进化具有重要意义。

在 TROPI – 2 中，我们解决了在 TROPI – 1 中出现的许多技术和组织上的困难[36]。除了研究微重力下的向光性，我们还考虑了利用 EMCS 离心机产生的低重力水平。对基于红光的向光性进行了证实，而针对低重力或部分重力（fractional gravity 或 partial gravity）的研究表明，重力加速度从 $0.1-g$ 增加到 $0.3-g$ 会引起基于红光向光性的衰减（attenuation）[16]。在 TROPI – 2 中，我们分析了在太空中生长的幼苗的转录组，并发现将太空飞行样品与地面对照组进行比较时，有 280 个基因被差异调节（至少 2 倍)[37]。

2010 年的 BRIC – 16 项目是我们唯一一个专属于 NASA 的航天项目，发生在航天飞机的中层区域（表 12.1）。我们发现在微重力条件下，幼苗的内源反应（endogenous response）导致根系向一个方向倾斜，而这种默认的生长反应被地球上的 $1-g$ 环境掩盖[38]。

我们最近的系列太空试验项目（2013—2017 年）被命名为"幼苗生长"（Seedling Growth，SG）。这些试验是再次同 ESA 联合利用 EMCS 的项目[39]。NASA 的首席研究员 J. Z. Kiss 继续探索失重条件下的向光性，而 ESA 的首席研究员 F. J. Medina 则对微重力对细胞周期的影响感兴趣。在 SG – 1 中，我们利用微重力和低重力研究了向重性和向光性的相互作用[16]。在 SG – 2 中，研究人员探索了月球和火星重力水平对植物发育的影响，以及这些重力水平对细胞周期的影响。在 SG – 1 和 SG – 2 中，我们还研究了植物在不同重力水平下的基因表达情况[17,18]。目前，我们正在利用 SG – 3 提供的基于飞行中固定（in – flight fixation）的显微观察新装置"FixBox"来评估在微重力环境下培养的拟南芥的细胞生物学。

表 12.1　在低地球轨道飞行器上开展的航天项目总结（由 J. Z. Kiss 担任首席研究员）

项目名称	年份	研究主题	方法	装置	发射器	执行器	返回器
PREPLASTID	1997	重力感知	录像带、化学固定	Biorack – Spacehab	STS – 81	STS – 81	STS – 81
PLASTID	1997	重力感知	录像带、化学固定	Biorack – Spacehab	STS – 84	STS – 84	STS – 84
TROPI – 1	2006—2007	向性运动、微重力	录像带、冷冻	EMCS – ISS	STS – 121、115	ISS Incr. 14	STS – 116、117、120
TROPI – 2	2010	向性运动、低重力	视频下行链路、冷冻	EMCS – ISS	STS – 130	ISS Incr. 22	STS – 131
BRIC – 16	2010	植物形态学、基因表达图谱	化学固定	BRIC – Space 航天飞机 Middeck	STS – 130	STS – 130	STS – 130
Seedling Growth – 1	2013—2014	向光性、重力感知、基因表达谱	视频下行链路、冷冻	EMCS – ISS	Space X2	ISS Incr. 35	Space X – 3
Seedling Growth – 2	2014—2015	向光性、重力感知、细胞周期、基因表达谱	视频下行链路、冷冻	EMCS – ISS	Space X3	ISS Incr. 41	Space X – 4
Seedling Growth – 3	2017	向光性、向重性、细胞周期生理学与形态学、基因表达图谱	视频下行链路、冷冻、化学固定	EMCS – ISS	Space X11	ISS Incr. 52	Space X – 11

12.4　在太空飞行中如何开展试验?

有几种途径可在 ISS 上开展生物学试验。目前，资助太空试验的 4 种主要方法是：①NASA 同行评审（peer – reviewed）研究；②国家实验室（National Laboratory）研究；③教育活动；④ISS 国际合作研究。以上也并非进入太空的唯一方法，比如还有 NASA 的小企业创新研究（Small Business Innovation Research，SBIR）和小企业技术转移（Small Business Technology Transfer，STTR）计划等[41]。2005 年，ISS 的美国部分被指定为国家实验室，供其他联邦机构、非营利组织和私营部门使用[42,43]，这一工作由太空科学进步中心（Center for the Advancement of Science in Space，CASIS）管理。

本章只关注 NASA 所资助的太空飞行研究，因为作者对此有直接经验。这种确保太空生物学飞行机会方法的一个关键特点是，该科学项目由本领域的专家进行同行评审[44]。同行评审科学项目的概念非常重要，因为其他一些进入太空的试验方法并不总是涉及严格的同行评审过程，尽管同行评审有其局限性，但其被认为是主流科学研究的特征[45]。在过去，一些没有经过同行评审的航天项目受到了来自一些科学家团体以及新闻媒体的负面评论[46]。

在 NASA 所资助的太空飞行研究方法中，经过科学的同行评审后，方案将接受技术可行性评审[44]。确实有一些排名很高的科学项目，由于缺乏仪器和/或其他资源（如乘员时间）而被评为不可行。因此，当在征求建议书中提供这些信息时，研究人员必须注意对现有航天硬件和能力的描述。一般来说，在同行和技术审查之后，还有一个方案审查（programmatic review），以了解该项目如何符合 NASA 当时更广泛的目标。同行评审和技术评审的一个有趣转折是，其中一个或两个小组可能为国际科学家和工程师。

ISS 有来自美国、日本、欧洲和俄罗斯以及其他国际合作伙伴的舱体，由于设施和乘员时间都是共享的，所以让这些合作伙伴的科学家和工程师进入评审小组是很重要的。一般而言，大多数科学合作涉及 ISS 的美国轨道段（United States

Orbital Segment，USOS)[47]，其中包括 NASA、ESA、加拿大航天局（CSA）和日本航空宇宙探索机构（JAXA）。当国际专家小组首次进行科学同行评审时，由于来自不同国家和文化背景的同行评审人员使用的方法不同，所以必须做出一些调整。

12.5　开展太空飞行试验的 3 种装置

12.5.1　生物机架

1997 年，NASA/ESA 的生物机架（Biorack）联合项目是我们首次经历的太空飞行研究（表 12.1）。由 ESA 所开发的 Biorack 模块是一个多用户装置，其作为一个用于研究单细胞生物、植物幼苗和小型无脊椎动物[29]的细胞和发育生物学的小型实验室，在航天飞机任务中共执行了 6 次搭载飞行。该装置具有 2 个带有变速离心机（用于控制 $1-g$）的恒温箱、一个手套式操作箱以及一台外部摄像机。

1994 年 11 月，NASA 和 ESA 联合提出了开展方案征集活动，于 1995 年 1 月到期[48]。1995 年 3 月进行了同行评审，随后进行了技术评审，并为 1995 年 6 月开始的"确定"阶段选择了方案。在确定太空试验的可行性和所需资源的这一阶段之后，NASA 正式接受了太空飞行项目。

Biorack 在航天飞机货舱的 Spacehab 舱中飞行，是航天飞机到苏联和平号空间站任务的一部分[29,48]。我们的第一个试验为 PREPLASTID，于 1997 年 1 月在 STS-81 飞行任务中完成；第二个试验为 PLASTID，于 1997 年 5 月在 STS-84 飞行任务中完成[49]。PREPLASTID 被认为是大型主试验 PLASTID 的一次小规模的初步试验。不幸的是，这两个项目的实施时间过于接近而未能在两次试验之间做出重大改变。例如，我们在第一个试验中发现了乙烯对幼苗的影响[50]，但在第二个试验中，我们却不可能有时间来减小这种影响[49]。

由于按照 NASA 的标准，认为周转时间过短，所以首席研究员利用了来自航天硬件清单中已开发的硬件，这些硬件在之前的 3 次 Biorack 任务中均被使用过。

在该例子中，我们使用了由法国航天局 CNES（国家太空研究中心）开发的小扁豆根（lentil - roots）硬件（图 12.2），由 Perbal 和他的同事进行操作[51]。为了适用于拟南芥种子，必须修改硬件的非永久性内部配置，因为拟南芥种子比 Perbal 使用的小扁豆种子小得多[52]。

Biorack 硬件套件由两部分组成（图 12.2）。在标准的 Biorack Ⅰ型容器中装有植物培养单元，而在Ⅱ型容器中装有化学固定装置。在Ⅰ型容器中，有一个可以进行气体交换的钻孔以及可用于种子发芽和幼苗生长的两个微型容器。培养液由乘员用注射器进行注射，该注射器适合被安装在一个微型容器上，其带有一个透明的塑料盖以便乘员进行观察。在飞行试验期间，航天员任务专家将微型容器从Ⅰ型容器转移到Ⅱ型容器中的固定装置内。

标准的外部容器的概念与专门的内部组件已经被一些 ESA 的航天设施所利用，包括 Biorack、BioPack、Biopan 和 Kubik[29,53 - 56]，所有这些装置使用相同的Ⅰ型（内部尺寸为 40 mm ×81 mm ×20 mm）和Ⅱ型（内部尺寸为 87 mm ×63 mm × 63 mm）容器。这一想法被延伸到 ISS 上的新装置中，包括 Biolab 和 EMCS[57]，这些装置所利用的标准容器不同于早期的Ⅰ型和Ⅱ型容器。工程师们对这些标准化的容器很感兴趣，他们可以将独特的试验装置设计为具备已知参数的容器，从而可以为更大的装置提供接口。

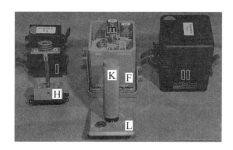

图 12.2　在航天飞机上所开展的 Biorack PLASTID 试验中所利用的太空飞行硬件

Ⅰ型容器（Ⅰ）包含了两个微型容器（m），种子在其中长成幼苗，并将两个微型容器放置于一个金属支架（H）中。每个Ⅱ型容器（Ⅱ）包含一个固定单元（F），其中可以容纳 3 个微型容器。通过转动钥匙（K），利用固定装置将戊二醛溶液注入微型容器（图中所示为两个被准备固定的微型容器）。L 为固定装置的顶盖。比例尺为 5 cm。

在飞行前 6 个月左右，我们还对两次飞行试验进行了全尺寸的"彩排"（dress rehearsal）。ESA 将这些活动称为试验程序测试（Experimental Sequence Test，EST），人们进行了全程试验以确定是否存在任何技术或后勤问题。事实上，在 STS-81 任务的 EST 中，我们确实发现种子未接收到来自 Biorack 荧光灯的足够的红光光照。许多植物的种子都需要用红光进行预处理以促进发芽[31]。因此，我们必须与 NASA 合作，开发一套带有红色 LED 的灯箱以促进种子发芽率达到很高水平[52]。在太空飞行试验中，灯箱运行正常，Biorack 中的种子萌发率为 92%～100%[49]。

12.5.2 EMCS

与 Biorack 的经验相比，EMCS 的遴选与飞行相隔大约 1.5 年。EMCS 项目被称为 TROPI-1，于 2000 年得到遴选而于 2006 年实现飞行（表 12.1），中间大约有 6.5 年的开发周期。导致开发周期如此之长的主要因素是：第一，发生于 2003 年 2 月的哥伦比亚号航天飞机失事事件造成了整个系统的研发延迟；第二，TROPI-1 是第一个在 ISS 上被应用于 EMCS 的试验；第三，虽然在 EMCS 中包含被称为试验容器的标准化硬件，但我们必须开发适用于拟南芥幼苗生长的内部特殊试验设备（experimental unique equipment，EUE）（图 12.3）。

与 Biorack 类似，EMCS 是 ESA 的一种装置，所以我们必须与 NASA 和 ESA 的工程师在硬件开发上开展密切合作[55]。ESA 提供 EC［图 12.3（a）］，而 NASA 必须开发内部 EUE［图 12.3（b）］。幼苗盒（seedling cassette）的概念在很大程度上是基于 Biorack 的 I 型微型容器，其中种子被固定在黑色薄膜上[33]。Biorack 和 EMCS 试验都是将干燥种子通过水化激活来开展的，然后种子发育成幼苗。对于 Biorack，水化处理是由航天员利用预充注射器手动进行的[52]，而对于 EMCS，水化处理则是由地面遥测命令控制的[35]。

我们的试验 TROPI-1 是第一个用到 EMCS 的，事实上，2006 年 7 月它与 EMCS 装置一同搭乘航天飞机 STS-121 被发射升空[55]。在 2001—2005 年的硬件开发过程中，我们多次前往德国测试 EUE 和 EC 与 EMCS 飞行模型之间的接口匹配性。

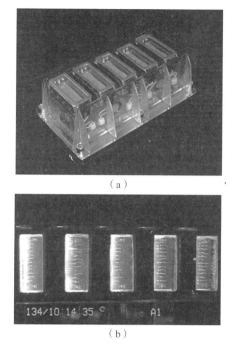

（a）

（b）

图 12.3　在 EMCS 太空飞行试验中用于培育幼苗的 TROPI 硬件

图（a）所示为 EMCS 试验容器（EC）中的硬件，它们为被用于幼苗培养的 5 个盒子。EC 的尺寸为 186 mm（长）×100 mm（宽）×90 mm（高）。图（b）所示为 EC 的俯视图，显示在太空飞行试验中拟南芥幼苗在盒中的生长情况。图像上的文字表示格林尼治标准时间和试验容器编号（A1）。

　　与 Biorack 试验的一个主要区别在于，TROPI – 1 在很大程度上是一个自动化的试验，因为乘员的时间有限。这样，必须积极主动地获取高质量的影像以研究幼苗的生长、发育和向光性。因此，在 5 个幼苗盒的透明塑料盖上［图 12.3（a）］均贴有透明的防雾加热膜（类似汽车后窗除雾器），以防止冷凝水影响视频的观察[33]。此外，在塑料盖上有 4 个凹槽，上面覆盖有透气膜，以便在进行气体交换时能够最大程度地减少水分散失。

　　在项目规划和开发阶段进行了一系列综合的生物相容性和其他相关测试[33,58]。因为我们设计了一种新的 EUE，而且这也是在 EMCS 上所安排的第一个项目，所以我们进行了额外的测试。这些测试检查了众多因素，例如：①被用在 EUE 中的材料类型；②最佳 LED 光照（质量和数量）；③温度（和耐温性）；

④EC中的湿度；⑤在时间线（timeline）中为了优化种子萌发所布置的红光光照期；⑥下行视频压缩比；⑦成像中的光学表面质量。

虽然 TROPI-1 试验取得了一些成功，并且我们能够在微重力中识别出一种新的基于红光的向光性[15]，但仍存在许多较为严重的问题。例如，由于受到 NASA 和 ISS 项目操作的限制，种子在第 1、2 和 3 次运行中分别在密封的 EC 中存储了 6、7 和 8 个月[35]。在太空飞行试验中，种子发芽率在第 1 次（58%）和第 2 次（23%）之间呈显著下降趋势，在第 3 次（11%）更低。导致种子发芽率低的一个主要因素是种子贮藏时间过长，从而累积了源自材料［包括出于安全考虑而所需的电路板保形涂层（conformal coating of circuit boards）］的气体。

在 TROPI-1 中遇到的其他问题，包括第一次尝试时种子缺乏水合作用、从录像带获取图像的问题、飞行中低温转移程序的困难以及其他操作问题[35]。在这些困难中，有许多可归因于这是利用 TROPI 硬件的第一个任务和第一次执行的 EMCS 任务。

由于我们在 TROPI-1 中的种子发芽率很低，所以我们不得不通过遥测命令对试验进行近乎实时的修改。最初的计划要求在低重力或部分重力（由 EMCS 离心机提供）以及微重力下研究幼苗。然而，我们取消了低重力的研究，以增加在微重力和 1-g 重力下的试验样品量[15]。

TROPI-1 的另一个问题在于，我们没有对太空飞行试验进行完整的试验程序测试（Experimental Sequence Test，EST）或"彩排"。缺乏 EST 的主要原因是：缺乏硬件可用性、在欧洲的挪威用户操作控制中心（挪威特隆赫姆）进行这项测试的费用以及 NASA 的组织限制。我们认为，所遇到的问题本可以通过开展 EST 得到缓解。

尽管存在这些问题，但该试验依旧取得了足够的成功，NASA 允许我们开发 TROPI-2，并于 2010 年在 ISS 上进行了试验（表 12.1）。为了避免 TROPI-2 被认为是一次"重复飞行"，我们在这个项目中做出了重大的技术改进，这使我们的试验水平得到了极大提高[36]。程序改变的亮点包括，种子在硬件中的贮藏时间缩短、种子萌发速度加快以及幼苗生长速度加快[16]。另外，我们还取消了使用录像带（在 TROPI – 1 中使用过），并利用 ISS 的数字图像的直接下行链路，以获得更高质量的图像。此外，在 TROPI – 2 期间的冷冻储存和冷冻转移过程保持了用于基因芯片分析的高质量 RNA 所需的低温条件[37]。

虽然我们没有对 TROPI – 2 进行 EST，但进行了更简短的操作验证测试（Operations Verification Test，OVT），这确实帮助优化了许多参数，包括对标本的聚焦和成像[36]。与完整 EST 相比，OVT 的试验容器数量有限。尽管如此，OVT 确实帮助我们获得了更好的操作成功，从而提高了 TROPI – 2 的科学产量[16,37]。

值得注意的是，通过添加允许化学固定的固定盒（FixBox，FB），对 TROPI 硬件系统进行了升级（在幼苗培养项目［Seedling Growth Project）期间］（图 12.4）。这使我们能够通过显微观察方法研究细胞结构，并为 EMCS 开辟了一条新的研究途径。

12.5.3　罐内生物学研究 – 16

虽然我们的 Biorack 项目进展相对较快，而 EMCS 项目耗时更长，但罐内生物学研究 – 16（以下简称为 BRIC – 16）却大大缩短了时间。在 BRIC – 16 项目中，NASA 采用的一般方法的目的是运行一个"快速转向（Rapid Turn Around）"太空飞行项目，而 BRIC – 16 项目是该方法的第一次试验[59]。这项征集活动于2009 年 9 月发布，方案应于 2009 年 11 月提交。科学同行评审和技术可行性评审都是在 2009 年 12 月进行的，最终方案选择是在 2010 年 1 月进行的，其中 3 个项目被选中。太空飞行试验计划在 2010 年 3 月在 STS – 131 任务中实施。幸运的是（至少在这种情况下），发射任务被延期了，这样 BRIC – 16 的有效载荷于 2010年 4 月被发射，这就让我们有更多的时间为该项目做准备。

与 Biorack 项目的方案类似，我们能够为 BRIC – 16 试验进行"彩排"。不幸的是，NASA 和 ESA 似乎对这些事件使用了不同的术语，因此 BRIC – 16 时间线的地面试验测试被称为有效载荷验证测试（Payload Verification Test，PVT）。在 NASA 的一些项目中，还会进行额外的地面测试，这被称为科学验证测试（Science Verification Test，SVT）。SVT 十分注重科学性，是 PVT 的前身，PVT 是对时间线和飞行后分析的"全面彩排"。

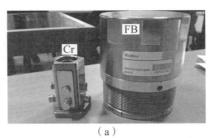

（a）

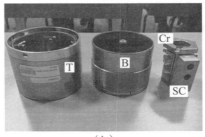

（b）

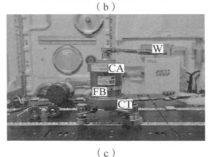

（c）

图 12.4　在 EMCS 幼苗培养项目 – 3 试验中所采用的固定盒

　　图（a）所示为在地面研究中在一种密闭型结构中所显示的固定盒。利用铬组件固定幼苗盒，在太空试验期间由航天员将其放置在固定盒内。固定盒的尺寸为 95 mm（直径）× 74 mm（高）。如图（b）所示，FB 具有顶部（T）和底部（B）的开放型结构。铬组件被显示为单个幼苗盒（SC）。图（c）所示为 ISS 哥伦布舱内的固定盒。固定盒（带幼苗）由航天员连接到闭合工具（Closing Tool，CT）平台上。扳手（W）将通过闭合适配器（Closure Adapter，CA）连接到固定盒上。扳手由乘员转动，以便将固定剂释放到固定盒中，这样就提供了所需要的 3 层容量（containment）。这样，在太空环境条件下就完成了幼苗固定。

　　2010 年 1 月被选为 BRIC – 16 项目的 3 名首席研究员，在 2010 年 2 月被召集到 NASA 肯尼迪航天中心，为 PVT 进行规划。没有时间进行 SVT，这的确令人感到遗憾，因为进一步的地面测试通常会提高成功率。虽然我们得到了一些结果，但由于我们没有时间全面分析这些 PVT 结果，所以在飞行后为显微观察进行样品处理时出现了困难[38]。尽管如此，我们能够在 BRIC – 16 研究中观察到微重力条件下细胞壁形态[60] 和基因表达的变化[61]。因此，虽然从飞行时间选择到任务执行的"快速转向"是可取的，但这种经历事实上"太快"了。幸运的是，BRIC – 17 和 BRIC – 18 项目有较长的时间来准备实际的太空飞行试验[59]，因此这些任务则允许执行 SVT 和 PVT。

与我们的其他经验不同，BRIC – 16 是 NASA 的唯一项目，因此它被在航天飞机的中间甲板（middeck，舱面甲板下一层的中层甲板）上完成（尽管 STS – 131 与 ISS 对接）。与我们的 Biorack 和 EMCS 项目相比，硬件系统 BRIC – PDFU（Petri Dish Fixation Unit）相对简单（图 12.5）。BRIC 系统缺少成像系统、大气控制和视频下行链路的性能。此外，与 Biorack 和 EMCS 试验相比，BRIC 的另一个关键区别在于没有在轨离心机。该仪器在区别太空飞行效应和真正微重力效应对生命系统的影响方面至关重要[48,49,62,63]。一般来说，在不久之前，许多 NASA 的实验室装置还缺乏离心机作为对照，而 ESA 通常在其太空飞行实验室中包括了这一仪器[64]。

尽管其结构很简单，但 BRIC – PDFU 的作用还是很显著的，而且在当时，已在 1997 年成功地执行了 STS – 87 任务[65]，以及在 2003 年成功地执行了命运多舛（ill – fated）的 STS – 107 任务[66]。硬件包括一个带有单培养皿（其中培养了幼苗）的腔室，以及另一个装有固定液的腔室（图 12.5）。在对 STS – 131 的试验中，使用 3 种不同的固定液——多聚甲醛（paraformaldehyde）、戊二醛（glutaraldehyde）和 RNAlater©，以用于进行生长发育和基因表达的研究[38]。

BRIC – 16 项目的其他同事在此硬件和"快速转向"的方法上取得了成功。例如，一组研究报告称，在微重力条件下，幼苗根系的内源性生长模式被肌动蛋白细胞框架（actin cytoskeleton）所抑制[67]。其他研究人员获得的数据支持了这一假设，即未分化的植物细胞可以在没有更特殊组织的情况下感知到重力的变化，而这些组织在整个植物体中都存在[68]。此外，在 BRIC – 16 项目中重新引入 BRIC 硬件后，已有许多利用 BRIC 硬件取得试验成功的研究实例[6,59]。

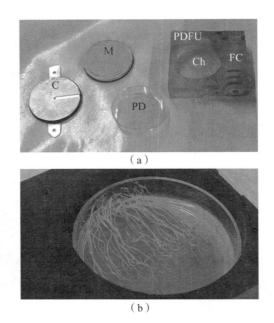

（a）

（b）

图 12.5　在 BRIC – 16 项目中被用到的培养皿固定单元（PDFU）硬件

如图（a）所示，将标准聚苯乙烯培养皿（PD）的底部放置在 PDFU 中，该 PDFU 中具有用于安放培养皿的腔室（Ch）和充满固定剂的液体腔室（FC）。在培养皿上直接覆盖歧管（manifold）（M），并在 PDFU 聚碳酸酯体上附加一个额外的覆盖物（C）。注意培养皿的尺寸为 60 mm × 15 mm。图（b）所示为在地面对照黑暗条件下，在 PDFU 中营养琼脂上生长的拟南芥幼苗，可见拿掉覆盖物后显示幼苗生长旺盛。

12.6　基因组学研究的新方法

12.6.1　NASA 的 GeneLab 项目

太空条件对构成生命的分子组成部分，如 DNA、RNA、蛋白质和其他代谢物，具有重大的影响。由于来自这些太空试验的组学数据非常稀有且具有研究价值，所以 NASA 开发了一个名为"GeneLab"的交互式和开放资源平台，科学家可在此合作并探索这些数据的新用途[69]。通过 GeneLab 研究平台，可上传、下载、存储、共享和分析有关太空飞行和相应模拟试验的表观基因组学

（epigenomic）、基因组学（genomics）、转录组学（transcriptomics）、蛋白质组学（proteomics）和代谢组学（metabolomics）的试验数据。最新的分析和可视化工具以及协作工具也可通过 GeneLab 获得。该平台旨在提供不仅对人类太空探索至关重要而且对了解地球上生物过程也十分重要的科学知识。

12.6.2　TOAST 宇宙植物学数据库

对于植物太空生物学的组学（omics）研究，拟南芥太空转录组试验（Test Of Arabidopsis Space Transcriptome，TOAST）数据库是另一个强大的工具[70]。它是由威斯康星大学麦迪逊分校的研究人员所开发的一项免费公共教育资源[71]。借助 TOAST 数据库，研究人员可以分析来自 GeneLab 的被策划元数据（curated meta‑data），并整合来自以下平台的数据：针对基因的拟南芥亚细胞定位数据库（SUBA4）［SUBcellular location database for Arabidopsis（SUBA4）for genes］、关于拟南芥基因组评注的拟南芥信息资源（TAIR10）［The Arabidopsis Information Resource（TAIR10）for Arabidopsis genome annotation］、关于已知细胞通路的京都基因和基因组百科全书（KEGG）［The Kyoto Encyclopedia of genes and Genomes（KEGG）for known cellular pathways］、用于物种间比较的 Ensmble 同源基质数据库（Ensmble Orthologous Matrix for comparative between species），以及国家生物技术信息中心（NCBI）数据存储库［National Center for Biotechnology Information（NCBI）data‑repositories］。他们可以利用这些数据库来检查可能对基因表达有影响的不同太空飞行因素。交互式数据可视化环境允许研究人员在航天试验中进行快速的基因特异性比较，还可以通过使用功能基因本体、KEGG 通路分析等过滤系统来探索感兴趣的基因网络。在未来，TOAST 数据库预计被拓展到正在太空试验中得到研究的生物系统（植物除外）的类似数据分析[72]。

12.6.3　从 DNA 芯片技术转向转录组测序技术（RNA‑seq 技术）的方法

为了在太空中有效地栽培植物，科学家必须了解在太空条件下特定生物合成途径的 DNA 表达的改变方式。多年来，通过 DNA 芯片的基因图谱分析已被应用于太空植物的转录组学研究（例如[37]，[61]）。然而，最近，出现了几种改进方法，其中就包括转录组测序技术（RNA－seq 技术），这有助于科学家发现在低重力或微重力条件下基因活性的变化（例如［17］）。在太空飞行条件下，如果同一途径中的多个基因的表达发生改变，那么这一代谢途径结果将会显现相应的下调或上调。例如，采用这种方法，我们发现光合作用－天线蛋白途径在微重力条件下表达出现下调（图 12.6），了解这一途径对于深入认识植物对太空的适应机制十分重要[18]。

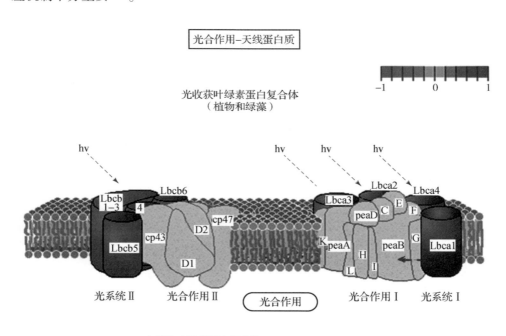

图 12.6　与 1－*g* 对照组相比在微重力条件下发现差异表达基因的光合－天线蛋白途径（附彩插）

　　利用 HISAT2－Stringtie－DESeq 分析途径（*p* = 1.61E－03）进行基因鉴定。与 1－*g* 对照组相比，用深色标记的基因表示其表达下调。

12.7　太空研究的挑战

为研究 DNA 转录和其他组学数据的变化，科学家需要在试验结束后立即修复样品。BRIC – PDFU 利用戊二醛、RNALater©、甲醛或其他防腐剂对组织进行化学固定[38]。一些研究已经充分利用了这一系统的优势[61,74]。

一种新的改进是 BRIC – LED 硬件，其已被开发而用于植物试验[38,73]。这种新的设计基于 BRIC – PDFU 模型，可使用蓝色、红色、远红色或白色 LED 灯对每个培养皿进行光照。它还具有将环境温度控制在 ±3 ℃以内的能力，甚至具有可以在 6 个容器之间提供最小仅 1.5 ℃温差的性能。两种液体可用于试验开始或结束时的组织化学固定。NASA 肯尼迪航天中心地面站（KSC Ground Station）可以控制试验的起止时间、实时遥测、托盘和容器的温度以及 LED 状态[73]。这种改进后的设计将受到太空植物生物学家的欢迎。

12.7.1　后勤补给问题

航天研究的根本性挑战在于工作是在实验室之外进行的，更确切地说，是项目离实验室很远，一旦项目启动，你几乎无法控制它的命运。来自 ESA 的一位最受人尊敬的科学家（帮助实施太空飞行试验），具备在偏远沙漠地区进行生态研究的科学经验，那么这样的背景无疑对其成功起到了重要作用[63]。

如上所述，一旦某个项目通过了科学同行评审和技术可行性评审，并符合规划的相关标准，那么就会有一个规划期和开发期。在本章给出的 3 个太空飞行例子中，Biorack（1 年）和 BRIC – 16（2 个月）缩短了规划和开发的时间，而EMCS 的相应时间则延长到 6.5 年。Biorack 和 BRIC – 16 的规划和开发阶段缺乏正规性，而 EMCS 项目经历的几个阶段包括前 A 阶段、A 阶段、B 阶段以及 C/D阶段[74]。因此，虽然我们在 EMCS 项目中经历的生命科学太空飞行试验近乎一项正规的流程，但具体到不同的项目，其项目要求和确切流程也将存在差异。

　　NASA 最近的一份文件对航天项目的实施过程进行了描述。然而，本节仅概述执行这类项目的基本途径和需要考虑的问题[74]。太空计划的规划部分，始于将计划申请书中的初步计划转变为一项更为详细的时间线试验。因此，需要阐明试验要求、确定时间表并且更精确地描述试验的规格要求[7,55]。在开发阶段，选择准确的硬件配置，并最终确定飞行期间的精确时间。在开发阶段的最后，将进行项目的"彩排"（或试验的地面模拟），如 SVT、PVT 和 EST。

　　项目规划和开发的一个主要部分会要求开展堆积如山的文书工作。其中一个关键文档被命名为试验需求文档（ERD）[48]。不过，在 ESA 的术语中，该文件被称为试验科学要求（ESR）。这些文件的目标是成功收集完成太空飞行试验所需的所有资源。因此，首席研究员和他的团队需要与 NASA 的科学家和工程师密切合作，以便为他们的太空试验的各个方面提供非常详细的数据信息。这些细节可能包括他们认为理所当然的常规研究方面。这种细致的考虑，让本来就很严谨的科学家们思考得更加精准。

　　与太空试验有关的是需要在 NASA 的设施中建立一个实验室，以便为试验做准备工作。在 Biorack 和 BRIC - 16 项目中，我们的实验室位于 NASA 肯尼迪航天中心（KSC），而在 EMCS 项目中，其实验室位于艾姆斯研究中心（Ames Research Center，ARC）。即使在后一种情况下，当主实验室位于 ARC 时，我们也需要额外的空间来处理从太空飞行试验返回后从 KSC 取回的冷冻样品[39]。

　　众多挑战之一是让小组在试验之前和试验返回后在 NASA 的这些设施之一中工作[19,75]。首先，必须明确阐明所有日常需要的物品，因为很难快速订购实验室物品。此外，所有的安全标准都被严格执行，与大多数大学实验室相比，在 NASA 的环境中对潜在风险的证明文件要求非常严格。举个例子，当我们在 NASA 实验室工作时，我们有必要归档水的材料安全数据表（Material Safety Data Sheet，MSDS）。与典型的学术环境中的随意情况相比，NASA 对造访也有更严格的控制，并且需要一定程度的安全检查和背景检查。如果你的某个团队成员是外国人，那么安全审查的时间要比美国公民长得多。

　　其他后勤方面的挑战还包括研究团队的出行和住宿。航天飞机时代发射日期的不确定性似乎延伸到了后航天飞机时代，现在是通过 Space X 等商业火箭的发射将试验有效载荷送入轨道。因此，研究小组可能不得不多次前往发射场，而且如果延期还可能不得不返回，这样机票、重新安排航班和现场住宿的费用可能变得较高。

12.7.2　航天硬件和程序的开发

在硬件开发方面，我们拥有完整且连续的经验（表 12.1）。在 BRIC – 16 项目中，我们使用的硬件与提供的配置完全一致，因为在我们执行任务之前，它已经飞行了好几次[38,60]。在 Biorack 试验中，我们利用了由 Perbal 和他的同事开发的 I 型和 II 型容器中的小扁豆根硬件[76]，但我们修改了内部配置以适应拟南芥的小种子[52]。

相比之下，在 EMCS 项目中，我们处于 NASA ARC 的新前沿，密切的合作为我们的项目开发了专用硬件[33,58]。此外，在上一个 EMCS 项目（SG – 3）中，ESA 开发了一种固定盒（图 12.4），以允许在飞行中对幼苗进行固定。另外还注意到，我们的试验是第一个使用 EMCS 装置的试验，该装置是在同一航天飞机任务（即 STS – 121）中被发射至 ISS 的[36,55]。

当然，最简单的方法是利用已被建立、经过验证和飞行过的硬件[19]，就像我们在 BRIC – 16 项目中做的那样，而最困难和最耗时的方法是像在 EMCS 中那样开发全新的硬件。在大多数情况下，研究人员在这个问题上别无选择，因为太空试验方案的征集将列出所提任务的可用硬件。

因为 TROPI – 1 试验是第一个使用 EMCS（由德国制造）的，因此我们有更多的机会为该项目开发航天硬件，并在发射前在 EMCS 的飞行模型中对该硬件进行测试。然而，硬件开发增加了项目的后勤复杂性[33]。如上所述，在我们的案例中，新硬件的总体概念很大程度上基于 Biorack 在 PLASTID 项目中的经验。近年来，作为节约成本和切实可行的措施，NASA 和 ESA 已经从特定硬件转向单一航天试验，这些机构一直在开发模块化和可重复利用的硬件[55,56,75]。

关于硬件开发的一个重要提醒是，在第一次太空飞行期间有效载荷出现问题是很常见的。只有当硬件进行了成功飞行之后，风险才可能降低。因此，在 Biorack 项目中，我们使用小扁豆根硬件，这对较小种子的适应性要求相对较低[52]。TROPI－1 试验具有潜在的巨大风险，因为这是第一次同时使用 TROPI 硬件进行飞行，而且这次任务（在 STS－121 上发射）也是首次使用 EMCS 装置。

除了硬件风险外，在太空飞行试验中开发新的操作程序也存在固有风险。例如，TROPI－1 试验是由 EMCS 中一系列程序化的自动事件激活的，这些事件从种子的水合开始。在任务的第一次水化尝试中，EMCS 的遥测显示水化命令已成功执行，但来自下行图像的视觉信息表明种子实际上并没有水化[35]。程序问题似乎导致了这些问题，这些问题已通过发送到 EMCS 的遥测命令解决，并且第二次水化尝试成功。幸运的是，由于我们的程序较为稳健（即具有额外的视频下行链路），所以发现了水化作用的问题，从而使试验得以正常开展。

12.7.3　航天试验中的资源限制

在硬件开发和植物航天试验的执行过程中，首席研究员都面临着大量的资源限制。研究人员面临的首要问题之一是，乘员可用于开展试验的时间相对不足。在航天飞机的 Biorack 项目中，乘员似乎有大量的时间，在此情况下，我们未面临较大的障碍。例如，3 名乘员在 STS－84 的 Biorack 有效载荷上投入了相对较多的时间[49]。然而，具有讽刺意味的是，在 ISS 时代，乘员的时间限制变得异常明显。

EMCS 是一种早期的应用装置，其在很大程度上是自动化的，可以通过地面遥测技术进行控制[18,33,57]。然而，即使这样，EMCS 项目也因为缺乏启动和终止试验的乘员时间而受到限制。不过，从作者的角度来看，虽然 NASA 指出了乘员时间存在严重问题，但在进行太空试验期间不知何故有足够的时间可用。由于硬件相对简单，所以在 BRIC－16 项目中乘员的时间并不是主要问题[38,61]。

另一个例子是，来自 ISS 的视频下行链路的可用性是在太空试验中常见的资源问题。如第 12.7.2 节所述，从视频下行链路中获取的图像有助于解决 TROPI－1 中种子水化过程中遇到的问题，并补救了试验[35]。然而，NASA 的工作人员最初反对在太空试验早期加入视频下行链路，因为他们认为 EMCS 具备遥测功能，所以不需要这些视频下行链路。幸运的是，我们成功地坚持了我们关于视频下行链路对于监测太空试验进展重要性的立场。

从航天飞机时代到 ISS 时代，乘员培训也发生了很大变化。在 Biorack 项目中，首席研究员们同参与太空试验的航天员会面，以向他们提供研究重要性的理论框架，同时由 NASA 和 ESA 的工作人员提供动手操作培训。在 ISS 时代，这种模式是为了避免首席研究员们和航天员之间的互动，而航天员培训主要是由 NASA 的工作人员通过 DVD 和基于网络的方式开展的。作者认为，由于科学家和开展试验的航天员之间缺乏直接的互动而缺失了某些东西。

乘员培训还包括准备非常详细的程序，同时考虑到首席研究员们认为理所当然的试验情况和微重力的独特情况（例如工具漂走）。虽然 NASA 工作人员通常会根据科学家的意见准备乘员程序，但首席研究员团队仔细评估和审查这些程序是很重要的。例如，在从 ISS 冷冻柜将样本转移到冷袋以便转移到地面的过程中，我们丢失了放置在 ISS 80 ℃冷冻柜中的部分样本，因为没有制定将冷冻样本保持在环境温度下的明确限制[35]。

与这个问题相关，另一个典型的资源限制是低温储存，许多植物生物学家需要低温储存来保存太空试验的样品。在航天飞机时代，由于航天飞机上的空间不足，这个问题显得更加突出。幸运的是，在 ISS 时代，国际合作伙伴安装了 3 个名为 MELFI 的 – 80 ℃ ISS 实验室冰箱，旨在将样品保存在 – 80 ℃的温度条件下[77]。然而，在 MELFI 中几个独立的隔间允许有比 – 80 ℃高的温度，如 – 20 ℃，这可能更适合某些试验。

自从航天飞机退役以来，所存在的问题是在从 ISS 下载试验的过程中对样品进行低温保存。目前唯一的选择是无人 Space X Dragon 货运飞船，它能够为 ISS 运来和运走东西[78]，尽管其他运载工具将通过 NASA 的商业轨道运输服务（Commercial Orbital Transportation Services，COTS）项目得到增加。在 Space X Dragon 货运飞船上配备了低温冰箱，包括低温至 – 15 ℃的 MERLIN（Microgravity Experiment Research Locker/Incubator，微重力试验研究储物柜/培养箱）和

GLACIER（General Laboratory Active Cryogenic ISS Experiment Refrigerator，通用实验室主动低温 ISS 试验冰箱），温度为 $-80 \sim -180$ ℃[79]。

对于太空飞行试验来说，比冷藏更普遍的另一个问题是能源的可用性，即从太空计划开始的早期，这就一直是植物生物学试验的问题所在[19]。当我们与 NASA 合作设计 TROPI 硬件时，我们面临着功率限制问题。虽然硬件的最终版本中每个 EC 有 5 个幼苗盒，早期版本中有 6 个幼苗盒，但是功率需求不足以支持更多幼苗盒[33]。此外，我们还面临 TROPI 盒中 LED 灯光输出量的功率问题。

安全问题也属于进行太空飞行试验的一般限制[35,80]。生物试验的一个常见要求是要有某种固定剂，如醛或 RNAlater©。就像我们在一次太空试验中使用的 BRIC - PDFU 硬件一样，硬件必须有 3 个级别的固定物容器[38,60]。地基试验中常用的固定剂数量和对腐蚀性或放射性材料的限制可能对航天研究人员造成额外的限制。

12.7.4　与 NASA 和其他太空机构的组织问题

对于航天试验的研究人员来说，一个显而易见的问题是，有大量的科学家和工程师参与了这项工作。例如，在 EMCS 上的 TROPI - 2 试验中[36]，NASA 的以下若干附属机构参与此试验：①ARC 承担科学带头人；②约翰逊航天中心（Johnson Space Center，JSC）负责 ISS 乘员界面；③马歇尔航天中心（Marshall Spaceflight Center，MSFC）负责 ISS 操作；④NASA 肯尼迪航天中心负责发射操作；⑤NASA 总部负责总体监督。此外，由于 EMCS 是 ESA 的一个机构，所以我们还与 ESA 总部（法国巴黎）、欧洲太空研究与技术中心（European Space Research and Technology Center，ESRTC，位于荷兰诺德维克）、挪威用户支持与操作中心（Norwegian User Support and Operations Center，N - USOC，位于挪威特隆赫姆）和 Astrium 太空运输公司（Astrium Space Transportation，位于德国弗里德里希哈芬）等机构进行了合作。

每当有如此庞大的跨国集团参与一个项目时，冲突和沟通问题就不可避免地出现。即使在 NASA 内部，各个中心也在争夺资源。在这些航天项目实施的过程中，其中一位作者（J. Z. Kiss）被卷入了 NASA 两个中心之间的内斗。此外，NASA 和 ESA 在方法和资源方面也存在冲突，但他也必须在该领域继续工作。然而，这些潜在的分歧是可控的，首席研究员必须将自身对科学完整性的关注放在首位。

另一个在我们的航天管理经验中变得明显的问题是工程和科学视角的差异。作为首席研究员，其驱动力是将试验成功和科学产出最大化。然而，虽然工程师们肯定希望试验成功，但他们可能更关心的是试验操作的可行性和安全性。有时，不同的方法会让科学家们想要增加复杂性，而工程师们则想要简化。其中的一项意见是，工程师们总是担心生物学家会破坏他们精美的硬件——最好让它不装载任何东西地上下太空！然而，很明显，有一些优秀的工程师和科学家想要打破这两种观念之间的障碍，并试图理解其他观点，以促进项目的成功。

12.7.5　航天试验数据的解释与发布

与典型的实验室研究相比，太空飞行研究显得更加困难，通常需要研究人员的大量工作时间。在他们的试验进入太空之前，首席研究员们可能需要等待许多年。此外，由于环境的许多方面难以描述，所以很难区分"太空飞行效应"和真正的微重力效应对生物系统的影响[5,30,37]。有些太空效应与微重力没有直接关系，包括振动、气态大气、高辐射和其他环境因素。

在植物生物学方面，一些被报道为微重力影响的观察结果表明，植物生长所需的航天硬件受到限制[4]。例如，在太空飞行试验中，植物的生长相比于地面被证明是更慢、更快以及相同的。事实证明，当硬件被优化后，在微重力环境下植物的生长速度比在地面还要快[5]。生长缓慢主要是由于气体交换不足、乙烯积累以及其他因素等。

区分太空飞行效应和真正的微重力效应的一些问题可以通过使用 $1-g$ 离心机作为对照来解决[51,55,62,63]。因此，研究人员可以在飞行微重力、飞行 $1-g$（离心）和 $1-g$（地面条件）之间进行比较。如果飞行微重力和飞行 $1-g$ 中的生物学现象相同（并且不同于地面），那么这很可能是环境效应，而不是真正的微重力效应。事实上，在有在轨离心机的 Biorack 任务中，一些研究人员报道了 1 – *g* 飞行和 1 – *g* 地面之间的差异（例如[63,81]）。

在我们的 Biorack 项目中，离心机的使用有助于回答所观察到的植物形态差异是太空飞行期间的环境条件还是真正的微重力效应造成的这一问题[30,49]。例如，我们观察到在微重力条件下生长的幼苗的异常膨大的下胚轴钩状结构（图 12.7）[49]。然而，虽然在 1 – *g* 飞行控制中观察到了这种结构，但在 1 – *g* 的地面控制中却没有观察到（图 12.7）。随后的地面研究表明，在太空试验中观察到的幼苗的异常下胚轴结构（图 12.7）是轨道航天飞机上含量相对较高的乙烯导致的[49]。虽然 ISS[24] 上配备有许多离心机，但许多植物的太空试验都缺少 1 – *g* 离心机的相关研究试验（见 [2，5 – 7]）。当然，这种控制的可用性将有利于植物的太空飞行研究，并有助于在科学同行评审的出版物上发表结果。

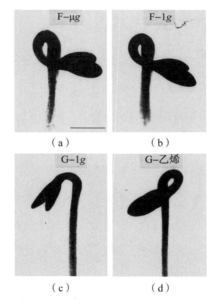

图 12.7　来自 Biorack 太空飞行和地面对照的幼苗图像比较

图（a）所示为在微重力（F – μ*g*）下生长的幼苗膨大下胚轴钩（exaggerated hypocotyl hook）的光学显微镜照片。图（b）所示为在轨飞行中带有膨大下胚轴钩的幼苗（F – 1*g*；1*g* 由飞船上的离心机提供）。图（c）所示为地面对照下胚轴正常的幼苗（G – 1*g*）。图（d）所示为带有外源乙烯（G – 乙烯）地面对照的膨大下胚轴幼苗。比例尺为 0. 5 mm。

在植物生物学中发布航天数据的另一个困难是缺乏可复制性。由于太空飞行的机会有限，所以通常很难像在典型的地面研究中那样开展重复和改进试验。此外，许多太空研究项目的一次性特点给研究人员带来了巨大的压力，因为要在第一次尝试中就得取得成功。有时在太空飞行期间，研究人员甚至在获得任何真实数据之前就被要求估计成功率。

不过，幸运的是，我们的团队已经进行了一系列试验，在设计和程序方面有了改进，从而产生了重复性更好、分析水平更高和结论更加完善的研究成果。具体地说，我们在 EMCS 设备的第一次飞行中开始使用 TROPI – 1，并且遇到了许多技术问题[35]，但是在向光性的机制上获得了一些有趣的结果[15]。我们能够继续使用 TROPI – 2，并确认在微重力条件下基于红光的向光性的重要发现[36]。利用 TROPI – 1 的经验教训，我们还能够扩大试验范围，如考虑研究在低重力水平下植物的向光性，这与 NASA 探索月球和火星等其他行星的议程相关[16,24]。SG 项目的最后一部分建立在我们先前的技术和科学知识的基础上，以考虑重力感应、光感应和细胞周期之间的相互关系[39]。

其他几位来自国际太空计划的太空植物生物学研究人员已经能够保持太空研究的稳步发展。例如，在 ESA，Perbal 和他的同事对小扁豆根的重力感应进行了一系列 Biorack 试验[51,76]。在 NASA 方面，Musgrave 和她的团队进行了多项太空试验，以研究微重力对植物繁殖的潜在影响[9,82]。最近，Ferl 和他的同事们一直在利用先进生物研究系统（Advanced Biological Research System，ABRS）和其他硬件，在一系列试验中研究太空飞行种植植物的基因表达[83-85]。事实上，NASA "快速转向" 航天项目背后的一个概念是在一系列太空试验中潜在利用 BRIC 硬件[59]。无论如何，随着该领域的不断成熟，继续寻找重复和开展植物空间生物学试验的机会当然是可取的。

12.8　经验与教训

我们的团队有幸完成了 8 个航天项目（表 12.1），为了成为成功的太空植物生物学家，我们与 NASA、ESA、其他国际航天机构和工业界在复杂的结构条件下以协作的方式与科学家、工程师、航天员和管理人员进行合作。

我们学到的第一个经验是，在保持科学目标和研究完整性的同时，使试验尽可能地简单。这一理念在试验中更为重要，因为这可能涉及大量的乘员时间。例如，在我们的 Biorack 项目方案中，我们进行的处理次数大约是最后一次太空飞行试验的 2 倍[49,52]。幸运的是，虽然这是我们在太空中的第一次试验，但我们有一位导师 Gerald Perbal，他是一位经验丰富的研究人员，曾经多次利用 Biorack 进行飞行试验[51]。虽然我们最初的想法是通过开发复杂的试验来最大限度地提高科学产量，但 Perbal 建议减少处理的次数，以确保在太空中能够完成项目。

我们的 Biorack 项目实现了成功运营，并在同行评审期刊上发表了几篇文章[30,49,50,86]。虽然这是一个看似显而易见的理念，但对航天研究人员来说，在常规的同行评审期刊上发表论文是很重要的。在 1960—1980 年前期，这一领域已取得了很大进展，当时许多太空试验的结果未经同行评审就出现在诸如 NASA 技术报告等不知名的出版物上。近年来，太空试验已经发表在高影响因子的优秀期刊上（见 [5 - 7，87，88]），而且这种趋势需要继续保持。

如上所述，在太空项目进行的过程中，研究人员和 NASA 管理人员可能会陷入一种的紧张关系。虽然在要求"过多"资源时需要谨慎，但研究人员应该明确地说明所需要的航天资源。在我们的 TROPI 试验中，当我们第一次申请通过视频下行链路来监测种子的水化情况以确认试验激活与否时，被告知这是不需要的，因为已为该试验激活情况的确认安装了遥测设备[35]。事实上，遥测设备出现了失误，正是视频下行链路挽救了试验。因此，重要的是尽管我们的申请最初遭到反对，但我们的团队仍坚持对这一重要资源的争取。

在像航天试验这样复杂的过程中，会不可避免地出现一些错误。在这些情况下，重要的是从错误中学习，并将其作为未来试验项目或程序改进的依据。根据我们在 NASA 工作的经验，似乎倾向于把"责任"归咎于某个人、某个团队或某个 NASA 中心。然而，这种思想无法提供任何帮助，需要避免。

在 TROPI - 1 项目中，我们遇到了低温储存和低温转移程序的问题。试验结

束时冷冻在 −80 ℃的幼苗在 3 次航天飞机任务中返回，我们在 STS −116 的第一次样品返回中遇到了问题，即 RNA 因降解而无法使用（表 12.1）。在第一次飞行任务之后的分析表明，该问题出在低温转移和乘员程序之间[35]。植物样品仍被藏于 −80 ℃的冷冻箱中，但需要从该冷冻箱中转移到 NASA 的冷藏袋中，以便搭载航天飞机返回。据 NASA 管理人员统计，航天员转移样品的时间为 7 ~ 29 min，但我们的分析表明，样品会在 3 min 内升温到无法接受的温度。

最初的反应是试图推卸责任，但研究人员坚持要求为剩下的两次航天飞机飞行（STS −117 和 STS −120）的试验样品返回提出解决方案。一旦我们制定了"3 min 规则"（即从 −80 ℃的冰箱中取出的冷冻样品在被装进 NASA 的冷藏袋之前可以暴露于环境温度下的最大时长），就出色地完成了低温保存[35]。为了达到这一目标，需要两名航天员按规程执行低温转移的流程操作步骤，因此最终剩余的样品提供了适合基因图谱研究所需的高质量 RNA[37]。

《韦氏词典》对太空飞行试验的定义是："成功或令人印象深刻，不可能失败或削弱（successful or impressive and not likely to fail or weaken）"。我们的 TROPI −1 项目的稳健性体现在两个方面：样品量和用于成像的计划[15,35]。最初，我们设计了用于研究微重力和失重状态下的向光性（通过 EMCS 在轨离心机）的试验。然而，由于种子发芽率低，我们不得不取消低重力条件下的运行试验。尽管如此，在数据方面我们仍进行了一次成功的试验，因为我们使用原本打算用在低重力条件下的种子，从而为微重力条件下的运行增加了试验的样本量。如前所述，我们还有一个额外用来测试种子水化作用的系统，以保障太空试验的启动。当其中一套系统（遥测设备）失败时，我们还有第二套系统（视频下行链路）可用于监测种子水化作用的状态。从某种意义上说，NASA 在火箭和其他太空飞行器上使用的冗余概念，同样也可应用于小规模航天试验的设计之中。

由于缺乏飞行机会，太空飞行试验很难在地球上的典型实验室环境中进行重复和改进。这种方法给首席研究员及其团队带来了巨大压力，这迫使他们必须进行一项完美的试验。然而，许多更成功的研究人员需要有多次太空飞行的机会，因此 NASA 和国际合作伙伴应该尽可能地支持重复试验。如上所述，有几个重复和改进的例子，例如 1989—1995 年涉及 6 次航天试验系列的植物发育和生物学项目[9]。

我们自己在这些问题上的经验可能具有指导意义。最初，在 Biorack 项目中，我们获得了一次太空飞行的机会，但在规划和开发阶段，我们成功协调了一个小型初步试验，由此有了 PREPLASTID 在 STS－81 上飞行的机会[50]，而较大的主要试验在 STS－84 上进行[49]。TROPI－1 促成了更精细化的 TROPI－2，这大大提高了科学产出量[15,16,37]。随着我们工作的向前推进，涉及多个太空飞行机会的项目的推动力应该来自航天机构和主要研究人员。这种方法将有助于使太空植物生物学更加接近科学研究中的标准做法——实施、改进和重复试验。

12.9　展望

虽然太空植物生物学在基础和应用植物生物学方面都做出了重大贡献，但仍有相当多的重要问题需要解决。例如：植物是如何整合重力和光感应系统的？微重力对植物的直接影响和间接影响分别是什么？航天高辐射环境对植物的生长发育有何影响？航天和微重力如何影响植物微生物在致病微生物和有益共生微生物方面的相互作用？虽然这些问题的答案对基础科学有重要意义，但它们也很有吸引力，因为植物可能在远程太空旅行和殖民其他行星（如火星）的过程中作为生物再生生命保障系统的一部分[3,89]。

在太空植物生物学中，要解决这些问题，需要一项可结合地面和太空飞行研究方法的健全计划。最近，NASA 对继续 ISS 项目的承诺已从 2020 年延长到 2024 年，并且很可能持续到 2024 年以后。然而，与国际合作伙伴相比，NASA 没有充分利用探空火箭和生物卫星等微重力机会，应该增加通过这些方法进入太空的机会。虽然 ISS 确实促进了太空研究方面的国际合作，但美国研究人员与中国和印度等拥有太空计划的新兴国家之间的研究合作也应该得到发展和鼓励。航天研究人员面临的挑战将是保持进入微重力环境，以进行高质量的科学同行评审，以便在未来延续过去几十年所取得的进展。

NASA 与多个国际合作伙伴联合发起了阿尔忒米斯计划（2019—2028 年），该计划旨在加速月球探索，并推动人类的可持续发展，以便在火星任务之前开发各项技术[90]。最初，无人驾驶机器人着陆器由商业月球有效载荷服务公司（Commercial Lunar Payload Services，CPLS）发射到月球。航天机器人公司（Astrobotic）和直觉机器人公司（Intuitive Machines）（图 12.8）已经签订了合同，将向月球表面运送至少 23 个有效载荷[91]。这种方法可能为研究人员提供在小体积内进行一些植物试验的机会，例如使用立方体卫星（CubeSat）[92]。2024 年，人类月球探索计划将被启动[93]，并将为植物研究项目提供更多机会，因为从长远来看，我们将朝着火星项目和人类栖息地研究的方向发展。

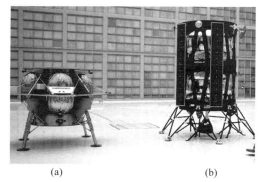

(a)　　　　　　　　　　　　　　(b)

图 12.8　阿尔忒米斯计划所设计的 Astrobotic（AB）和 Intuitive Machines（IM）

两种机器人月球着陆器

IM 着陆器的长度为 3 m。

致谢

感谢 NASA 对我们太空飞行研究提供持续的财政支持，感谢 ESA 为太空研究提供优秀的研究实验室。多年来，我们得到了来自 NASA 的几个下属中心（ARC、KSC、JSC 和 MSFC）和欧洲机构（ESTEC 和 N–USOC）的大力支持。我们还要感谢我们的同事、朋友、学生和为我们的太空飞行项目的成功做出贡献的众多航天员。

参考文献

1. Clément G, Slenzka K (2006) Fundamentals of space biology: research on cells, animals, and plants in space. Springer, New York

2. Halstead TW, Dutcher FR (1984) Status and prospects. Ann Bot 54(S3):3–18

3. Ferl, R.J., Wheeler, R., Levine, H.G, and Paul, A.-L. (2002) Plants in space. Curr Opin Plant Biol 5, 258–263

4. Halstead TW, Dutcher FR (1987) Plants in space. Ann Rev Plant Physiol 38:317–345

5. Wolverton SC, Kiss JZ (2009) An update on plant space biology. Gravit Space Biol 22:13–20

6. Paul AL, Wheeler RM, Levine HG, Ferl RJ (2013a) Fundamental plant biology enabled by The Space Shuttle. Am J Bot 100:226–234

7. Vandenbrink JP, Kiss JZ (2016) Space, the final frontier: a critical review of recent experiments performed in microgravity. Plant Sci 243:115–119

8. Kordyum EL (2014) Plant cell gravisensitivity and adaptation to microgravity. Plant Biol 16:79–90

9. Musgrave ME, Kuang A (2001) Reproduction during spaceflight by plants in the family Brassicaceae. J Gravit Physiol 8:29–32

10. De Micco V, Pascale S, Paradiso R, Aronne G (2014) Microgravity effects on different stages of higher plant life cycle and completion of the seed-to-seed cycle. Plant Biol 16:31–38

11. Musgrave ME, Kuang A (2003) Plant reproductive development during spaceflight. Adv Space Biol Med 9:1–23

12. Darwin C, Darwin F (1881) The power of movement in plants. John Murray, London

13. Kiss JZ (2009) Plants circling in outer space. New Phytol 182:555–557

14. Johnsson A, Solheim BGB, Iversen T-H (2009) Gravity amplifies and microgravity decreases circumnutations in *Arabidopsis thaliana* stems: results from a space experiment. New Phytol 182:621–629

15. Millar KDL, Kumar P, Correll MJ, Mullen JL, Hangarter RP, Edelmann RE, Kiss JZ (2010) A novel phototropic response to red light is revealed in microgravity. New Phytol 186:648–656

16. Kiss JZ, Millar KDL, Edelmann RE (2012) Phototropism of *Arabidopsis thaliana* in microgravity and fractional gravity on the International Space Station. Planta 236:635–645

17. Herranz R, Vandenbrink JP, Villacampa A, Manzano A, Poehlman W, Feltus FA, Kiss JZ, Medina FJ (2019) RNAseq analysis of the response of Arabidopsis thaliana to fractional gravity under blue-light stimulation during spaceflight. Front Plant Sci 10:1529

18. Vandenbrink JP, Herranz R, Poehlman WL, Feltus AF, Villacampa A, Ciska M, Medina JF, Kiss JZ (2019) RNA-seq analyses of Arabidopsis thaliana seedlings after exposure to blue-light phototropic stimuli in microgravity. Am J Bot 106:1466–1476

19. Krikorian AD (1996) Strategies for "minimal growth maintenance" of cell cultures: A perspective on management for extended duration experimentation in the microgravity environment of a space station. Bot Rev 62:41–108

20. Looft FJ (1986) The design of flight hardware. In: NASA Conference Publication 2401. National Aeronautics and Space Administration, Washington DC, pp 109–116

21. Briarty LG, Kaldeich B (1989) Biology in microgravity. ESA Publications, Noordwijk, The Netherlands, A guide for experimenters

22. Klaus DM (2001) Clinostats and bioreactors. Gravit Space Biol Bull 14:55–64

23. Claassen DE, Spooner BS (1994) Impact of altered gravity on aspects of cell biology. Int Rev Cytol 156:301–373

24. Kiss JZ (2014) Plant biology in reduced gravity on the Moon and Mars. Plant Biol 16 (S1):12–17

25. Limbach C, Hauslage J, Schafer C, Braun M (2005) How to activate a plant gravireceptor. Early mechanisms of gravity sensing studied in characean rhizoids during parabolic flights. *Plant Physiol* 139:1030–1040

26. Kiss JZ, Wolverton C, Wyatt SE, Hasenstein KH, van Loon J (2019) Comparison of microgravity analogs to spaceflight in studies of plant growth and development. Front Plant Sci 10:1577

27. Kiss JZ, Wright JB, Caspar T (1996) Gravitropism in roots of intermediate-starch mutants of *Arabidopsis*. Physiol Plant 97:237–244

28. Kiss JZ, Guisinger MM, Miller AJ, Stackhouse KS (1997) Reduced gravitropism in hypocotyls of starch-deficient mutants of *Arabidopsis*. Plant Cell Physiol 38:518–525

29. Manieri P, Brinckmann E, Brillouet C (1996) The Biorack facility and its performance during the IML-2 Spacelab mission. J Biotech 47:71–82

30. Guisinger MM, Kiss JZ (1999) The influence of microgravity and spaceflight on columella cell ultrastructure in starch-deficient mutants of *Arabidopsis*. Am J Bot 86:1357–1366

31. Molas ML, Kiss JZ (2009) Phototropism and gravitropism in plants. Adv Bot Res 49:1–34

32. Kiss JZ, Mullen JL, Correll MJ, Hangarter RP (2003) Phytochromes A and B mediate red-light-induced positive phototropism in roots. Plant Physiol 131:1411–1417

33. Correll MJ, Edelmann RE, Hangarter RP, Mullen JL, Kiss JZ (2005) Ground-based studies of tropisms in hardware developed for the European Modular Cultivation System (EMCS). Adv Space Res 36:1203–1210

34. Brinckmann E, Schiller P (2002) Experiments with small animals in BIOLAB and EMCS on the International Space Station. Adv Space Res 30:809–814

35. Kiss JZ, Kumar P, Millar KDL, Edelmann RE, Correll MJ (2009) Operations of a spaceflight experiment to investigate plant tropisms. Adv Space Res 44:879–886

36. Kiss JZ, Millar KDL, Kumar P, Edelmann RE, Correll MJ (2011) Improvements in the re-flight of spaceflight experiments on plant tropisms. Adv Space Res 47:545–552

37. Correll MJ, Pyle TP, Millar KDL, Sun Y, Yao J, Edelmann RE, Kiss JZ (2013) Transcriptome analyses of *Arabidopsis thaliana* seedlings grown in space: implications for gravity-responsive genes. Planta 238:519–533

38. Millar KDL, Johnson CM, Edelmann RE, Kiss JZ (2011) An endogenous growth pattern of roots is revealed in seedlings grown in microgravity. Astrobiology 11:787–797

39. Kiss JZ, Aanes G, Schiefloe M, Coelho LHF, Millar KDL, Edelmann RE (2014) Changes in operational procedures to improve spaceflight experiments in plant biology in the European Modular Cultivation System. Adv Space Res 53:818–827

40. Valbuena MA, Manzano A, Vandenbrink JP, Pereda-Loth V, Carnero-Diaz E, Edelmann RE, Kiss JZ, Herranz R, Medina FJ (2018) The combined effects of real or simulated microgravity and red-light photoactivation on plant root meristematic cells. Planta 248:691–704

41. NASA. (2014) Office of Small Business Programs. http://osbp.nasa.gov/SBIR-STTR.html. Accessed on April 1, 2020

42. Ruttley TM, Evans CA, Robinson JA (2011) The importance of the International Space Station for life sciences research: past and future. Gravit. Space Biol. 22:67–81

43. Giulianotti MA, Low LA (2020) Pharmaceutical research enabled through microgravity: perspectives on the use of the International Space Station US National Laboratory. Pharm Res 37(1):1. https://doi.org/10.1007/s11095-019-2719-z

44. NSPIRES (2014) NASA Solicitation and Proposal Integrated Review and Evaluation System. http://nspires.nasaprs.com. Accessed on April 1, 2020

45. Raff H, Brown D (2013) Civil, sensible, and constructive peer review in APS journals. J Appl Physiol 115:295–296

46. National Research Council (1995) Peer Review in NASA Life Sciences Programs. National Academy of Sciences Press, Washington DC

47. Voels SA, Eppler DB (2004) The International Space Station as a platform for space science. Adv Space Res 34:594–599

48. Brillouet C, Brinckmann E (1999) Biorack facility performance and experiment operations on three Spacehab Shuttle to Mir missions. In: Perry M (ed) Biorack on Spacehab (SP-1222). ESA Publications, Noordwijk, The Netherlands, pp 3–21

49. Kiss JZ, Edelmann RE, Wood PC (1999) Gravitropism of hypocotyls of wild-type and starch-deficient *Arabidopsis* seedlings in spaceflight studies. Planta 209:96–103

50. Kiss JZ, Katembe WJ, Edelmann RE (1998) Gravitropism and development of wild-type and starch-deficient mutants of *Arabidopsis* during spaceflight. Physiol Plant 102:493–502

51. Perbal G (2009) From ROOTS to GRAVI-1: Twenty five years for understanding how plants sense gravity. Microgravity Sci Technol 21:3–10

52. Katembe WJ, Edelmann RE, Brinckmann E, Kiss JZ (1998) The development of spaceflight experiments with *Arabidopsis* as a model system in gravitropism studies. J Plant Res 111:463–470

53. Brinckmann E (1999) Spaceflight opportunities on the ISS for plant research- the ESA perspective. Adv Space Res 24:779–788

54. Willemsen HP, Langerak E (2007) Hardware for biological microgravity experiments in

Soyuz missions. Microgravity Sci Technol 19:75–79

55. Kittang, A.-I. ,Iversen, T.-H. , Fossum, K. R. , Mazars, C. , Carnero-Diaz, E. , Boucheron-Dubuisson, E., Le Disquet, I. , Legué,V., Herranz, R., Pereda-Loth, V., and Medina, F. J. (2014) Exploration of plant growth and development using the European Modular Cultivation System facility on the International Space Station. Plant Biol 16, 528–538

56. Astrium (2012) Space biology product catalog. Astrium, Friedrichshafen, Germany

57. Brinckmann E (2005) ESA hardware for plant research on the International Space Station. Adv Space Res 36:1162–1166

58. Kiss, J.Z., Kumar, P., Bowman, R.N., Steele, M.K., Eodice, M.T., Correll, M.J., and Edelmann, R.E. (2007) Biocompatibility studies in preparation for a spaceflight experiment on plant tropisms (TROPI). *Adv. Space Res.* **39**, 1154–1160

59. Camacho JR, Manning-Roach SP, Maresca EA, Levine HG (2012) BRIC-PDFU rapid turnaround spaceflight hardware. ASGSR Meeting, Abstract Book, p 87

60. Johnson CM, Subramanian A, Edelmann RE, Kiss JZ (2015) Morphometric analyses of petioles of seedlings grown in a spaceflight experiment. J Plant Res 128:1007–1016

61. Johnson CM, Subramanian A, Pattathil S, Correll MJ, Kiss JZ (2017) Comparative transcriptomics indicate changes in cell wall organization and stress response in seedlings during spaceflight. Am J Bot 104:1219–1231

62. Brown AH (1992) Centrifuges: evolution of their uses in plant gravitational biology and new directions for research on the ground and in spaceflight. Gravit Space Biol Bull 5:43–57

63. Brinckmann E (2012) Centrifuges and their application for biological experiments in space. Microgravity Sci Technol 24:365–372

64. Dutcher FR, Hess EL, Halstead TW (1994) Progress in plant research in space. Adv Space Res 14:159–171

65. Kern VD, Sack FD (1999) Irradiance dependent regulation of gravitropism by red light in protonemata of the moss *Ceratodon purpureus*. Planta 209:299–307

66. Kern VD, Schwuchow JM, Reed DW, Nadeau JA, Lucas J, Skripnikov A, Sack FD (2005) Gravitropic moss cells default to spiral growth on the clinostat and in microgravity during spaceflight. Planta 221:149–157

67. Nakashima J, Liao F, Sparks JA, Tang Y, Blancaflor EB (2014) The actin cytoskeleton is a suppressor of the endogenous skewing behaviour of *Arabidopsis* primary roots in microgravity. Plant Biol 16(S1):142–150

68. Paul AL, Zupanska AK, Ostrow DT, Zhang Y, Sun Y, Li J-L, Shanker S, Farmerie WG, Amalfitano CE, Ferl RJ (2012) Spaceflight transcriptomes: unique responses to a novel environment. Astrobiology 12:40–56

69. NASA GeneLab (2020). https://genelab.nasa.gov. Accessed on April 1, 2020

70. Gilroy Life Science Lab TOAST (2020). https://astrobiology.botany.wisc.edu/astrobotany-toast. Accessed on April 1, 2020

71. Astrobotany (2020). https://astrobotany.com. Accessed on April 1, 2020

72. Barker R, Lombardino J, Rasmussen K, Gilroy S (2020) Test of Arabidopsis space transcriptome: a discovery environment to explore multiple plant biology spaceflight experiments. Front Plant Sci 11:147. https://doi.org/10.3389/fpls

73. Caron AR (2016) Biological Research in Canisters-Light Emitting Diode (BRIC-LED) ISS R&D Conference. San Diego, CA

74. Jet Propulsion Laboratory (2014) Basics of space flight. http://www2.jpl.nasa.gov/basics/bsf7-1.php. Accessed on 14 January 2020

75. Porterfield DM, Neichitailo GS, Mashinski AL, Musgrave ME (2003) Spaceflight hardware for conducting plant growth experiments in space: the early years 1960–2000. Adv Space Res 31:183–193

76. Perbal G, Driss-Ecole D (1994) Sensitivity to gravistimulus of lentil seedling roots grown in space during the IML 1 mission of Spacelab. Physiol Plant 90:313–318

77. De Parolis MN, Crippa G, Chegancas J, Olivier F, Guichard J (2006) MELFI ready for science – ESA's −80 °C freezer begins work in space. ESA Bull 128:26–31

78. Stern SA (2013) The low-cost ticket to space. Sci Amer 308:68–73

79. Robinson JA, Thumm TL, Thomas DA (2007) NASA utilization of the International Space Station and the Vision for Space Exploration. Acta Astronaut 61:176–184

80. Lewis ML, Reynolds JL, Cubano LA, Hatton JP, Lawless BD, Piepmeier EH (1998) Spaceflight alters microtubules and increases apoptosis in human lymphocytes (Jurkat). FASEB J 12:1007–1018

81. Van Loon JJ, Bervoets D-J, Burger EH, Dieudonné SC, Suzanne C, Hagen J-W, Semeins CM, Doulabi BZ, Veldhuijzen PJ (1995) Decreased mineralization and increased calcium release in isolated fetal mouse long

bones under near weightlessness. J Bone Min Res 10:550–557

82. Kuang A, Popova A, McClure G, Musgrave ME (2005) Dynamics of storage reserve deposition during *Brassica rapa* L. pollen and seed development in microgravity. *Int. J.* Plant Sci 166:85–96

83. Paul A-L, Ferl RJ (2011) Using green fluorescent protein (GFP) reporter genes in RNALater fixed tissue. Gravit. Space Biol. 25:40–43

84. Paul AL, Zupanska AK, Schultz ER, Ferl RJ (2013) Organ-specific remodeling of the Arabidopsis transcriptome in response to spaceflight. BMC Plant Biol 13:1–11

85. Paul A-L, Popp MP, Gurley WB, Guy C, Norwood KL, Ferl RJ (2005) Arabidopsis gene expression patterns are altered during spaceflight. Adv Space Res 36:1175–1181

86. Kiss JZ, Brinckmann E, Brillouet C (2000) Development and growth of several strains of *Arabidopsis* seedlings in microgravity. Int J Plant Sci 161:55–62

87. Choi WG, Barker RJ, Kim SH, Swanson SJ, Gilroy S (2019) Variation in the transcriptome of different ecotypes of *Arabidopsis thaliana* reveals signatures of oxidative stress in plant responses to spaceflight. Am J Bot 106:123–136

88. Zabel P, Bamsey M, Schubert D, Tajmar M (2016) Review and analysis of over 40 years of space plant growth systems. Life Sci in Space Res 10:1–16

89. Paradiso R, De Micco V, Buonomo R, Aronne G, Barbieri G, De Pascale S (2014) Soilless cultivation of soybean for Bioregenerative Life-Support Systems: a literature review and the experience of the MELiSSA Project—Food characterisation Phase I. Plant Biol 16 (S1):69–78

90. NASA Moon to Mars (2020). https://www. nasa.gov/specials/moontomars/index.html. Accessed on April 1, 2020

91. Clark, S. (2019) https://spaceflightnow.com/ 2019/06/04/nasa-picks-three-companies-to-send-commercial-landers-to-the-moon. Accessed on April 1, 2020

92. NASA CubeSat Launch Initiative (2017) CubeSat101: basic concepts and processes for first-time CubeSat developers. https://www. nasa.gov/sites/default/files/atoms/files/ nasa_csli_cubesat_101_508.pdf Accessed on April 1, 2020

93. NASA Artemis (2020) https://www.nasa.gov/ what-is-artemis. Accessed on April 1, 2020

第 13 章
植物蛋白质组学数据采集与分析：太空飞行的经验教训

作者：**Proma Basu，Colin P. S. Kruse，Darron R. Luesse 和 Sarah E. Wyatt**

本章提要：蛋白质组学能够对样品中出现的蛋白质进行鉴别和量化。该技术已被广泛应用于所有模式生物，以研究各种生理过程和信号通路（signaling pathways）。除了提供细胞内调节过程的全局视图外，蛋白质组学还可被用于鉴别候选基因，并检索已知蛋白质的替代异构体（alternative isoform）的信息。在这里，我们提供了从拟南芥幼苗中提取蛋白质的方案，并介绍了数据收集后所采用的分析技术。最初，此方法应用于 BRIC 20 太空飞行试验，但它也适用于其他的地面或飞行试验。另外，本章提供了可溶性蛋白和膜蛋白（soluble and membrane proteins）的提取方案以及 MS/MS 数据的基本分析和质量度量（quality metrics），还包括 MS/MS 数据采集后的数据分析途径和可用于收集感兴趣蛋白质结构数据的软件细节。采用差异丰度（differential abundance）和基于网络的方法进行蛋白质组学数据分析，可以揭示仅通过差异丰度或转录组数据分析时表现不明显的调节模式。

关键词：蛋白质组学；蛋白提取；翻译后修饰；膜蛋白；BRIC 20；太空飞行；拟南芥；iTRAQ；基于网络的蛋白质组学

13.1 引言

蛋白质是基因表达的终点（culmination），然而，基因表达对细胞中蛋白质的状态提供了一种间接测量。基因可能被转录，但翻译受到了抑制；转录本（transcript）发生降解；或者即使被翻译，蛋白质也可能由于翻译后修饰（post-translational modification）而失去功能。为了更清楚地了解植物生长与发育过程中的生理状态和反应，开展蛋白质组学（proteomics）是必须的。植物蛋白质组学的特性可为组织或生物体的功能状态提供更准确的视角，并允许鉴别仅通过转录组学无法了解到的机制。样品的蛋白质组学状态不仅提供了基因转录的间接记录，还提供了通过表观遗传学（epigenetics）、RNA 聚合酶调控（RNA polymerase regulation）、小 RNA、mRNA 稳定性、mRNA 定位（mRNA localization）、选择性剪接（alternative splicing）和翻译抑制（translation inhibition）等转录前后调控的整合。

　　在试验和对照条件下比较生物体的蛋白质组学可以发现大量的信息——从系统变化的广泛概述到通过关注感兴趣的途径来选择候选蛋白质。根据所需的信息，可以采用各种数据分析方法，诸如方差分析（ANOVA）和 t 检验（具有适当的多重检验校正，如 Benjamini-Hochberg）的统计检验可用于确定丰度（abundance）差异，从而深入了解任何给定条件下蛋白质组学领域的全局变化。基于网络的方法可以为进一步的研究提供另一个有用的工具来鉴别候选基因。已鉴别的蛋白质或其中的一个子集可以作为输入提供，以生成网络分析。这些可以检测被试验条件激活或破坏的基因调控途径或生理过程。另一种方法是利用 k 均值聚类算法（k-means clustering），通过表达值将蛋白质聚类成相关组，并利用聚类根据表达值生成网络。现代蛋白质组学平台还可以鉴别蛋白质的异构体，这为在细胞、器官或特定环境条件下对蛋白质调节和功能的理解增加了另一个维度。鉴定在试验条件下表达的亚型并研究其一级序列可以揭示更多有关人们所感兴趣的蛋白质功能的信息。当然，许多基因和蛋白质仍然缺乏功能特性。鉴别仍被归类为未知或推定的蛋白质的第一步是通过 SMART、InterPro[1,2]进行蛋白质结构域（protein domain）分析，并使用软件和基于网络的界面（如 I-TASSER 和 Phyre 2）进行折叠结构预测（folded structure prediction）[3-6]。这些信息有助于形成关于蛋白质功能的潜在假设，然后可以通过湿式实验室试验（wet lab experiments）对其进行测试。

　　本章介绍了用于太空飞行试验 BRIC 20 中的蛋白质组学分析方法[7]。该试验评估了在 ISS 上发芽和生长了 3 d 的拟南芥幼苗的基因表达（通过 RNAseq）和蛋白质组学状态（通过蛋白质质谱分析）。这里介绍的方案包括可溶性蛋白和膜蛋白的提取、定量、iTRAQ 标记、多肽的定量、蛋白质的鉴定、蛋白质翻译后修饰的鉴定、差异丰度的蛋白质和修饰的分析，基于网络的比较，以及研究未知蛋白的可能途径（图 13.1）。

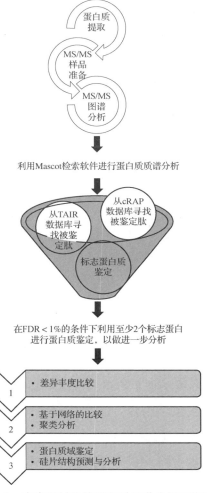

图 13.1 本章所讨论的蛋白质组学分析工作流程

蛋白质质谱数据的质量取决于蛋白质提取的质量和随后的样品制备工作。在样品制备期间，对样品进行清洗以去除提取缓冲液中的残留盐污染，从而有利于高质量数据采集。一旦完成蛋白质质谱分析，就可以对图谱进行处理并与污染物的蛋白质组学数据库（cRAP db）和目标物种的蛋白质组学数据库（在我们的案例中使用了 TAIR10）进行匹配性测试。然后，将具有高可信度（high confidence）的蛋白质用于进一步的分析，包括差异丰度、网络分析和域分析等。

13.2 材料

13.2.1 植物材料

3~10 d 龄的拟南芥幼苗［见注释（1）和（2）］。

13.2.2 试验器材

（1）研钵和研杵。

（2）Vortex – Genie 2 漩涡混合器（或同类产品）。

（3）Eppendorf 5415R 小型台式冷冻离心机（或同等产品）。

（4）Sorvall RC5B 高速常温离心机，使用 SS34 转子（或同等产品）。

（5）50 mL 离心管。

（6）Optima L – 80xp 超速离心机。

（7）70 Ti 型固定角转子。

（8）32 mL 厚壁聚碳酸酯管。

（9）2 mL 和 1.5 mL 微量离心管。

13.2.3 可溶性蛋白提取

（1）提取缓冲液：成分及含量分别为 0.1 M Tris – HCl（pH 值为 8.0）、10 mM EDTA、0.4% β – 巯基乙醇（β – ME）、0.9 M 蔗糖。如配制 200 mL 缓冲液，则加入 20 mL 1 M Tris – HCL（pH 值为 8.0）、4.0 mL 500 mM EDTA、61.6 g 蔗糖，并加水至 200 mL［见注释（3）和（4）］。不含 β – 巯基乙醇的缓冲液可在室温条件下储存。使用前再添加 β – 巯基乙醇（每 20 mL 缓冲液添加 80 μL β – 巯基乙醇）［见注释（5）和（6）］。

（2）重悬浮缓冲液：成分及含量分别为 1 M 尿素、0.5 M 硫脲、0.03 M Tris – HCl（pH 值为 7.0）。如配制 100 mL 缓冲液，则加入 6.06 g 尿素、7.6 g 硫脲和 3 mL 1M Tris – HCl 至 45 mL 水中。一旦尿素完全溶解，就使用 1 N 的盐酸调节 pH 值至 7.0。加水使容量达到 100 mL［见注释（7）和（8）］。

（3）液氮。

（4）Tris – 缓冲苯酚（pH 值为 8.0）。

（5）0.1 M 醋酸铵，溶解在 100% 甲醇溶液中。

（6）甲醇。

（7）丙酮。

13.2.4　微粒体膜蛋白提取

（1）1 M BTP – MES 溶液：在 50 mL 水中加入 28.23 g 的 bis – Tris – Propane {1,3 – 二［三（羟甲基）甲氨基］丙烷，简称 BTP}，通过加入粉末状 MES（2 – 吗啉乙磺酸）调节 pH 值至 7.8。最后定容至 100 mL。

（2）0.5 M EGTA［乙二醇双（2 – 氨基乙基醚）四乙酸］溶液。

（3）0.5 M EDTA（乙二胺四乙酸）溶液。

（4）0.5 M DTT（二硫苏糖醇）溶液。

（5）2 M 氯化钾（KCl）溶液。

（6）0.2 M 磷酸钾溶液（K_3PO_4）：以 10∶1 的比例将 0.2 M 磷酸氢二钾与 0.2 M 磷酸二氢钾混合。

（7）1 M PMSF（苯甲基磺酰氟）溶液。

（8）1 M MOPS – KOH 缓冲液：在 50 mL 水中加入 20.92 g MOPS，并通过添加氢氧化钾颗粒调节 pH 值至 7.6。最后，将容量增加至 100 mL。

（9）蛋白酶抑制剂片剂。

（10）微粒体破碎缓冲液：250 mM 蔗糖、2 mM EGTA、10%（v/v）甘油、0.5% BSA、50 mM BTP – MES（pH 值为 7.8）、0.25 M 碘化钾、2 mM DTT、1 mM PMSF 和 5 – mM β – ME［见注释（9）和（10）］。要制作 100 mL 新鲜缓冲液，将 5 mL 1M BTP – MES 缓冲液（pH 值为 7.8）、0.5 g 牛血清白蛋白（BSA）、8.56 g 蔗糖、4 mL 0.5 M EGTA 、10 mL 甘油、100 μL 1M PMSF、4.15 g 碘化钾和 400 μL 0.5 M DTT 加入 50 mL 的水溶液。使用前再添加 35 μL 的 β – ME［见注释（9）和（10）］。最后加水至 100 mL。每 50 mL 缓冲液补充 1 片全蛋白酶抑制剂和磷酸酶抑制剂混合物（由位于美国威斯康星州密尔沃基的 Roche 公司生产）。

（11）微粒体悬浮缓冲液：10 mM BTP – MES（pH 值为 7.8）、0.33 M 蔗糖、3 mM 氯化钾和 5 mM 磷酸钾（pH 值为 7.8）。如配制 100 mL 新鲜缓冲液，则将 1mL 1M BTP – MES 缓冲液（pH 值为 7.8）、11.29 g 蔗糖、150 μL 2 M 氯化钾溶液、2.5 mL 0.2 M磷酸钾溶液添加到 50 mL 水中。最后，加水至 100 mL。使用前，立即加 100 μL 1 M PMSF 和 2 片蛋白酶抑制剂。

13.2.5　蛋白质组学分析

（1）蛋白质定量试剂盒。

（2）Velos 组合式质谱仪（由位于美国佛罗里达州西棕榈滩的 Thermo Scientific 公司生产）［见注释（11）］。

（3）Mascot 检索软件（由位于英国伦敦的 Matrix Science 公司开发）。

（4）Scaffold 软件［版本为 Scaffold_4.3.2，由位于美国俄勒冈州波特兰的蛋白质组学软件公司（Proteome Software Inc.）］开发。

（5）Protein Prophet 蛋白质组学数据分析软件。

13.3　方法

13.3.1　植物材料

植物材料可以是新鲜的，需要先加工处理，或在 – 80 ℃ 的温度下冷冻直至需要提取时。在冷冻之前用 RNAlater 进行处理，尽管这可能改变结果[8]。

13.3.2　微粒体膜蛋白提取

本方案中使用的所有仪器和试剂均在 0 ~ 4 ℃ 的条件下进行冷却［见注释（12）］。

（1）利用液氮和研磨工具（研钵和研杵），将 1 g 新鲜或冷冻的组织磨碎。

（2）添加足量的冷冻微粒体粉碎缓冲液，以湿润植物组织（4 ~ 5 mL）。

（3）在 8 000g 及 4 ℃ 的条件下离心 15 min。

（4）缓冲液离心后呈颗粒状。小心倒出上清液，并丢弃沉淀［见注释（13）］。

（5）将步骤（3）中的上清液在 100 000g 及 4 ℃ 的条件下离心 50～60 min。保存沉淀物（膜蛋白）和上清液（可溶性蛋白）。

（6）如第 13.3.3 节所述，利用 100 μL 的 160 mM 碳酸钠溶液洗涤沉淀物，以去除多余的可溶性蛋白质。

（7）对于大多数蛋白质质谱分析设备来说，在步骤（5）后形成的沉淀物就足够了，然后对该设备执行样品清洁模式以减少样品中含盐量［见注释（14）］。

13.3.3　碳酸盐洗涤

进行碳酸盐洗涤是为了去除微粒体制备颗粒中可溶性蛋白质的污染。

（1）制备 160 mM 碳酸钠溶液，并在上面收集的每部分中加入 500 μL 溶液（每克原料）。

（2）将所有原料放置在冰上，并保留 30 min。

（3）在 10 000g 条件下离心 25 min。

（4）倒出上清液，保留沉淀物。

13.3.4　可溶性蛋白质提取

借助苯酚提取蛋白质，然后用甲醇乙酸铵进行沉淀［见注释（15）］。该方法已经过优化，可以处理 0.75～1.5 g 的冷冻组织。

（1）用研钵和研杵，将 0.75～1.5 g 冷冻组织在液氮中研磨成粉末。将组织粉末移至 2 mL 微型离心管中，放在冰上。保持组织一直处于冷冻状态。

（2）在每 50～200 mg 原始组织中加入 600 μL 冷却的 Tris（pH 值为 8.0）缓冲的苯酚和 600 μL 冷却提取缓冲液。如果要对从样品中提取的总蛋白在膜蛋白和可溶性蛋白进行分级分离，则可在第 13.3.2 节中步骤（4）后形成的上清液中，按相同比例加入苯酚和提取缓冲液。

（3）快速漩涡搅拌 30 s。

（4）在 16 000g 及 4 ℃ 条件下离心 10 min。

（5）将苯酚层（顶层）移至新的 2 mL 微型离心管中，并储存于冰上。

（6）重新提取水相［步骤（5）下层］：在水相中加入 400 μL 冷却的 Tris（pH 值为 8.0）缓冲苯酚，搅拌至完全混合（1~2 min）。

（7）在 16 000g 及 4 ℃ 条件下离心 10 min。

（8）去除苯酚层，将其与步骤（5）中收集的苯酚层合并在一起。

（9）在 16 000g 及 4 ℃ 条件下，将合并后的所提取苯酚层［从步骤（5）和步骤（8）中］离心 5 min，然后将顶部的苯酚层（去除之前所提取苯酚层中受污染的下层苯酚）转移到一个干净的 50 mL 离心管中。

（10）通过向苯酚层中加入 5 倍体积含有 0.1 M 冷冻（在 -20 ℃ 冷却）的醋酸铵（溶在 100% 甲醇中）来沉淀蛋白质。

（11）漩涡搅拌至完全混合，并在 -20 ℃ 的温度下培养过夜。

（12）离心收集沉淀物（在 16 000g 及 4 ℃ 条件下离心 20 min）。去除上清液并在非氯化废物中处置。

（13）用溶解在甲醇中的 0.1 M 冷醋酸铵溶液洗涤沉淀物。每 50 mg 原始组织添加 1.5 mL。用旋涡和超声波使颗粒尽可能运动。一次超声时间不要超过 30 s，总时间不要超过 1.5 min。若样品开始发热，则再次实施超声波处理之前需要进行冷却。将重悬样品置于 -20 ℃ 的温度下至少 15 min，然后在带有 SS34 转子的 Sorvall RC5B（或同等产品）离心机上在 16 000g 及 4 ℃ 条件下离心 20 min 后，除去上层清液。

（14）重复步骤（13）两次。

（15）重复步骤（13），用冷的 80% 丙酮代替 0.1 M 醋酸铵，加于甲醇中。

（16）重复步骤（15），以 70% 冷甲醇代替丙酮。

（17）最后一次洗涤后，可将样品保存于 -20 ℃ 的 70% 甲醇中，直至溶解。对于大多数蛋白质质谱分析设备来说，提交这种颗粒就足够了［见注释（14）］。

13.3.5　蛋白质组学分析

如果将样品送到蛋白质组学分析设备，设备将执行步骤（1）~（4）［见注释（16）和（17）］。对于难溶解的蛋白质样品，例如微粒体蛋白质，在用胰蛋白酶（trypsin）消化之前，向蛋白质沉淀物中加入 0.1% Rapigest SF 溶液来提高每个样品的产量。Rapigest SF 溶解沉淀物中的蛋白质，以使更多的蛋白质可用于酶裂解。

（1）采用蛋白质测定法（如 Bradford 测定法或 BCA 测定法），对每个样品进行定量。将 Bradford Coomassie 染料的改性剂与样品混合，在 595 nm 处测定吸光度。每次重复至少需要 50 μg 蛋白质，以用于进行基于 iTRAQ（Isobaric Tags for Relative and Absolute Quantitation，相对和绝对定量的等压标签）的分析。

（2）胰蛋白酶消化和标记：用 TCEP［三（2 - 甲酰乙基）膦盐酸盐］和碘代烷基化乙酰胺（alkylate with iodoa cetamide）从每个样品的 3 次重复中分别减少等量的总蛋白，然后进行一整夜的胰蛋白酶消化。将消化后的样品用一个独特的 iTRAQ 试剂进行标记［见注释（18）］。

（3）汇集单独标记的肽反应物［一个池用于可溶性蛋白，另一个池用于膜蛋白；见注释（19）］，并进行一系列液相色谱（liquid chromatography，LC）分离：第一种是基于电荷的强阳离子交换（SCX）液相色谱法；第二种是基于极性的反相液相色谱法（RP - LC）。有必要利用液相色谱减小蛋白质组的复杂性，以便在 MS/MS 期间进行更多的蛋白质鉴定。

（4）将样品直接注入 LTQ Orbitrap Velos 进行分析。LTQ Orbitrap Velos 是一种混合离子阱质谱仪。采用高能碰撞分解（high energy collision decomposition，HCD）和电子转移分解（electron transfer decomposition，ETD）两种方法对多肽进行裂解。ETD 是可选的，如果需要从头测序或得到关于翻译后修饰的信息，则可使用它。这样，就可以对多肽进行鉴定和定量分析，进而对裂解组分中的代表性蛋白质进行鉴定和定量分析。

13.3.6　MS/MS 数据分析

（1）利用 Mascot Daemon v 2.5（由英国伦敦的 Matrix Science 公司开发）来分析所得到的 MS/MS 图谱（RAW 文件），它可通过分析由等压标记释放的报告离子（reporter - ion）而对肽进行定量分析，并鉴别蛋白质序列。用于运行 Mascot 的设置取决于在样品制备过程中用来消化蛋白质酶的种类，以及蛋白质组学选择的等压标记（iTRAQ 或 TMT）类型。例如，胰蛋白酶通过裂解赖氨酸或精氨酸残基的 C 端来消化蛋白质，除非这两个残基后跟着脯氨酸，否则这些位点通常被设置为切割位点[9]。iTRAQ 标记中的 N - 羟基琥珀酰亚胺基团具有胺反应性，即与赖氨酸残基的 ε – 胺基团和肽段 N 端的胺基团反应，并将标记附着到肽上[10]，从而在运行 Mascot 时赖氨酸的修饰被认为是固定修饰。

（2）通过在样品的 MS/MS 过程中释放具有特征性的 iTRAQ 报告离子（114 – 117 m/z）来实现肽的定量分析。该软件使用每种 iTRAQ 试剂释放的报告离子的丰度来计算 iTRAQ 比率。利用所提供的 p 值评价单个肽的统计显著性。报告离子的强度与 MS/MS 中裂解的特定肽的丰度直接相关。

（3）鉴别蛋白质。在 MS/MS 过程中，肽释放的 b 和 y 离子提供了用于将肽与蛋白质进行配对的序列信息[11]。用特定酶消化后的每种蛋白质都会产生对该特定蛋白质具有特异性的特征肽（signature peptide），Mascot 利用这些特征肽来确定样品中存在哪些蛋白质。该原理用于鉴别蛋白质样品中常见的污染物，如角蛋白、灰尘和接触蛋白。根据常见的外源蛋白的共同储存库（common Repository of Adventitious Proteins，cRAP）——一种在样品中被发现的常见污染物数据库——对质谱进行搜索。对当前版本，可以通过 URL ftp://ftp. thegpm. org/fasta/cRAP 下载［版权所有 2004—2011，由全球蛋白质组机器组织（Global Proteome Machine Organization）开发］。

为了鉴别来自目标生物的蛋白质，使用 Mascot 将图谱与 TAIR10 蛋白质组数据库［目标和诱饵序列（decoy sequence）］进行配对[12]。通过将 Mascot 调整为 1% 的肽识别假阳性率来搜索 TAIR10 中的诱饵序列。只有具有两个或两个以上特征肽的蛋白才能被考虑做进一步分析。

（4）利用 Scaffold 软件来加载和分析来自 Mascot 的数据。一旦利用 Mascot 进行了肽测序和蛋白质鉴定，即可再一次利用 Scaffold 软件对相同的光谱进行分析，并对根据图谱而被解释的蛋白质进行比较和组合。

（5）采用 Protein Prophet 算法来确认正确的蛋白质身份[13]。该算法将从碎片离子中识别的氨基酸序列分配给具有 90% 置信度的匹配蛋白质。

（6）在进行 MS/MS 分析之前，利用亲和层析或修饰氨基酸特异性抗体来富集修饰肽，以鉴定具有翻译后修饰的肽［见注释（20）］。

13. 3. 7　差异丰度分析［见注释（21）］

（1）在利用 MS 对蛋白表达数据进行量化后，使用 R 中的 "log" 或 "sqrt"

函数进行对数或平方根转换，开始鉴定差异丰富的蛋白[14,15]。

（2）检验方差的正态性和同质性，以确定适当的显著性检验方式。

（3）如果数据显示正态分布或可以在数学上被转换为正态分布，那么可以使用变异数分析（ANOVA）或学生 t 检验（Student's t – test），然后进行多重检验修正（例如，使用 R 中的"p. adjust"对 Benjamini – Hochberg 进行修正），以降低丰富假阳性的风险。如果对数据无法标准化，则使用 Welch t 检验或 Mann – Whitney U 检验来确定统计学显著性。

（4）利用每个样品中蛋白质的丰度（由等压标记确定）来确定在试验和对照条件之间表达的倍数变化。

（5）将倍数变化表达数据转换为倍数变化的 2 的对数，以便：①正值等于由试验处理引起的更丰富的蛋白质，而负值等于由试验处理引起的丰度较低的蛋白质；②1 或 –1 的值代表 2 倍的表达差异；③值更容易被可视化。

13.3.8　基于网络的蛋白质组学

除了差异表达之外，添加基于网络的蛋白质组学（network – based proteomics，NBP）可以帮助鉴别一种蛋白质复合体（protein complex）或一系列在被共同表达的途径中起作用的蛋白质，以集中识别一组蛋白质中的功能单元 ［见注释（22）］[16]。

（1）如果试验植物是拟南芥或其他另一种特征合理的生物，则应开始使用 VisANT 构建强大的网络，其边缘由来自多个数据库的试验预测或验证的相互作用来确定[17] ［见注释（23）］。

（2）一种基于 PPI 的 NBP 的替代方案（或补充方案）是进行共表达网络分析 ［见注释（24）］。利用基于网络的平台 STRING（Search Tool for the Retrieval of Interacting Genes/Proteins，用于检索相互作用基因/蛋白质的搜索工具）DB v 11 来进行径直的共表达 NBP 分析[18]。

13.3.9　对未知感兴趣的蛋白质研究

（1）如果返回"未知蛋白质"或"假定蛋白质"的蛋白质注释，则首先检索感兴趣的蛋白质的氨基酸序列。

（2）将一级序列输入 I - TASSER、Phyre2、SWISS - MODEL 或 RaptorX 等蛋白质结构预测工具[3-6,19,20]，以预测蛋白的三级结构。这些工具依赖一级序列氨基酸特性与之前用 X 射线晶体学或 CryoEM 结构表征的蛋白质的同源性。仔细选择模板，为基于同源性的结构建模，并评估改变模板选择所造成的差异，以确定预测中的不确定性和置信度区域。

（3）模型一旦生成，结构预测就普遍使用蛋白质数据库（Protein Data Bank，PDB）文件格式。下载并仔细标记基于同源性的模型，以确保可重复性。

（4）利用 PyMol 分子三维结构显示软件[21]或类似的软件工具来可视化蛋白质结构。该结构可以帮助鉴别配体结合位点（ligand binding site），并显示蛋白质表面上的残留静电荷的高精度分布图，从而揭示酸性和碱性电荷的聚集情况。

（5）如果简单的建模和功能预测还不足够，那么可以使用 Rosetta 基于粗糙集理论框架的表格逻辑数据工具或 InterevDock2 对接服务器来进行更为高级的生物信息学（in silico）分析[22,23]，以鉴别配体对接、翻译后修饰引起的结构扰动以及蛋白质 - 蛋白质相互作用。

13.4 注释

（1）详细的试验设计简化了蛋白质组学试验流程（如［24］）。了解在一次蛋白质质谱分析中成功鉴定最大蛋白质所需的蛋白质量有助于确定每次重复需要的组织量。质谱法的最低目标是每次重复约 50 μg。提取所需组织的数量需要通过试验确定，因为提取效率会根据组织类型、年龄和保存方法而变化。提取后，可以使用比色法测定蛋白质的量，如 Bradford 测定法或 BCA 测定法[25]。蛋白质质谱分析后，要获得具有统计学意义的结果，则每个样品至少需要 3 次重复。但是，如果需要识别出较小的变化，则可能需要通过额外的重复来增强统计能力（有关数据分析的详细情况见第 13.3.7 节）。试验设计为试验提供了必要的框架，是试验计划的起点。

（2）已将所提供的方案用于在太空飞行试验中从黄化的拟南芥幼苗中提取蛋白质样品。由于在太空飞行试验中所获得的植物组织数量有限，所以可以将它与花序茎（inflorescence stem）和叶片一起使用。与其他植物一起使用可能需要修改提取程序，以说明细胞壁组成、膜组成和次级代谢产物的差异。此外，MS/MS 结果的下游分析将需要不同的方法。后续小节所介绍的方法是对［26］的一种改进。

（3）如果要在完成蛋白质鉴定后研究磷蛋白（phosphoprotein），则需要在提取缓冲液中加入一种磷酸酶抑制剂混合物。对于 100 mL 缓冲液，1 mL 磷酸酶抑制剂混合物就足够了。开展磷蛋白组学（phosphoproteomics）研究至少需要 200~500 mg 原始组织，因为在实施磷富集（phosphoenrichment）之前需要 1 mg 蛋白质，从而获得足够的蛋白质以便进一步开展分析。

（4）利用纳米纯净水制备所有的溶液和缓冲液，以尽量减少 MS/MS 过程中的污染。

（5）β-ME 在蛋白质提取缓冲液中被用作还原剂。其功能与二硫苏糖醇（DTT）或二硫苏糖醇（DTE）相同。

（6）β-ME 在 pH 值高于 8 时具有缓冲作用。商用 β-ME 经常会被角蛋白（keratin）污染，而角蛋白可以在 SDS-PAGE 凝胶上看到[27]。

（7）尿素具有吸湿性。当用尿素配制溶液时，应始终从最终体积的一半开始。这是因为尿素吸收大气中的水分，当尿素溶解时，溶液体积会增加。

（8）将高浓度尿素用于蛋白质的重悬浮缓冲液中，因为它有助于保持蛋白质的单一构象，从而抵消二级和三级结构。高浓度尿素也有助于将疏水蛋白保持在溶液中，并阻止蛋白质之间的相互作用。

（9）苯甲基磺酰氟（phenylmethyl sulfonyl fluoride，PMSF）具有毒性，因此，必须在添加 β-ME、DTT 或 DTE 之前将其添加到缓冲液中。

（10）4-（2-氨乙基）苯磺酰氟盐酸盐（4-benzenesulfonyl fluoride hydrochloride，AEBSF）可代替 PMSF。虽然其毒性低于 PMSF，但它会导致某些蛋白质发生改变。

（11）在蛋白质质谱分析过程中，每个肽都被进一步分解。对于该过程中形成的碎片，不同的质谱仪采用不同的方法，例如碰撞诱导解离（Collision Induced Dissociation，CID）或电子转移解离（Electron Transfer Dissociation，ETD）。高能碰撞解离（High Energy Collision Dissociation，HCD）是 CID 的一种形式。HCD 是 Orbitrap 仪器中用于对等压标记肽进行碎片化的方法。由于碎片会影响蛋白质质谱分析结果中获得的峰，并且所有采用上述蛋白质组学协议的试验都使用了 LTQ Orbitrap Velos 仪器，所以我们在文章中包含了制造商的名称。

（12）如果可能，蛋白质提取应在保持 4 ℃低温的室内进行。

（13）如果在倒出上清液时有一些沉淀碎片，则可以通过 4 ～ 5 层神奇滤布（miracloth）过滤上清液以去除分散的碎片，然后继续往后进行。

（14）大多数装置更青睐于步骤（17）后形成的沉淀物（如在可溶性蛋白质的情况下），但如果需要重悬样品，则可以在每 50 mg 起始组织中加大约 15 μL 缓冲液，从而将沉淀物溶解在重悬缓冲液中。

（15）蛋白质沉淀法是从植物细胞中提取蛋白质的首选方法。与蛋白质相比，植物组织中多糖、核酸和脂质含量更高。蛋白质沉淀法有助于从此类组织中提取蛋白质。该方法还有助于抑制蛋白酶活性，因为它利用苯酚从组织中提取蛋白质。

（16）为了确保从可用的组织中提取足够的蛋白质，可以采用 Bradford 测定法对初级蛋白质提取物进行定量，以确定每次重复所需的起始组织的适当数量。

（17）通过对蛋白质的鉴定和定量，可以评价所提取的蛋白质的质量。这可能根据被分析的组织和物种而有所不同。对于拟南芥幼苗，经胰蛋白酶消化和单次 LC – MS/MS 运行后的蛋白质鉴定种类多于 1 000 个将被认为是优秀的，而 500 ～ 999 个被认为是可接受的。通过这种初始分析鉴定的蛋白质少于 500 种则应该考虑采取新的提取方法。可接受的值分别为大于 1 500 个和 1 000 ～ 1 499 个，对蛋白质在使用 iTRAQ 分馏成 12 LC – MS/MS 后进行鉴定和定量。

（18）iTRAQ 标记前的样品处理：蛋白质用胰蛋白酶进行过夜消化。半胱氨酸残基被甲烷硫代磺酸甲酯（MMTS）甲基化。阻断半胱氨酸后，完成 iTRAQ 肽标记。

（19）iTRAQ 试剂允许对多个试验和对照样品进行差异标记，以便在单一步骤（LC MS/MS，液相色谱串联质谱法）中同时定量和鉴定蛋白质。如果样品数量超过多重分析能力而且必须在多次运行中进行分析，那么在所有运行中可以将所有样品以等摩尔比例混合，并在每次运行中注入内部对照组，从而可以在多次运行中比较蛋白质的表达。然而，应将可溶性蛋白与膜蛋白分开分析。由于可溶性蛋白和膜蛋白的结构有可能不同，所以如果将它们组合在一起，就难以进行标准化。

（20）当分析 MS/MS 图谱时，翻译后修饰的存在会导致碎片离子的保留时间发生变化。这种转变可以通过软件（如 Scaffold）分析 MS/MS 图谱以鉴别 PTM 来得到检测结果。

（21）虽然现在实验室不需要专门的技术和方法就可以对蛋白质进行定量，但这仍然是一项具有挑战性且值得追求的工作。不能用"一刀切"的试验设计或分析流程（analytical pipeline）来描述样品蛋白质组学图谱。然而，这些工具（以及它们日益提高的可用性）使研究人员能够更易于描述样品的"功能"特征。样品制备的最优化是第一原则，以确保所收集数据的可用性和代表性。当第一次尝试分析蛋白质组学数据时，最大的挑战是心态。在开始执行大数据计算分析时，有一个固有的、陡峭的学习曲线，而毅力是必不可少的。可以花一些必要的时间来学习在终端（bash）中工作的基本要素，并"玩"一下数据。记住，只要你有原始数据的备份，那么计算分析就可以无限次进行，并且不需要试剂来测试或更改方法。在生物体内，分子协同工作以适应和响应环境信号，而基于网络的蛋白质组学可以帮助鉴别这些相互作用。在 NBP 方法中，蛋白质构成网络的节点，而连接任意两个蛋白质的证据构成边缘。最常见的 NBP 方法采用一个或多个预先计算的蛋白质之间的相互作用（protein - protein interactions，PPI）数据库，这由共表达或试验测定确定。

（22）VisANT 是一种功能丰富的工具，它使研究人员能够构建功能网络，从而将一组差异表达的蛋白质置于先前建立的相互作用的背景下。这种方法可以高度有效地确定差异表达蛋白之间的调控后果和因果关系；然而，基于 PPI 的网络本质上无法表征之前未研究的缺乏 PPI 信息的蛋白质。

（23）NBP 的共表达方法需要在蛋白质组学试验中鉴别的所有蛋白质中形成一张网络，并将其与之前试验中共表达生成的参考网络进行比较。该方法需要一个基于概率的模型来分析和可视化蛋白质组学数据。基于概率的方法有助于提高特征选择的可重复性和分类预测的准确性。分类预测的准确性是将从网络分析中鉴别出的蛋白质复合物或一组在通路中起作用的蛋白质与从分子特征数据库中随机选择的蛋白质（蛋白质的数量等于初始查询集）进行比较[28]。

（24）大规模试验的主要目的是鉴定新的感兴趣的蛋白质。对于那些未知的蛋白质，即那些以前没有结构构象或生物学功能特征的蛋白质，人们对它们知之甚少而往往忽视它们。然而，随着生物信息学资源的完善，许多基于网络的工具可被用来收集感兴趣的未知蛋白质的初步信息，以确定蛋白质同源性和推断假设的蛋白质活性。

致谢

这项工作部分由 NASA 资助（项目编号为 NNX13AM48G）。作者要感谢约克大学的 Frans Maathuis 博士的宝贵贡献，以及美国密苏里州圣路易斯市的唐纳德·丹福斯植物科学中心（Donald Danforth Plant Science Center）的 Sophie Alvarez 博士和 Mike Naldrett 博士在蛋白质组学方法和蛋白质质量指标方面的贡献。

参考文献

1. Schultz J, Copley RR, Doerks T et al (2000) SMART: a web-based tool for the study of genetically mobile domains. Nucleic Acids Res 28:231–234

2. Mitchell AL, Attwood TK, Babbitt PC et al (2019) InterPro in 2019: improving coverage, classification and access to protein sequence annotations. Nucleic Acids Res 47: D351–D360

3. Zhang Y (2008) I-TASSER server for protein 3D structure prediction. BMC Bioinform. https://doi.org/10.1186/1471-2105-9-40

4. Roy A, Kucukural A, Zhang Y (2010) I-TASSER: a unified platform for automated protein structure and function prediction. Nat Protoc 5(4):725–738

5. Yang J, Yan R, Roy A, Xu D et al (2015) The I-TASSER Suite: protein structure and function prediction. Nat Methods 12:7–8

6. Kelley LA, Mezulis S, Yates CM et al (2015) The Phyre2 web portal for protein modeling, prediction and analysis. Nat Protoc 10:845–858

7. Kruse CPS, Meyers AD, Basu P, Hutchinson S, Luesse DR, Wyatt SE (2020) Spaceflight induces novel regulatory responses in Arabidopsis as revealed by combined proteomics and transcriptomic analyses. BMC Plant Biology 20:237. https://doi.org/10.1186/s12870-020-02392-6

8. Kruse CPS, Basu P, Luesse DR et al (2017) Transcriptome and proteome responses in RNAlater preserved tissue of *Arabidopsis thaliana*. PLoS One. https://doi.org/10.1371/journal.pone.0175943

9. Somiari RI, Renganathan K, Russell S et al (2014) A colorimetric method for monitoring tryptic digestion prior to shotgun proteomics. Int J Proteomics. https://doi.org/10.1155/2014/125482

10. Rauniyar N, Yates JR (2014) Isobaric labeling-based relative quantification in shotgun proteomics. J Proteome Res 13:5293–5309

11. Cox J, Hubner NC, Mann M (2008) How much peptide sequence information is contained in ion trap tandem mass spectra? J Am Soc Mass Spectrom 19:1813–1820

12. The Arabidopsis Information Resource (TAIR). https://www.arabidopsis.org/download/indexauto.jsp?dir=%2Fdownload_files%2FSequences%2FTAIR10_blastsets, *on* www.arabidopsis.org. Accessed 23 Apr 2020

13. Nesvizhskii AI, Keller A, Kolker E et al (2003) A statistical model for identifying proteins by tandem mass spectrometry. Anal Chem 75:4646–4658

14. Mertens BJA (2017) Transformation, normalization, and batch effect in the analysis of mass spectrometry data for Omics studies. In: Datta S, Mertens BJA (eds) Statistical analysis of proteomics, metabolomics, and lipidomics data using mass spectrometry. Springer International Publishing, Switzerland, pp 1–21

15. Trautwein-Schult A, Maaß S, Plate K et al (2018) A metabolic labeling strategy for relative protein quantification in *Clostridioides difficile*. Front Microbiol. https://doi.org/10.3389/fmicb.2018.02371

16. Goh WW, Wong L (2016) Integrating networks and proteomics: moving forward. Trends Biotechnol 34:951–959

17. Hu Z, Snitkin ES, DeLisi C (2008) VisANT: an integrative framework for networks in systems biology. Brief Bioinform 9:317–325

18. Szklarczyk D, Gable AL, Lyon D et al (2019) STRING v11: protein-protein association networks with increased coverage, supporting functional discovery in genome-wide experimental datasets. Nucleic Acids Res 47(D1): D607–D613

19. Schwede T, Kopp J, Guex N et al (2003) SWISS-MODEL: an automated protein homology-modeling server. Nucleic Acids Res 31:3381–3385

20. Peng J, Xu J (2011) RaptorX: exploiting structure information for protein alignment by statistical inference. Proteins 79(Suppl. 10):161–171

21. Schrödinger LLC (2015) The {PyMOL} Molecular graphics system, version~1.8

22. Conchuir SO, Barlow KA, Pache RA et al (2015) A web resource for standardized benchmark datasets, metrics, and rosetta protocols for macromolecular modeling and design. PLoS One. https://doi.org/10.1371/journal.pone.0130433

23. Quignot C, Rey J, Yu J et al (2018) InterEv-Dock2: an expanded server for protein docking using evolutionary and biological information from homology models and multimeric inputs. Nucleic Acids Res 46:W408–W416

24. Hutchinson S, Basu P, Wyatt SE et al (2016) Methods for on-orbit germination of *Arabidopsis thaliana* for proteomic analysis. Gravit Space Res 4:20–27

25. Olson BJSC (2016) Assays for determination of protein concentration. Curr Protoc Pharmacol 73:A.3A.1–A.3A.32

26. Basu P, Luesse DR, Wyatt SE (2015) Proteomic approaches and their application to plant gravitropism. Methods Mol Biol 1309:119–132

27. Westermeier R, Naven T (2002) Expression proteomics. Proteomics in practice. Wiley-VCH Verlag GmbH & Co. KGaA, Weinheim, Germany

28. Beck D, Thoms JAI, Perera D et al (2013) Genome-wide analysis of transcriptional regulators in human HSPCs reveals a densely interconnected network of coding and noncoding genes. Blood 122:e12 LP–e12e22

作者：**Karl H. Hasenstein**

本章提要：想要了解重力对生物的影响，就需要去除决定地球上生命的因素。不幸的是，除非有可用的地球轨道平台，否则提供这种条件所需的自由落体条件仅限于几秒钟。因此，自从开始研究重力效应以来，人们就一直在尝试创造模拟低重力或无重力的条件。这种情况主要依赖旋转装置（rotating device，又名回转器），其特点是重力矢量的速度改变时间要短于生物反应时间，或通过流体动力学创造补偿沉降的条件（create conditions that compensate sedimentation by fluid dynamics）。虽然有几种先进的商业仪器可用，但对大多数研究人员本身来说它们成本太高。本章介绍了设计和构建低成本但多功能仪器的重要考虑因素，包括稳定可靠性、完全可编程性及价格合理性，并重点阐述了仪器的详细结构、微控制器编程、多功能性和可靠性。

关键词：回转器；随机定位仪；3D 打印；STL 文件；微控制器编程；LED 光照；加速度计

14.1 引言

从利用水轮来研究重力对植物的影响开始[1]，旨在消除或减少单向重力影响的装置开发变得越来越复杂。Ciesielski[2] 和 von Sachs[3] 开发了第一台功能性回转器（clinostat），目标是了解重力效应。然而，von Sachs 已经意识到，回转

（clinorotation）会对植物施加机械应力，后来发现这种影响是由于乙烯升高导致叶柄弯曲[4,5]。尽管与真正的微重力（即自由落体条件）相比该方法会产生明显不同的倾斜效应，但只要考虑适当的边界条件，这种方法是太空飞行试验很有价值的替代品。值得注意的是，人们已经对重力感应机理开展了大量研究，从而发现并分析了重力刺激的呈现时间（presentation time of gravistimulus）[6]、重力敏感性的阈值（threshold of gravisensitivity）[7,8]、重力敏感性的开始（onset of gravisensitivity）[9]和重力刺激的持续性（persistence of the gravistimulus）[10]等。此外，通过回转人们还揭示了转录效应[11-13]和钩环形成[14]。尽管大多数研究是在植物上进行的，但需要指出的是，人们正在研究回转对真菌[15]、单细胞[16-19]、非洲爪蟾蜍（xenopus）[20,21]以及许多哺乳动物和人类细胞等其他生物的影响[22-24]。

大量不受控制的试验扩散促使对回转试验进行质量评估［波恩标准（Bonn criteria）］[25]。考虑到回转试验的相对便利性以及不仅要尽量减少重力的影响，还要研究部分重力（例如，月球和火星的重力条件分别为 $0.166g$ 和 $0.38g$），需要采用越来越多的精密仪器，包括 1 个和 2 个轴向系统（通常被称为一维和二维回转器，参见［26，27］和随机定位仪）。不幸的是，这种复杂程度的增加给研究人员带来了难以满足的巨大费用。例如，商用 RPM 系统导致了数千美元的投资。本章的目的是提供一个蓝图，以便让任何具有最低技术倾向的研究人员能够建立一个实验室级且低成本的 RPM 系统，以适用于大多数幼苗或组织培养试验，并包括完全可编程控制。

14.2　材料

14.2.1　支撑结构

硬件由一系列 3D 打印部件组成，这些部件被组装到图 14.1 所示的系统中。尽管在任何熔融沉积成形（Fusion Deposition Modeling）（3D）打印机上打印物品都是可能的，但是一种性能良好而且可能更为廉价的替代方案是从商业供应商处订购。

主要支撑结构是两个秋千形支架［20 mm（厚）×254 mm（高）×212 mm（宽）］，它们由两个支架（264 mm×40 mm×8 mm）进行连接，以便保持适当的稳定性和距离；它们也可以作为电线的导管。支架和框架都需要成对制成，因为标准 3D 打印机可能无法生产所需尺寸的单件。该组件支撑着两个旋转式框架。外部框架（含两片，尺寸分别为 220 mm×45 mm 和 215 mm×45 mm）支撑内部框架（含两片，尺寸分别为 190 mm×45 mm 和 176 mm×45 mm）。横向内侧的环状表面将试验框架固定在两个可能的方向上，即与内部框架垂直（图 14.1）或平行。另外，其中一个秋千形支架的侧面下端处安装有一个电控箱。

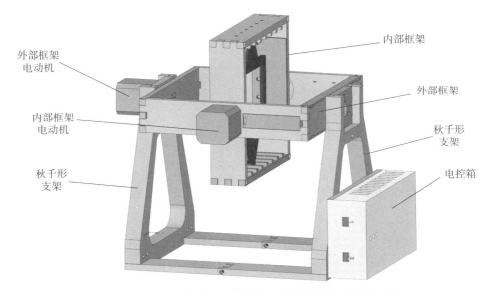

图 14.1　基于 2 个独立旋转轴的随机定位仪外形结构示意

每个旋转轴由一个单独的电动机驱动。在内部框架上装有可更换的 LED 灯和有效载荷框架，以适用于（堆叠）标准方形培养皿或其他（定制）容器。可以加装一个加速度计并记录试验加速度曲线（未显示）。

因为 3D 打印用品（电动机和连接器等）通常采用公制单位，所以所有部件的组装均基于不同长度的 M3 mm 不锈钢内六角套筒（M3 Stainless Steel Hex Socket）（见材料清单）。螺母（nuts）通常是六角形的，但在某些情况下，方形螺母是必要的。

14.2.2　驱动设备

驱动电动机（如图 14.1 中的深色突出部分）是型号为 NEMA17 的双极（即有 4 条引线）步进电动机。电动机应基于预期负载和 1 A、1.5 A 或 2 A 的电流，通常分别对应于 13 N·cm、45 N·cm 和 59 N·cm 的扭矩。将电动机安装在底板（固定电动机）上，然后将该底板连接到主支撑结构或旋转式外部框架。这种设计便于修改或改变为非 NEMA 或齿轮电动机。然而，在所提供的 STL（立体光刻）文件中没有提供此类修改。

配电需要滑环（slip ring）。如果不需要照明，则至少需要一种这样的装置。滑环（位于外部电动机的对面）被用作旋转支撑和导管。如果需要光照，则第二个滑环可将电力分配到 LED 灯所在的内部框架。虽然 LED 灯的功率需求明显低于电动机，但在两个枢轴上使用相同类型的滑环是经济的。电动机轴和机架之间的连接需要刚性电动机法兰联轴器（Rigid Motor Flange Couplings）。法兰与内部框架以及外部框架预先设计的孔应匹配（图 14.1）。

14.2.3　电气系统与电子设备

电气系统基于 12 V 及 50 W 电源（LRS - 50 - 12），分别为两个微控制器（Arduino Nano）、两个电动机驱动器（A4988）和 LED 灯提供电源。微控制器和驱动器在 5 V 电压下运行，因此需要一个 12 V 与 5 V 的转换器（如 Smakn 超低电压加速转换器或其他等效产品）。之所以选择 Arduino Nano 微控制器，是因为其具有外形尺寸很小、完全可编程以及基于迷你 USB 的直接可访问性等特点。尽管可以用一台微控制器运行两台电动机，但每个轴的一台微控制器可提供独立的可编程性。为了方便微控制器的连接，强烈推荐使用螺旋 IO 护罩（Screw IO Shields）。电源盒包含将屏蔽直接连接到底板的装置。

14.3　方法

14.3.1　框架组装

STL 文件提供了详细的说明。一旦获得已打印成形的材料，则需要从外部支撑结构（包括电源和电子盒）开始组装，然后是内部和外部框架，包括滑环、法兰和 LED 灯（如果需要）。

支架可以作为单件生产，也可以由必须安装在一起的上、下两部分组成。必须将电动机（在电源箱对面）安装在其底板上，并且必须使导线穿过支架的导管，然后穿过垫片。将每个框架由两个 M3 × 16 mm 的螺栓固定到每个支架上。它们的连接依赖插入式（方形）螺母，在每个角上可安装两个 M3 × 16 mm 的螺栓（bolt）。建议在将框架安装到支架上之前，将电源箱连接到支撑底座（用垫片固定）。

框架的组装包括正确地安装滑环。每个滑环都由 3 个 M3 × 12 mm 的螺栓固定。强烈建议使用连接器［杜邦（Dupont）或类似的可拆卸类型］，而不是焊接，以便于修正和重新组装。将框架连接在一起，并由每个角上的 4 个 M3 × 45 mm 的螺栓进行固定。

14.3.2 电动机的附加设备

必须将位于另一侧的固定电动机和滑环连接到它们各自的底板上，然后将组合体连接到支架上。框架和底板各用 2 个 M3 × 45 mm 的螺栓固定。在将组件连接到电动机轴之前，应将法兰连接到较大的外部框架上。另外，也需要将第二个电动机安装到较大的外部框架上。在连接到电动机之前，内部框架应连接法兰。

必须平衡外部框架上的电动机，以尽量减少固定电动机的负载变化。这种平衡可以通过各种方法实现。例如，可以将适当的配重连接到框架的长度位置上，并提供两个凹痕以容纳平衡配重。标准电缆扎带的安装孔须能够承受合适的质量，例如金属棒（大钉子的一部分）、铅球或任何可以固定的东西，以便在旋转过程中不会发生负载变化。它有助于使用弹簧或顶部负载天平对组件（电动机和框架）进行称重。所有质量，包括作为框架一部分的盖子，都必须包含在平衡质量中。在最终组装时，一旦旋转到该位置，框架就必须保持水平。

14.3.3 功率因素

因为固定电动机移动整个内部框架，包括次级电动机，所以可移动的内部框架电动机可以更小；然而，较重的电动机增加的质量会使移动部件的运动变得平稳。电动机的功耗决定了引线（包括滑环上的引线）的规格，这里建议每条引线的容量为 5 A，但实际上 2 A 就足够了。

14.3.4 电气部件的组装

电源盒由 AC/DC 电源、12 V/5 V DC 变换器和微控制器组成。两个电动机驱动器各连接 12 V DC 电源和一个微控制器。盖上装有 3 个拨动开关（toggle switch），可控制两个电动机和 LED 灯组。将盒子固定在支架上时，最好先安装电源，然后安装直流转换器和驱动器。最后要插入的部件是 Arduino 微控制器。如果使用螺旋 IO 护罩（适配器），则更容易实现与微控制器的连接。Arduino Nano 微控制器、步进电动机驱动芯片和电源单元之间的连接如图 14.2 所示。

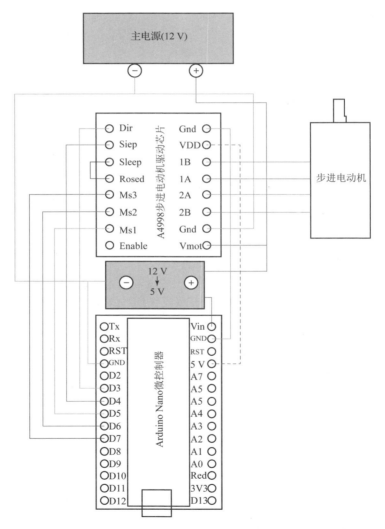

图 14.2　受 Arduino 微控制器控制的电动机驱动器接线示意

灰色符号（电源和转换器）是单一项目，并为所有其他组件提供电源。Arduinos Nano 微控制器、A4988 步进电动机驱动芯片和电动机各需要双份，每个轴上一份。

14.3.5　步进电动机驱动器的调整

驱动器（A4988）为电动机线圈提供电力的能力由参考电压决定。为了提供 1.5 A 的最大电流，当给驱动器供应 5 V 电时，应将参考电压（电位器和地面之间的电压，图 14.2）设置为 0.75 V。由于存在多个驱动器，建议参考网上的详细说明（https://forum.arduino.cc/index.php? topic = 415724.0）。

14.3.6　光照

植物的新陈代谢和光合作用依赖光的质量和能量（辐射能量）。植株在黑暗或外界光照的影响下，可发生回转运动。

如果不利用回转器或 RPM 系统上的光源，那么最终的发展结果将是重力和光照矢量都在不断发生变化。虽然这些条件对某些试验来说可能无关紧要，但不受旋转运动影响的光梯度存在，也为开展回转运动过程中的光照效应研究提供了条件。只有当植物材料与光源之间的相对位置不变时，才能回答这些问题。RPM 系统的设计采用了附着在内部框架上的光源，从而确保光源与植物材料之间的方向恒定。

1. LED 灯

以下阐明如何使光照系统相对于植物材料具有恒定方向。研究回转运动与光照之间的相互作用取决于光能和光谱组成。由于通用的"白光"环境可能无法满足所有用途，所以下面描述的系统包含两组灯条：一组有 6 个 5 mm LED 灯；另一组有相同的 12 个 LED 灯。将每一组灯条都固定在内部框架上。模块化设置会允许轻松快速地更换整个面板，以便可以使用不同的灯模块（或关闭/打开电源箱）。LED 灯可以全部为相同类型或提供不同的发射最大值。12 V 电源为 2 组或 4 组 LED 灯（每组含有 3 盏灯泡）供电，每组 LED 灯的正向电压（forward voltage，FV）约为 3 V，但该值因 LED 灯的类型而异。所推荐的电阻（见下一段）将电流限制在 20 mA，但该值取决于特定的 LED 灯及其组合。这里所提出的高效率 LED 灯具有标准的外形尺寸，且体积小，同时覆盖从紫外线到红外线和"白"光的发射光谱。图 14.3 所示的 RPM 系统由 6 个或 12 个 LED 灯组成，这些 LED 灯的颜色类型可以相同，但也可以是所需波长之间的混合类型。各种组合会导致复杂的光配置，包括横向梯度，这超出了本节所要讨论的范围。

2. LED 灯端子线及电源

该端子线（connection）必须是支撑内部框架并提供 12 V 电源的滑环模块的一部分。仔细考虑 LED 灯的正向电压很重要，并应注意形成一个部分的 3 盏 LED 灯（单排 2 个，或 2 排 4 个），当它们被连接到同一个限流电阻时，它们具有相同的值。对于直径为 5 mm 的 LED 灯，正向电压的范围为 1.7~3.3 V，但对于高效率的白光或蓝光 LED 灯，正向电压的范围会更大。必须根据电源电压（12 V）、每个 LED 灯的正向电压和所需的电流（如 20 mA）来选择电阻值。基于 3 V 的正向电压，一组 3 个 LED 灯所需要的电阻值为

电阻值 = [12 V − (3×3 V)]/0.02 A = 150 Ω。

如果需要更高的亮度（并且 LED 灯能够承受这样的电流！），可以使用 25 mA，这则需要 120 Ω 的电阻（图 14.3）。

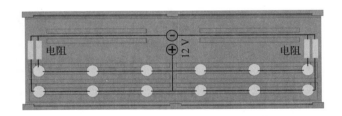

图 14.3　推荐用于所述 RPM 系统内部框架的灯板结构布局示意

对于每组 3 个 LED 灯（直径为 5 mm），需要一支电阻来限制电流，从而控制光输出。LED 灯的极性很重要，但很容易被识别，这是因为负电极由安装环的扁平侧予以指示。

14.3.7　材料清单

所有部件的 STL 文件都可在电子补充数据 1（Electronic Supplemental Data 1）中获取。只有在所有指定的部件都齐备之后才能继续操作。材料清单介绍了各个部分。表 14.1~14.3 列出了电动机和机架的装配、供电和平衡所需的所有部件。提供它们是为了便于电动机、硬件和平衡配重物品的采购、组织、装配和决策等。

表 14.1　3D 打印部件

打印类型	件数	STL 文件名称（＊.stl）
电动机面板	1	Motor panel
滑环面板	1	SR – panel
支撑框架 1〔见注释（1）〕	1	SFrame1
支撑框架 1B	2	SFrame1B
支撑框架 2〔见注释（1）〕	1	SFrame2
支撑框架 2B	2	SFrame2B
支架（4）	2	Brace
电源箱和框架之间的垫片	4	Spacer
电源箱盖	1	PWR – lid
电源箱底座	1	PWR – base
外部框架驱动器	1	OF – 1
外部框架重量支座	1	OF – 3
外部框架驱动器	1	OF – 2
外部框架滑环	1	OF – 4
内部框架驱动器	1	IF – 1
内部框架和 LED 灯面板	1	IF – 3
内部框架侧面	2	IF – 2
有效载荷支架	2	PL

表 14.2　电气部件

类型	件数	指标要求或来源
步进电动机	2	Nema 17；1.8°，1.4 A，＞ 40 N·cm，双极
电源	1	LRS 50 – 12；12 V，5 A；美国明纬电源（Mean Well）或等类产品
转换器	1	12 V/5 V；Smakn 转换器或同类产品

类型	件数	指标要求或来源
微控制器	2	Arduino Naro 型；每轴 1 个
终端适配器板	2	Arduino Nano 型；Arduino Nano 型螺丝端子屏蔽
滑环	2	直径 22 mm；6 线；最大 240 V 和 5 A
步进电动机驱动器	2	A4988 型
电线	若干	20~28 AWG（美国线规）；推荐用硅胶涂层
电容器	1	容量为 47~100 μF
拨动开关	3	2 位置开关；6 A/125 V 或类似产品
端子线	26	建议购置 1 包

表 14.3　其他部件

配重（电动机质量）	铅弹或铁棒等/个
M3×45 mm 内六角螺钉#	12
M3×16 mm 内六角螺钉#	10
M3×12 mm 内六角螺钉#	10
M3 螺母，方形	30

14.3.8　安装说明

各个部件的组装应按照以下步骤进行，并按要求完成打印件［见注释（2）］。在组装各个部件之前，应确保所有端子线、接合面和安装孔都没有打印伪影或障碍物。

1. 框架安装

（1）将步进电动机安装到电动机面板（4 个 M3×12 mm）上。

（2）将滑环安装到滑环面板上（3 个 M3×12 mm，如果滑环安装孔太大，可能需要垫圈）。

（3）将组件插入支撑框架的顶部，使面板朝向彼此。

（4）将电线（4 根引线）穿过支撑框架的开口，从一根细线开始，以促进此过程。

（5）将电线穿过支架，然后将支架进行组合（每个支架 2 M3 × 12 mm）。

（6）将支架连接到支撑框架的底部。

（7）将电源箱的底座安装在装有滑环的支撑框架上；在底座和支撑框架之间插入垫片（4 个 M3 × 16 mm）。

2. 电源箱安装

（1）安装电源转换器（120 AC 到 12 DC，一个 M12 螺钉或同等设备）。

（2）馈通底部而打开交流电源线（120 V 或 240 V）（可以考虑将两个 A4988 的正极引线和电压转换器焊接在一起，以形成一个通用的扁平连接器；对于负极引线也是如此）。

（3）将 12 V/5 V 转换器的正极引线连接到两个 A4988 驱动器的正极导线，将 LED 灯导线的正极引线和电容器（47 ~ 100 μF）的正极端连接到电源的正极端（ + V）。

（4）将 12 V/5 V 转换器的负极引线连接到两个 A4988 驱动器的负极导线，将 LED 灯导线的负极引线和电容器（47 ~ 100 μF）的负极端连接到电源的负极端（ − V）。

（5）将交流电源线穿过电源箱底座的顶部插槽而连接到电源的 L 和 N 端。

（6）用 2 颗螺钉（M3 × 12 或 0.500 × 8/32）将电压转换器（Smakn 12 V 至 5 V DC）固定在底座上。

（7）将 4 根电线穿过顶部的开口送到内部框架电动机的滑环上。

（8）将电源箱底座固定在回转器框架上（M2 × 12，先安装顶部螺钉）。

（9）将 Arduino 微控制器底座连接到 5 V 直流电源和 A4988 驱动器的控制引线。

（10）将电机阴线连接到 A4988 驱动器上（图 14.2）。

14.3.9　编程

RPM 系统的编程灵活性是其最大的资产。下面的部分提供了一个可能的解决方案，其涵盖控制电动机以及整个系统旋转的多种可能性。重要的是，编程需要处理 Arduino IDE 软件（Integrated Development Environment，集成开发环境），可从网站 https://www.arduino.cc/en/software 获得该软件（图 14.4）。下面的程序［被称为 sketch（草图）］被进行了完全注释，并提供了对可调节功能和备用编程方法的深刻见解［见注释（3）］。

双斜杠（//）表示注释，/* 和 */ 之间的文本可以是注释或备用代码；它未被编译。可将下面的文本（在 **** 之间）复制到 IDE 中，并按原样将其上传到每个微控制器中。提供注释以澄清每个步骤，但不影响已编译的程序。

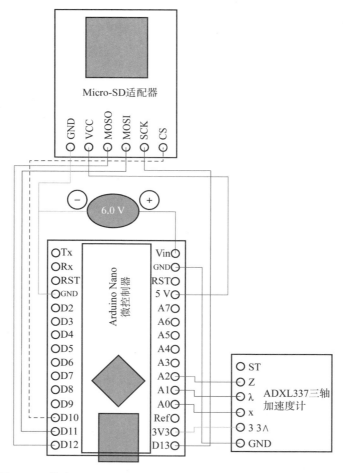

图 14.4 带有 Micro–SD 适配器的基于 Arduino Nano 微控制器的

加速度计模块的可能接线示意

该示意图代表了对微控制器进行编程的一种可能的方法。

```
********************************************************************

#include < AccelStepper. h > //library required for subsequent code,must be

//installed before program can be compiled.

#define stepPin 3 //stepPin,required for A4988

#define dirPin 4 //dirPin required for A4988,determines direction of rotation

#define MS1Pin 5 //MS pins 1 – 3 determine microstepping,see section below

#define MS2Pin 6 //MS2

#define MS3Pin 7 //MS3

AccelStepper stepper( 1 ,stepPin,dirPin) ;

        long RND; //RND holds value generated by the random( )function

        long time1 ; //variable,for time interval start

        long time2; //variable for interval duration

        float dspeed; //variable for motor speed

        int rot = 1 ; //variable that determines clockwise or counter –

        clockwise

        //rotation

        int Dir; //Variable that indicates change of rotation

        void setup( ) { //setup section prepares the running conditions

        Serial. begin( 9600) ; //initialize communication at defined

        baud rate,can be

        //changed and is irrelevant for program execution

        pinMode( MS1Pin,OUTPUT) ; //sets the first output pin for

        microstepping

        pinMode( MS2Pin,OUTPUT) ; //sets the second output pin for

        microstepping

        pinMode( MS3Pin,OUTPUT) ; //sets the third output pin for

        microstepping
```

/ * //full step
digitalWrite(MS1Pin,LOW) ; //8 = 1 rpm
digitalWrite(MS2Pin,LOW) ;
digitalWrite(MS3Pin,LOW) ;
//1/2 step
digitalWrite(MS1Pin,HIGH) ; //16 = 1 rpm
digitalWrite(MS2Pin,LOW) ;
digitalWrite(MS3Pin,LOW) ;
//1/4 step
digitalWrite(MS1Pin,LOW) ; //32 = 1 rpm
digitalWrite(MS2Pin,HIGH) ;
digitalWrite(MS3Pin,LOW) ;
//1/8 step
digitalWrite(MS1Pin,HIGH) ; //64 = 1 rpm
digitalWrite(MS2Pin,HIGH) ;
digitalWrite(MS3Pin,LOW) ;
* /

digitalWrite(MS2Pin,HIGH) ;//1/16 step – requires all MS pins set high
digitalWrite(MS2Pin,HIGH) ;
digitalWrite(MS3Pin,HIGH) ;
stepper. setAcceleration(70) ; //determines acceleration value, can be varied
¦ //end of the setup section

void loop( ) ¦ //beginning of loop,executed indefinitely
time1 = millis( ) ; //sets time1 to processor time
if(time1 > time2) ¦ //compares time1 to time2,which is zero initially and

```
//thus,executes the subsequent code; repeated at end

//of each cycle

stepper. setCurrentPosition(0);

RND = random(5,21); //selects value between 5 and 20

time2 = time1 + (RND * 5000); //increments time2 by random

value between 25 and 100 s

//5000 milliseconds is the time base,can be adjusted

RND = random (4, 17); //selects value between 4 and 16, determines

speed range

dspeed = (RND *30); //128 =1 rpm @ 1/16 step; average = (10[ =

mean of

//range] *30)/128 =2. 34 rpm; can be different for each axis

stepper. setMaxSpeed(dspeed); //sets new motor speed

RND = random(1,11); //selects value between 1 and 10

Dir = rot; //reads current rotation

if( RND > 5){ //values > 5 result in positive rotation

rot = 1;

}

else {

rot = -1; //values <5 result in negative rotation

}

if( Dir ! = rot){ //change in direction of rotation if Dir

rot

stepper. setMaxSpeed(0); stops rotation before reversal

delay(200); //wait 200 milliseconds before changing direction

}

stepper. moveTo(200000 * rot); //step value(200000)must be

high enough to not be a
```

//limiting factor – max steps = //100 ｛s｝ x480 ｛speed｝ = 48000
｝ //end of parameter selection at the beginning of interval
stepper. run ( ) ; //executes all parameters
｝ //end of loop , goes back to beginning
****

14.3.10　加速度计

　　试验负载的变化和编程条件会影响系统的运动，尽管经过仔细的编程，但记录试验的加速度曲线仍然是必不可少的。利用附加到有效载荷的单独加速度计可以完成此任务。下面介绍基于 Arduino 系统的另一个应用，该系统将三维加速度值记录到 Micro – SD 设备中，以便在试验完成后进行数据分析。另一种选择是基于商业可用的系统（来自 ON 半导体公司的 RSL10）。然而，Arduino 系统更便宜，质量约为 25 g，并具有车载数据记录功能；RSL 具有 10 个不同的传感器，其中包括一个 3D 加速度计。一些附加的传感器可能适用于回转试验（如光度计和温度计）。这款设备质量更小（6.5 g），但价格更高，它通过蓝牙技术与手机（有合适的应用程序）或蓝牙录音设备进行通信，后者也可能是基于 Arduino 的。然而，无论其性质如何，记录设备都有额外的要求和成本。

　　无论选择什么仪器，都必须对其进行校准。最简单的方法需要在每个维度的两个方向上记录地球 $1g$ 加速度的原始数据，或者在 6 个方向上进行多次测量。该配置跨越了每个轴的 $\pm 1g$ 的动态范围。获得的原始值可以被映射以表示真实的基于 g 的加速度数据。采集频率决定了空间变化的加速度矢量的分辨率［见注释（4）］。

　　下面提供了一个合适的 Arduino 草图。所有串行打印语句都是可选的，但便于故障排除。相比之下，数据打印语句是必不可少的，因为它们将测量值写入 Micro – SD 存储卡。了解数据传输速度（波特率）的限制很重要。下面的输出包含每个写入活动的大约 40 个字节（320 位），对于 9 600 波特，将传输限制为每35 毫秒 1 个字节，也就是说，延迟语句必须是 > 35。然而，更高的波特率是可能的。另一个变量是所需的存储空间。如果每秒写入 1 000 个字节，那么 8 d 的试验需要 $8 \times 24 \times 3\,600 \times 1\,000 = 0.65$（GB）。然而，由于大多数兼容 Arduino 的 Micro – SD 存储卡的容量都高达 32 GB，所以数据存储应该不会有问题。

```
************************************************************************

#include  < SPI. h >  library required for serial communication

#include  < SD. h >  library required for microSD activities

int scale = 1000; accelerometer range expressed as  + / – 1000 milli – g

boolean micro_is_5V = true;

File Data; declaration for the data file as Data

float SX,SY,SZ; Scaled values for each axis

void setup( ) {  define conditions and parameters

Serial. begin(9600) ; Open serial communications and wait for port to open:

while( ! Serial) {  wait for serial port to connect.

}

Serial. print( "Initializing SD card..." ) ;

pinMode(10,OUTPUT) ;

digitalWrite(10,HIGH) ; requirement Arduino logic; value may be four for some boards

if( ! SD. begin(10) ) {

Serial. println( "initialization failed!" )

while(1) ;

}

Serial. println( "Initialization done. " ) ;

Data = SD. open( "Accel. txt" ,FILE_WRITE) ;defines Accel. txt as name of data file

if( Data) {

Serial. print( "Header Accel" ) ;

Data. println( "Data are listed as x,y,z" ) ; //header for allsubsequent data

Data. close( ) ; close the file:
```

```
} else {

Serial. println("Error opening File"); //error message if the file did not open}

}

void loop() loop runs indefinitely

{

Data = SD. open("Accel. txt", FILE_WRITE); opens data file "Accel. txt"
```

```
int rawX = analogRead(A0); Raw accelerometer data for each axis
```

```
int rawY = analogRead(A1); int rawZ = analogRead(A2);
```

```
if(micro_is_5V) microcontroller runs @ 5V

{

SX = map(rawX,298,411, -scale,scale); the measured Values 298,411,will be

different for
```

```
SY = map(rawY,296,409, -scale,scale) SZ = map(rawZ,296,430, -scale,scale)}

else //microcontroller runs @ 3.3V

{

SX = map(rawX,0,1023, -scale,scale);

SY = map(rawY,0,1023, -scale,scale);

SZ = map(rawZ,0,1023, -scale,scale); }

//Print out raw X,Y,Z accelerometer re

; each sensor

adings
```

```
Data. print("X:"); Data. print(SX); Data. print(" ");
```

```
Data. print("Y:"); Data. print(SY); Data. print(" ");
```

```
Data. print("Z:"); Data. print(SZ); Data. print(" ");
```

```
Data. print("Net g:"); Data. println(sqrt(SX * SX + SY * SY + SZ * SZ)/scale);
```

```
Data. close(); closes file,saves data after each writing cycle
```

```
delay(500); 500 milliseconds = 2 Hz sampling frequency }
```

```
************************************************************************
```

14.3.11　潜在试验

以下几点旨在为利用随机定位仪作为研究重力感应和一般生理学相关方面的工具提供一些激励，不要将它们误解为试验方案。这里所提议的活动需要对微控制器进行仔细编程，这超出了本节介绍的范围。

　1. 随机而完全的旋转

虽然回转器通常被用作微重力模拟器，但机械刺激的影响是一个有待研究的领域。该系统可用于研究旋转（在任何方向上）是否会提高或降低机械灵敏度。除了在钆或镧等抑制剂存在下的旋转外，生长素转运抑制剂的有效性将阐明诱导或内源性弯曲、机械刺激以及抑制剂活性和敏感性之间的关系。

　2. 完全旋转和分数旋转的对比

典型的回转器是基于 360°旋转的。然而，这里所描述的系统的可编程性允许对类似摆动的部分旋转进行详细分析。该系统可以通过编程进行部分旋转（例如 ±90°），以避免刺激顶端小柱细胞（在垂直倾斜期间）或侧向静止细胞的一侧（在更典型的围绕植物纵轴的横向旋转期间）。

　3. 非对称旋转

修正角度，使重力矢量的正和负偏转不相等，而不是铅垂线，这将提供一种比较静态和动态位移后的重力响应性的方法。对于曲率的阈值[28]是否对机械刺激敏感，以及植物是否能检测到移动的淀粉体的合成（平均值）等问题，通过一个确定角度的偏移就可以回答。快速旋转可能引起离心效应，可以通过在一个方向上快速旋转然后以与原始轴成一定角度的旋转来研究离心效应。虽然这些建议解决了基本的生理问题，但它们都经得起基因（转录）研究的考验。

　4. 光照效果

改变光照剖面的能力引发了对倾斜过程中光敏色素和 PAR 相关效应的试验。可通过感知系统对非单边重力刺激和光梯度的适应性来研究光梯度对根或芽的倾斜效应。

14.4　注释

（1）支撑框架可以单件打印，也可以在较小的打印机上打印 2 件（B）。将单独的部件拧在一起（M3 × 16 mm），可使其具有更容易将电线穿过内部通道（导管）的优点。

（2）所有3D打印材料都可以从商业供应商处获得，然后利用个人打印机进行打印。建议使用足够坚固的材料，如 PETG［poly ethylene terephthalateco − 1,4 − cylclohexylenedimethylene terephthalate，聚对苯二甲酸乙二醇酯 − 1,4 − 环己烷二甲醇酯］或 ASA［acrylonitrile styrene acrylate copolymer，丙烯腈 − 苯乙烯 − 丙烯酸酯共聚物］，将填充设置为20%或更高。

（3）对第14.3.9节中的编程步骤可以进行修改和完善，以优化两轴之间相位角的可变性。一个恒定的相位角将产生非随机持久模式［又名动态化利萨如图形（Lissajous figures）］。改变相位角可以防止这种模式的形成。可以根据所选择的电动机、齿轮比和编程转速等对代码进行调整。

（4）加速度计的数据采集速率是可变的，但需要其足够高以求解两个轴的角速度之和。例如，假设外部框架以 4 r·min^{-1} 的速度旋转，内部框架以 3 r·min^{-1} 的速度旋转，那么如果需要 10°分辨率（7 × 360/10 = 252），则总读数（即 7 r·min^{-1}）需要每分钟 250 个读数或大约每秒 4.2 个读数。

致谢

本研究是多年来各种专门的回转器得到不断改进的成果，从而使 NASA 支持的研究项目成为可能，特别是高梯度磁场、机械刺激和刺激保持寿命的影响得到了 NASA 的编号为 80NSSC17K0344、NAG10 − 0190 和 NNX10AP91G 的 3 个项目的资助。

参考文献

1. Knight TA (1806) On the direction of the radicle and germen during the vegetation of seeds. Philos Trans R Soc Lond 99:108–120

2. Ciesielski T (1872) Untersuchungen über die Abwärtskrümmung der Wurzel. Beitraege zur Biology der Pflanzen 1:1–31

3. von Sachs J (1879) Über Ausschliessung der geotropischen und heliotropischen Krümmungen wärend des Wachsthums. Würzburger Arbeiten 2:209–225

4. Palmer JH (1973) Ethylene as a cause of transient petiole epinasty in *Helianthus annuus* during clinostat experiments. Physiol Plant 28(1):188–193

5. Reinhardt D, Mandel T, Kuhlemeier C (2000) Auxin regulates the initiation and radial position of plant lateral organs. Plant Cell 12(4):507–518

6. Hou GC, Mohamalawari DR, Blancaflor EB (2003) Enhanced gravitropism of roots with a

disrupted cap actin cytoskeleton. Plant Physiol 131(3):1360–1373

7. Shen-Miller J, Hinchman R, Gordon SA (1968) Thresholds for georesponse to acceleration in gravity-compensated Avena seedlings. Plant Physiol 43:338–344

8. Galland P, Finger H, Wallacher Y (2004) Gravitropism in phycomyces: threshold determination on a clinostat centrifuge. J Plant Physiol 161(6):733–739

9. Ma Z, Hasenstein KH (2006) The onset of gravisensitivity in the embryonic root of flax. Plant Physiol 140(1):159–166

10. John SP, Hasenstein KH (2011) Effects of mechanostimulation on gravitropism and signal persistence in flax roots. Plant Signal Behav 6:1–6

11. Shen-Miller J, Hinchman RR (1995) Nucleolar transformation in plants grown on clinostats. Protoplasma 185(3–4):194–204

12. Sobol, M.A., et al., Clinorotation influences rDNA and NopA100 localization in nucleoli. In: Space life sciences: gravity-related effects on plants and spaceflight and man-made environments on biological systems, 2005, pp. 1254–1262

13. Bouchern-Dubuisson E et al (2016) Functional alterations of root meristematic cells of *Arabidopsis thaliana* induced by a simulated microgravity environment. J Plant Physiol 207:30–41

14. Miyamoto K et al (2014) Analysis of apical hook formation in Alaska pea with a 3-D clinostat and agravitropic mutant ageotropum. Front Plant Sci 5

15. Yamazaki T et al (2012) Phenotypic characterization of *Aspergillus niger* and Candida albicans grown under simulated microgravity using a three-dimensional clinostat. Microbiol Immunol 56(7):441–446

16. Sawai S, Mogami Y, Baba SA (2007) Cell proliferation of Paramecium tetraurelia on a slow rotating clinostat. Adv Space Res 39(7):1166–1170

17. Hader D-P, Lebert M, Richter P (1998) Gravitaxis and graviperception in Euglena gracilis. Adv Space Res 21:1277

18. Kessler, J.O., et al., Sedimenting particles and swimming microorganisms in a rotating fluid. In D. MontufarSolis, et al. (eds.) *Life sciences: microgravity research*, 1998. p. 1269–1275

19. Häder D-P et al (2005) Gravitational sensory transduction chain in flagellates. Adv Space Res 36:1182–1188

20. Ichigi J, Asashima M (2001) Dome formation and tubule morphogenesis by Xenopus kidney A6 cell cultures exposed to microgravity simulated with a 3D-clinostat and to hypergravity. In Vitro Cell Dev Biol-Anim 37(1):31–44

21. Eguchi Y et al (2006) Cleavage and survival of xenopus embryos exposed to 8 T static magnetic fields in a rotating clinostat. Bioelectromagnetics 27(4):307–313

22. Yang HW, Bhat GK, Sridaran R (2002) Clinostat rotation induces apoptosis in luteal cells of the pregnant rat. Biol Reprod 66(3):770–777

23. Liu C et al (2020) Alteration of calcium signalling in cardiomyocyte induced by simulated microgravity and hypergravity. Cell Prolif 53(3):e12783

24. Uchida T et al (2018) Reactive oxygen species upregulate expression of muscle atrophy-associated ubiquitin ligase Cbl-b in rat L6 skeletal muscle cells. Am J Phys Cell Phys 314(6):C721–C731

25. Hammond T, Allen P (2011) The Bonn criteria: minimal experimental parameter reporting for clinostat and random positioning machine experiments with cells and tissues. Microgravity Sci Technol 23(2):271–275

26. Hasenstein, K.H. and J.J.W.A. van Loon, Clinostats and other rotating systems—design, function, and limitation. In: Beysens DA, van Loon JJWA (Eds.), Generation and applications of extra-terrestrial environments on earth, 2015, River Publishers, pp. 147–156

27. Kiss JZ et al (2019) Comparison of microgravity analogs to spaceflight in studies of plant growth and development. Front Plant Sci 10:1577

28. Ajala C, Hasenstein KH (2019) Augmentation of root gravitropism by hypocotyl curvature in *Brassica rapa* seedlings. Plant Sci 285:214–223

第 15 章
在聚醚砜膜上培养和解剖拟南芥以用于向重性研究的方法

作者：**Alexander Meyers，Nathan Scinto – Madonich，Sarah E. Wyatt 和 Chris Wolverton**

本章提要：聚醚砜（polyethersulfone，PES）工程塑料膜为开展与重力相关的植物研究提供了一种通用工具。该系统的优点包括设置简单、不需要专门的设备、在平皿接种（plating）和水化作用（hydration）/生长之间的种子存活时间长，并对各种措施和后续分析的适应性广。本章介绍了种子灭菌、播种、培养和解剖等基本方法，这将直接过渡为各种 RNA 的提取方法。

关键词：向重性；聚醚砜；太空飞行

15.1 引言

在为表型或转录组分析培养幼苗时，生长条件的可重复性是关键。在聚醚砜膜（一种高分子有机特种工程塑料）上培养植物提供了一种简易措施，在向重性的研究中特别有用。这是因为聚醚砜膜材料在水合后会变暗，为图像分析提供了极好的光学对比度，而坚固的背景允许精确并快速地解剖和收集器官以进行提取。该系统的优点在于其简单性，只由聚醚砜膜、吸墨纸（blotter paper）、瓜尔胶（guar gum，也叫作瓜尔豆胶或胍尔豆胶）、所需尺寸的培养皿和营养液组成（图 15.1 和图 15.2）。该方法能够让种子在培养皿中保持长期活力，从而成为高通量表型分析或太空飞行试验的理想选择。对于太空飞行应用，可以用营养液浸泡吸墨纸并使之干燥，因此在飞行过程中只需要补充水分以进行水化作用。该系统已被可靠地用于航天试验[1,2]，但也是地面研究的一种有用方法。聚醚砜培养方法得到开发后曾被广泛应用于现已退役的 EMCS，并已被用于 Veggie 硬件（NASA 的蔬菜生产系统目前正被用于 ISS。——译者注），且具有在其他平台上可被利用的多功能性。这里简要介绍了在 100 mm 方形无菌培养皿中的应用方法［见注释（1）］。

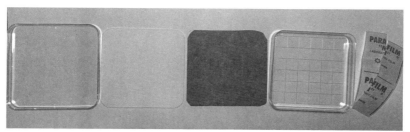

图 15.1　聚醚砜培养设备的组成部分

从左至右：培养皿盖、吸墨纸、聚醚砜膜、培养皿底及封口膜。

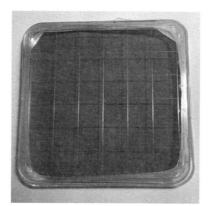

图 15.2　完全组装密封后的聚醚砜培养设备

将两行种子（每行包含 10 粒）粘在聚醚砜膜上。

15.2　材料

（1）100 mm 方形无菌培养皿。

（2）Metricel 聚醚砜膜：将其切割成 90 mm × 90 mm 的方块，并进行高压灭菌。

（3）Whatman #17 吸墨纸（chromatography paper，也叫作色谱纸）：将其切割成 90 mm×90 mm，并进行高压灭菌。

（4）无菌滤纸，如 Whatman #3 型。

（5）瓜尔胶粉。

（6）Milli - Q 超纯水。

（7）70% 乙醇：在每 500 mL 的乙醇溶液中加 2 滴 Triton X - 100［4 -（1,1,3,3 - 四甲基丁基）苯基 - 聚乙二醇］非离子表面活性剂。

（8）1/2MS 培养基：pH 值为 5.8。

（9）无菌闪烁瓶（scintillation vial）。

（10）无菌巴斯德移液管（Pasteur pipette）。

（11）无菌细尖镊子，2~3 对。

（12）无菌显微镜载玻片。

（13）无菌 100 mm 玻璃培养皿。

（14）无菌去离子水。

（15）封口膜。

（16）无菌手术刀。

（17）Omni Ruptor 12 砂磨机（bead mill）（或类似产品）。

（18）2 mL 陶瓷熔珠管（bead tube）（Omni International Hard Tissue Homogenizing Mix 品牌或类似产品）。

（19）RNA 提取缓冲液。

15.3　方法

15.3.1　瓜尔胶制备

（1）在带有搅拌棒的 500 mL 烧杯中加入 250 mL Milli - Q 超纯水。

（2）使搅拌棒以接近最大速度旋转，并快速加入所有 2.5 g 瓜尔胶粉，制成 1%（w/v）溶液。

（3）继续搅拌，直到搅拌棒慢下来或完全停止。

（4）将瓜尔悬浮液倒入 500 mL 培养基瓶，在 120 ℃下高压灭菌 15 min。

（5）冷却。可在室温下保存无菌瓜尔胶悬浮液。

15.3.2　种子灭菌

（1）在层流净化罩或其他无菌柜中操作，将种子加入闪烁瓶。

（2）向闪烁瓶中加入巴斯德移液管 2 倍体积的 70% 乙醇（含有 Triton X – 100），并旋转 5 min。

（3）用巴斯德移液管尽可能多地从闪烁瓶中吸出乙醇溶液，并丢弃之。

（4）使用干净的巴斯德移液管，向闪烁瓶中加入移液管 2 倍体积的 95% 乙醇，并旋转 1 min。

（5）尽可能多地从闪烁瓶中吸出乙醇，并丢弃之。

（6）重复步骤（4）。待冲洗完成后，将乙醇和种子吸到一张无菌的干燥滤纸上。

（7）让种子在通风净化罩中干燥 30 ~ 60 min［见注释（2）］。

15.3.3　在平皿上播种（plating seeds）

（1）在层流净化罩或其他无菌柜中操作时，将玻璃培养皿的底部倒置，这样则使其底部朝上。这将作为一个操作平台（图 15.3）。

（2）用镊子将无菌聚醚砜膜转移到玻璃培养皿的顶部［见注释（3）］。

（3）用无菌去离子水轻轻地加湿膜。这样可以防止在种子被放入时聚醚砜膜滑动。

（4）用移液管在无菌显微镜载玻片的顶部涂一条瓜尔胶。

（5）把镊子的一端浸入瓜尔胶条带，然后用被瓜尔胶包着的镊子的一端夹起几粒拟南芥种子。

（6）将携带种子的镊子浸回瓜尔胶条带中，使种子沉积到瓜尔胶条带中而使瓜尔胶覆盖种子。

（7）将一粒种子从瓜尔胶条带中拖到显微镜载玻片的底部。"轻弹"镊子的一端而捡起种子。由于过量的瓜尔胶可能阻碍萌发，所以要确保种子上不沾有大量的瓜尔胶。

（8）用镊子轻轻地将种子涂抹在膜上。

（9）重复播种种子，直到所需数量的种子均粘在膜上，例如，2 行，每行 10 粒种子是最优的。更换镊子或冲洗镊子并重新消毒，因为在播种过程中，镊子尖端会积累干燥的瓜尔胶。

（10）将聚醚砜膜放在一个开着的塑料培养皿中，并在层流净化罩中晾干［见注释（4）］。

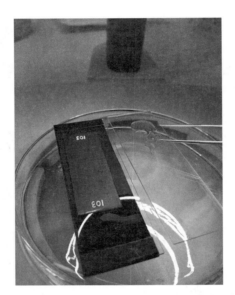

图 15.3　用于在网格化聚醚砜膜上播种的设备

　　左、右两张显微镜载玻片均被置于倒置的玻璃培养皿底座上，聚醚砜膜位于左侧载玻片上，而瓜尔胶带位于右侧载玻片上；镊子尖端靠近拟南芥种子。

15.3.4　水化与培养

（1）将一张无菌吸墨纸放入 100 mm 的塑料培养皿中［见注释（5）］。

（2）用巴斯德移液管将一大滴瓜尔胶滴在吸墨纸顶部的中心，并迅速将聚醚砜膜放置在吸墨纸顶部。

（3）让吸墨纸/聚醚砜膜在层流净化罩中完全干燥，大约需要 1 h。

（4）用移液管将 5 mL 1/2MS 营养液抽吸到吸墨纸边缘，使其浸入膜中［见注释（6）和注释（7）］。

（5）将培养皿用封口膜包起来，并垂直放置在所需要的生长条件下。

（6）待植物生长结束后，如果需要提取 RNA，则用镊子将培养皿浸入液氮停留 10 s 或进行完全冷冻，然后将其立即储存在 −80 ℃的冰柜中。

15.3.5　组织解剖

（1）准备用于 RNA 提取的解剖显微镜载物台。将解剖视为 RNA 提取方法的一部分，以尽可能使该区域不含核糖核酸酶（ribonuclease，RNase；也叫作核糖核酸内切酶）［见注释（8）］。

（2）将 RNA 提取缓冲液加入熔珠管，然后将熔珠管放在冰上冷藏［见注释（9）］。

（3）从冰柜中取出培养皿。

（4）取下培养皿的盖子。用 RNA 提取缓冲液浸泡植物（足够使组织解冻），但不能太多，以免组织在解剖过程中漂浮在培养皿上［见注释（10）］。

（5）利用无菌手术刀，并同时通过解剖显微镜观察，从幼苗上切下根尖（通常根尖长为 3 mm）。用无菌镊子收集组织并将其转移到熔珠管中。在熔珠管中用力挥动镊子，以确保所有组织都得到转移。之后，检查镊子，以确保其上面没有残留组织，因为将使用相同的镊子来处理下一批组织。

（6）重复步骤（4）以收集其他每一种组织：根的其余部分，然后是下胚轴和子叶［见注释（11）和（12）］。

（7）将装有组织的试管转移到研磨机。这个阶段的幼苗并未被特别木质化，所以通常以 2.5 m·s⁻¹ 的速度进行 2 轮 30 s 的匀浆化处理（homogenization），这足以溶解细胞［见注释（13）］。

（8）待完成匀浆化处理后，短暂旋转熔珠管，使用移液管去除均匀混合物（homogenate），并继续采用优选的 RNA 提取方案。

15.4　注释

（1）本系统在培养皿"倒置"使用时效果最佳；将吸墨纸切成培养皿盖子（即较大的一半）的大小。这使培养皿的底部（较小的部分）可以固定住聚醚砜膜，而且也可以防止聚醚砜膜脱水，因为聚集在盘子里的冷凝水可被膜吸收回来。当需要较长的生长期（＞5 d）时，可将聚醚砜膜直接置于培养皿中的1/2MS 琼脂固体培养基上，并用微孔胶带密封。在利用琼脂固体培养基时，最好采用通常的培养皿配置（较小的一半作为底部，而较大的一半作为盖子）。幼苗的根通常会在 12 d 左右到达培养皿底部。

（2）本方案与任何其他种子的灭菌方法都兼容，但本章所简介的方案已被可靠地用于太空飞行试验的准备工作，其能够使种子的活力损失最小。

（3）聚醚砜膜具有网格化和非网格化两种。网格线有助于进行种植、表型分析（phenotyping）和解剖等。预灭菌的聚醚砜膜的销售规格为 φ66 mm。如果采用不同大小的培养皿，则可以使用更大的聚醚砜膜，但必须将聚醚砜膜切成合适的尺寸。切割聚醚砜膜时，利用旋转切割工具效果最佳。

（4）被播种膜可在无菌培养皿中被长期保存。用这种方法储存的种子，在长达 12 个月的储存后其发芽率仍可高于 90%。

（5）如有必要，可以用一叠三片滤纸（比如 Whatman #3 或其他类似产品）来代替色谱纸（即上述吸墨纸）。

（6）该体积最适合具有 60 mm 膜的 100 mm 方形培养皿；对于带有 100 mm 膜的 100 mm 培养皿，利用 8 mL 1/2MS 培养基；对于带有 60 mm 膜的 60 mm 圆形培养皿，那么 2～3 mL 1/2MS 培养基则足以满足水化作用的要求。

（7）如果需要，可以将吸墨纸浸泡在 1/2MS 培养基中并使其干燥，然后用去离子水再水化。

（8）典型的做法，是将 3～5 d 的幼苗解剖成根尖、根、下胚轴和子叶。一般来说，所有类似的组织都是从一个单独的培养皿中进行收集，并同时开展随后的 4 次 RNA 提取。

（9）体积将会取决于 RNA 的提取方案。对于 Qiagen RNeasy 试剂盒，通常使用 450 μL RLT 缓冲液。

（10）有些提取缓冲液会在冷膜上结晶。由于结晶的缓冲液使幼苗很难被解剖，所以在浸水前将一些缓冲液滴在冷膜上以对其进行测试。如果液滴结晶，则可以等待几秒钟，然后重试。

（11）为了便于剥离叶柄处的子叶，并将顶端分生组织保留在下胚轴组织内，可以用镊子抓住下胚轴并将其拖下膜，从而使子叶位于下胚轴之上。通常通过一次切割就可以从幼苗上切下两片子叶。

（12）这个株龄段的幼苗通常仍有种皮附着在组织上。种皮可被去除并丢弃，也可被包括在根或下胚轴的提取物中，但在提取过程中应对所做出的决定保持一致。

（13）虽然采用更高的速度和匀浆时间对 RNA 的完整性没有实质性损伤，但可能需要根据研磨机、组织和下游应用进行一些优化。

致谢

作者实验室的工作得到了 NASA 的资助（项目编号为 NNX15AG55G）。作者要感谢 NASA 艾姆斯研究中心的 EMCS 支持团队，感谢他们开展专用硬件和培养系统的开发工作，从而使该技术在他们工作的基础上得以改进。

参考文献

1. Vandenbrink JP, Herranz R, Poehlman WL, Alex Feltus F, Villacampa A, Ciska M et al (2019) RNA-seq analyses of *Arabidopsis thaliana* seedlings after exposure to blue-light phototropic stimuli in microgravity. Am J Bot 106:1466–1476

2. Correll MJ, Edelmann RE, Hangarter RP, Mullen JL, Kiss JZ (2005) Ground-based studies of tropisms in hardware developed for the European Modular Cultivation System (EMCS). Adv Space Res 36:1203–1210

第 16 章
用于植物生物学研究的低重力模拟器应用技术

作者：**Raúl Herranz，Miguel A. Valbuena，Arúnzazu Manzano，**

Khaled Y. Kamal，Alicia Villacampa，Malgorzata Ciska，

Jack J. W. A. van Loon 和 F. Javier Medina

本章提要：由于受到太空飞行机会的限制，在地球上进行模拟微重力和部分重力（partial gravity 或 frational gravity）的研究是对在太空真实微重力下开展研究的一种必要补充。然而，利用地面设施进行低重力（reduced gravity）模拟绝非易事。微重力模拟通常需要考虑在变重力产生过程中出现的次级效应。这些次级效应可能干扰在研究的生物过程中所观察到的重力变化。除了微重力模拟，地面设施还能够产生超重力（hypergravity）或分重力（fractional gravity）条件，其对生物系统的影响值得试验并与微重力试验条件下的结果进行比较。多种技术[如 2D 回转仪、随机定位仪（random positioning machine）、磁悬浮仪（magnetic levitator）或离心机]和试验硬件（用于幼苗或细胞培养的不同容器和基质）可用于这些研究。在确定最佳试验设计时，应综合而仔细地考虑试验要求，同时要考虑到某些设施可能难以提供某些环境参数或生命保障条件。利用模拟设备将使我们能够预测、修改或重新定义由稀缺的可用太空飞行机会所提供的结果。

关键词：回转器；随机定位仪；磁悬浮（magnetic levitation）；大直径离心机（large diameter centrifuge，LDC）；幼苗；细胞悬浮培养

16.1　引言

16.1.1　在地球上模拟微重力：概念与限制因素

模拟微重力试图减少 **g** 矢量的有效大小，使之能够达到一定的值从而使生物体的重量负荷小于其在生物学上的重力感应阈值（biological gravisensing threshold）。然而，真正的微重力只有在自由落体条件下才能实现。在以下条件下的试验可以在太空飞行中以持久和恒定的方式进行：探空火箭（sounding rocket）[1]、卫星、空间站、抛物线飞行［parabolic flight，但与超重力周期（hypergravity period）相结合，且只能有 20 s 左右的时间[2]］、在落塔（drop tower；对于非常短的试验，只提供 5 ~ 10 s 的微重力[3]）中或即将进行的亚轨道太空飞行的自由落体时间约为几分钟[4]。特别是从植物研究的角度来看，由于许多生物学问题需要在微重力环境中暴露较长时间（例如几天），所以这实际上限制了轨道太空飞行试验获得真实微重力条件的机会。在过去的 20 年中，ISS 一直是一个合适的平台，但在这上面进行的试验数量必然受到限制。为了以某种方式缓解这一严重的限制，在地球上所构建的地基设施（ground - based facility，GBF）可被用作微重力模拟器，在其中单侧重力荷载（unilateral gravitational load）尽管仍然存在，但随着时间的推移，它可能被补偿或平均到接近零[5]。在过去的 10 年中，人们在模拟和真实的微重力条件下进行了大量的植物生物学试验，这对每种设施所造成的不同影响提供了全面的看法[6]。

16.1.2　在地球上模拟月球和火星的重力水平

自从完全组装以来，ISS 代表了专注于真实微重力科学研究的国际合作的重大努力。植物空间生物学极大地受益于这一前所未有的设施。所有参与国际空间站的航天机构［NASA、ESA、JAXA、CSA 和俄罗斯联邦航天局（Roskosmos）］都开展了相关试验，以增加对暴露在太空环境中引起的植物变化以及这些生物的适应性反应的了解[7-17]。然而，最近，各航天机构正逐步将其未来活动的重点从低地球轨道空间转移到月球及更远的地方。低地球轨道将被其他有意建立国家空间站（National Space Station）的国家和商业团体利用，而主要航天机构对观测附近的天体越来越感兴趣。根据 NASA 的门户/阿尔忒弥斯（Gateway/Artemis）计划，人类不久将再次登月，计划在 5 年内让一名女性在月球上定居，而在未来20 年内，人类也将在火星上定居[18]。在这些附近星体的 g 载荷比在地球上的要小，因此我们需要开始阐明这对必须在低重力环境中生长的植物所带来的后果。无论是对于利用在轨离心机来提供低重力的真实太空飞行试验[10]，还是交替利用随机定位仪的模拟条件[19]，植物发育，特别是对整个发展计划起决定性作用的早期阶段，似乎尤其会受到月球重力（1/6 的地球重力）的影响，而在火星重力（3/8 的地球重力）的影响则比较轻微。在本章中，我们将讨论可被选择来执行此模拟的不同技术工具及其预期的局限性。

16.1.3　机械悬浮与磁悬浮设备

为了中和重力，我们可以选择不同的技术方法，主要基于两种物理原理，即机械原理和磁学原理（mechanical and magnetic principles）。它们没有一个是绝对最优的，因此，最终的选择取决于生物材料和将要进行的试验分析。

用于微重力模拟的机械设备包括为这一目的而设计的最经典的仪器，也就是可被追溯到 19 世纪的回转器。回转器的运行是通过强制样品绕水平轴旋转的机械装置，而将重力矢量重新分布在一个圆圈（2D 回转器）中。回转器的概念现在发展成了 RPM，在此重力矢量在一个球体中被重新分布，样品围绕两个正交轴（3D）。

根据旋转速度和样品大小，通过估计从回转器中心到样品容器外边缘的距离，可以获得高质量的微重力模拟而没有太多的残余重力或剪切力，但前提是将样品放置在靠近旋转中心的部位[20]。这项技术的一个主要优势是成熟度高（readiness）：目前有可被安装到标准培养室中的多种型号，这样就可以提供多种操作模式，因此能够适应各个用户的试验要求。

另外，磁悬浮技术（magnetic levitation technology）主要利用水的抗磁特性（diamagnetic property），而水是生物体的主要成分。将磁场应用于生物材料，可以产生与重力大小相同而方向相反的反磁力（diamagnetic force），因此能够有效补偿样品的重量，从而产生悬浮现象[21,22]。抗磁效应是恒定的，其在原子/分子水平上起作用，因此它并不是系统中的力随时间平均的结果，而与大多数生物相关分子的抗磁特性有关。实际上，与非均匀有机溶液相关的残余内力可能作为一种不需要的二次效应出现。磁悬浮的优点是：补偿力的稳定性很好（非随机性的），而且在相同的环境受控的磁孔（magnetic bore）中并在不同的有效重力水平（包括超重力及1g）下，具有同时进行几个并行试验的可能性，这体现了一种反映磁场效应的内控力。然而，磁悬浮的主要缺点是所需高能磁场会产生次生效应、获得这项技术具有局限性以及不同元素的磁敏感性差异导致悬浮物呈现不均匀性。这种可用于生物学试验的设备，在世界上只有十几台可用。另外，一些磁悬浮设施在电力需求方面相当昂贵（即功率很高）。因此，每次试验时间不宜超过3~4 h（由于制冷需求较高），而且可能需要一个小城市的电力供应［所以应在夜间运行，以便错峰用电而节约费用（后半句为译者注）］。

16.1.4 一般硬件约束：与航天约束的比较

研究结果已经证明，太空飞行试验在很大程度上受到硬件需求的限制（见本书的第17章）。尤其是在植物生物学研究方面，在ISS所进行的大多数试验仅限于少数可用的硬件类型，主要利用EMCS，该设施位于欧洲"哥伦布"（Columbus）舱内，不幸的是其已停止运行，而且不再更新[23]。这意味着未来的试验设计应该与NASA所开发的新设施的特征——大小和生命保障系统兼容，这些新设施正在寻求更多有利于农业的试验。NASA重点展示了在ISS上微重力条件下利用Veggie（Vegetable Production System，蔬菜生产系统）以及最近利用高等植物栖息地（Advanced Plant Habitat，APH）设施[7,8,17]进行的作物种植，还有俄罗斯的Lada模块[24]。与此同时，ESA正在考虑根据硬件对Biolab的适应性进行一系列新的试验，尽管最终决定和试验计划仍悬而未决。目前，ESA生物学实验室与小Kubik孵化器是唯一配备离心机的设施，除了微重力外，还需要将植物暴露于局部控制（1×地球引力，1g）和部分重力下，此外中国也在开发这种能力[25]。除了模拟植物系统之外，为了研究农作物/粮食作物，需要升级生物实验室的能力，并因此翻新设施，因为栽培室的高度受 Biolab 转子配置的限制[26]。由于 ISS 科学用户的高度合作，这些考虑会在整个科学界产生影响。ESA 和 NASA 的设施确实是互补的，在过去，欧洲和美国的研究人员通过合作协议的方式利用 EMCS。

在利用地面设施时，以及进行试验设计之前，不仅要考虑设施本身，还要考虑模拟模式。例如，容器的大小，特别是植物材料所在的区域，决定了 RPM 运行所产生的剩余重力水平 ［图 16.1（a）］。另外，在磁悬浮的情况下，除了磁铁通道施加的拓扑约束（topological constraints）外，还应考虑到达整个容器的有效重力的直径和水平。再者，在设计容器时应避免使用金属材料，并应符合温度、视频录制功能和湿度等的要求 ［图 16.1（b）］。

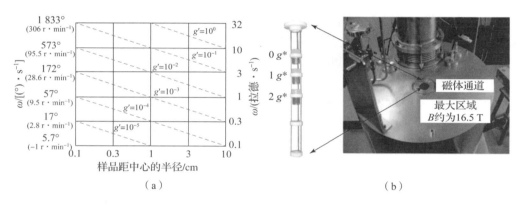

（a）　　　　　　　　　　　　　（b）

图 16.1　RPM 运行所产生的剩余重力水平的影响因素及磁悬浮仪的

不同位置所产生的位置水平

（a）RPM 产生的剩余重力，取决于旋转速度和样品到旋转中心的距离[20]；（b）英国诺丁汉大学的磁悬浮设施结构外观，包括用于对幼苗进行试验的磁铁通道内的样品排列[38]

16.2　材料

16.2.1　模拟微重力的地面设施

在此，介绍欧洲目前的一些地面试验设施（如需了解详情，可以访问 ESA

的 GBF 网页[27]），以作为每种现有技术的一个示例。在其他地方也可以找到具有类似特性的设备，但这里旨在为读者介绍更加广泛的可用设施，以便为在地球上开展模拟微重力条件下的植物研究选择特定设施或试验设计时，能有足够的可用设施以简化决策过程。

（1）经典 2D 回转器（classic 2D – clinostat）。提供模拟微重力最简单的方法是使用 2D 回转器或单轴回转器。该装置有一个独立的旋转轴，它与重力矢量的方向垂直。在图 16.2（a）中，举例说明了该设施［在联合国宇宙空间问题办公室（UNOOSA）的零重力仪器项目（ZGIP）的框架下所提供的回转器］。尽管该设备的概念很简单，但由于其规格灵活，所以该设备可以很好地适应广泛的试验要求（表 16.1）。尽管相关文献列举了许多用于微重力模拟的回转器的例子，但在关于速度（从 $1 \sim 2$ r·min^{-1} 到 $30 \sim 60$ r·min^{-1} 的范围内）和植株沿旋转轴（水平）或者垂直回转（垂直）的生长方向的问题上几乎没有达成一致。在我们的实验室所开展的一项实验的结果[28]表明，样品相对于旋转轴的方向（平行或垂直）和距离以及旋转速度会极大地影响样品有效感知到的重力矢量的大小（图 16.3）。当采用快速回转（60 或 90 r·min^{-1}）模式时，增加样本与旋转中心之间的距离会导致作用在样品上的离心力增加从而取代重力矢量［又称残余重力水平（g – level）］。在这种情况下，可以根据旋转速度和样品到旋转中心的距离来计算残余重力水平。实际上，可能有人认为，可以利用这一现象，以类似修改的 RPM[19] 的使用方式，将样品暴露在具有回转仪的重力模拟条件（部分 g 水平）下（表 16.2），尽管在这种部分重力 – 回转仪中，重力随机化和部分重力生成始终保持在同一平面上。未来的试验应该表明，这种配置是否与 Galland 及其同事[29]所使用的回转仪 – 离心机一样有效，或者是否可以将回转仪置于一个角度下，以使该角度的正弦值提供部分模拟重力[30]。下面，我们进一步详细讨论快速回转的概念。

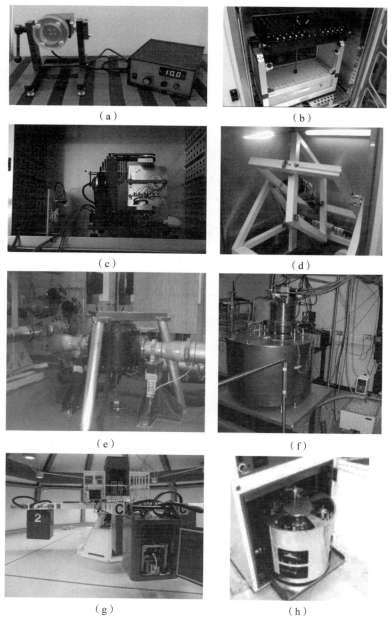

（a）　　　　　　　　　　　　（b）

（c）　　　　　　　　　　　　（d）

（e）　　　　　　　　　　　　（f）

（g）　　　　　　　　　　　　（h）

图 16.2　用于植物生物学研究的几种地基设施外观

（a）UNOOSA 零重力项目倡议的 2D 回转器[53]；（b）德国航空航天中心（DLR，德国科隆）的 2D 回转器；（c），（d）DESC/ESTEC（荷兰诺德韦克）的台式和全尺寸 RPM；（e），（f）Bitter（荷兰奈梅亨 HFML）（e）和 Superconductive（英国诺丁汉大学）（f）的磁悬浮装置；（g），（h）ESTEC – ESA（荷兰诺德韦克）的 Large Diameter（LDC）离心机（g）和 MidiCar 离心机（h）

表 16.1　几种回转器的规格比较

回转器参数	2D 回转器	台式 RPM	全尺寸 RPM
大小/cm	25 × 25 × 25	30 × 30 × 30	45 × 45 × 45
旋转轴数量	1	2	2
旋转速度/ （r · min⁻¹）	1 ~ (20 ± 0.5) 20 ~ (90 ± 5)	取决于运行方式	
转动轴角/（°）	0 ~ 90	—	—
试验规模/cm	直径 10 × 10	12 × 12 × 14	45 × 45 × 30
试验质量/kg	0.5	1.5	10
连通性	未内置	可切换 12 V/15 V 电源线；RS232（422）数据总线（光学）；光纤视频连接线和摄像机	

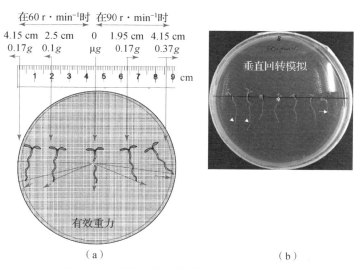

（a）　　　　　　　　　　　　　（b）

图 16.3　快速回旋下的剩余重力（附彩插）

　　图（a）所示为带有标尺的培养皿方案，该标尺指示与旋转中心的距离以及试验结束时放置种子的线和根尖处的预期残余重力。需要注意的是，即使是中心的样本也很容易生长出最佳的模拟微重力区域。图（b）所示为将拟南芥幼苗在［16 h 光照/8 h 黑暗］光周期和 1g 条件下培养 5 d，然后进行 24 h 快速回转（60 r · min⁻¹）以及将植物在垂直于旋转轴（垂直回转）的条件下黑暗培养后的方向。由于 1g 重力引导，所以根开始时为垂直生长，直到它们达到约 2 cm 的长度，然后由于最后 24 h 的旋转而出现弯曲。旋转中心由星号（＊）表示，箭头表示根部弯曲点（root curvature point）。

（2）移液管 2D 回转器（Pipette 2D – Clinostat）。该设备用于为微粒（包括细胞、单细胞生物及小型水生生物）悬浮液的微重力模拟提供回旋条件。它是由德国航空航天研究中心（German Space Research Center，德文缩写为 DLR，位于德国科隆）研发的，该中心拥有多台仪器 ［图 16.2（b）］。1 mL 移液器可并行处理多达 10 个样品，转速为 60～90 r·min^{-1} 不等。在所选的试验条件下（60 r·min^{-1}，移液器直径为 4 mm），在移液管边缘处的最大剩余加速度为 $4×10^3g$，并向中心方向逐渐减小。由于该设施的尺寸相对较小，所以在回转过程中可以很容易将其安装到具有一定温度和大气的腔室中。此外，该设施的一个有趣的特点在于可以在回转过程中固定样品，以防止任何试验在固定前暴露于 $1g$ 条件下。

（3）RPM。这是在技术和新颖操作模式方面最先进的微重力模拟设备。该设备具有专用控制软件的计算机界面，用户可以定义几种操作模式：真随机（real random；0.1～2 rad·s^{-1}）、离心机（0.1～20 r·min^{-1}）、回转器（0.1～20 r·min^{-1}）、部分重力（0.05～0.95g）、用于部分重力模拟的 RPM 软件示例[19]和可自由编程模式[31]。在商用版本 ［来自荷兰莱顿的 Airbus Defense and Space Dutch（前 Dutch Space，NV），图 16.2（c）］ 的桌面 RPM 与全尺寸版本 ［图 16.2（d）］ 之间的主要区别，不是模拟微重力的质量 ［在两种情况下都相似，可以从图 16.1（a）中的图表推断出］，而是可被加载到机器上的样品的尺寸和质量（表 16.1）。尤其是大型 RPM 可以容纳一种试验，其包括附加设备，如小型显微镜、旋转平台，甚至内置离心机，以在模拟微重力环境中创造部分重力（用于进行部分重力模拟的 RPM Hardware 范例[19]）。欧洲科学与技术中心（European Science and Technology Center，ESTEC）是 ESA 在荷兰诺德维克的一个主要研究中心，该中心的荷兰试验保障中心（Dutch Experiment Support Center，DESC）的设施提供了几种 RPM 型号。大型 RPM 被安装在温度可控的培养箱内，温度范围为 4～40 ℃，还提供光环境（通常不推荐，因为向光性干扰了向重性）。

表 16.2　应被测试的试验设置应利用一台回转器作为部分重力 RPM 范式的简化版本[19]

	回转器简化版本的 RPM 部分重力模式					得到验证的 RPM 部分重力模拟模式[19]		
	倾斜回转			快速回转			RPM^{SW}	RPM^{HW}
	剩余力	倾角		剩余力	半径	角速度	离心率	半径	角速度
	/g	（弧度）	（角度）	/g	/cm	/(r·min^{-1})		/cm	/(r·min^{-1})
微重力	0.00	0.000 0	0	0.00	4.15	1.0	0	0	0
	0.10	0.096 0	5.5	0.10	4.15	45.0			
月球	0.17	0.169 3	9.7	0.17	4.15	60.0	0.25	12	36
火星	0.37	0.384 0	22	0.37	4.15	90.0	0.53	12	53
	0.50	0.523 6	30	0.50	4.35	100.0	0.66	16	53
	0.75	0.846 5	48.5	—	—	—	0.87	12	75
1g 对照	1.00	1.570 8	90	1.00	9.00	100.0	—	16	75

注意，必须根据所作用的机械力和所研究的每个生物系统对每个模拟范式的使用进行测试，以避免发生意外的二次影响[5]。

（4）磁悬浮。在为植物微重力研究选择抗磁性悬浮设施时，试验的持续时间是一个关键因素，而且通常是限制因素。例如，荷兰奈梅亨大学高场磁性实验室（High Field Magnetic Laboratory at Nijmegen University）利用 Bitter 技术［图 16.2（e）］提供了高于 16.5 T（到目前为止高达 33 T）的磁场强度，但由于功耗和制冷需求，试验的持续时间很少超过 5 h。另外，超导低温技术是可用的，例如在英国诺丁汉大学的设施中［图 16.2（f）］，可以连续运行长达数周，但实验室的直径不能大于 4~5 cm。另外，人们发表了更多的信息，其中有包括磁悬浮技术在内的地面设施的主要概念的介绍性读物[5]。

（5）用于超重研究的离心机。为了全面了解植物对机械刺激的响应，开展超重力（hypergravity，也叫超重）研究必然是对微重力和部分重力试验的一种补充。从空间研究的角度来看，样品在发射过程中会受到超重力条件的影响，而且事实上有的行星的重力水平比地球的还要高。许多离心机可被用于不同地点的生物学研究[32]。利用实验室大小的离心机，如 MidiCar［图 16.2（h）］，很方便，但需要具有更大半径的大型设施以避免剪切力（shear forces）的不良影响（如 [33]）。由 ESA 提供的大直径离心机（Large Diameter Centrifuge，LDC）隶属于位于荷兰的 ESTEC[34] 的生命和物理科学仪器和生命保障（Life and Physical Sciences Instrumentation and Life Support，LIS）实验室。该研究工具可供在人工重力可以发挥关键作用的不同领域工作的科学家使用。该离心机确实能够为基础研究提供一种稳定的超重力环境，并具有大量附属设备（质量高达 80 kg，表 16.3）。这种离心机确实可以为基础研究提供稳定的超重力环境，并为附属设备提供大容量。

表 16.3　几种离心机的规格比较

离心机型号	MidiCar	LDC
直径/m	0.3 ~ 0.4	8
转子臂数量/个	4	4（6 个吊舱）
加速度/g	高达 100	高达 20
旋转控制	无	中央吊舱
试验规模/cm	$15 \times 10 \times 8$	$50 \times 50 \times 75$
试验重量/kg	0.5	80
连通性	未内置	230 V AC/6A 插座 串行数据连接（RS‑232 以太网和 USB 接口）通过 NI‑Rio 控制器模块的视频输出/模拟输入：输入 $16 \times (0 ~ 10)$ V + 4 V，用于温度传感器或类似情况
环境控制	未内置	气体和（饮用水）供水、温度（室内控制）和静态加速度计传感器

另外，利用离心机也可以模拟微重力或低重力。它基于这样一个前提，即从超重力水平到低重力水平的变化与从单位重力（unit gravity）到真正的微重力或真正的部分重力的变化相似。这被称为低重力模式（Reduced Gravity Paradigm，RGP），其并非关注绝对加速度值，而是关注由于两个重力水平之间的增量产生的响应。通过使植物样品适应更高的重力水平（例如 $2g$，直到它显示出稳态生

理学）来开始这样的试验。然后，将 2g 水平降低到 1.5g 或 1g，组织就会对低重力水平做出响应。现在的假设是，这种从 2g 到 1g 的适应与从 1g 到微重力的适应相似。虽然响应的程度可能不同，但响应的方向是相同的。这种低重力模式经常被用于测量在减小加速度负荷时相对快速的响应现象。详细情况见［35］。

16.2.2　幼苗生长及细胞培养

（1）种子消毒溶液：1.25%（v/v）次氯酸钠或 70% 乙醇（用无水乙醇稀释），并对两者均补充 1%（v/v）Triton X - 100。

（2）拟南芥幼苗的 MS 生长培养基：在 MS（Murashige 和 Skoog）植物培养基中加 0.5% 琼脂［见注释（1）］。制备 0.05%（w/v）MES（MES 水合物）和 0.5%（w/v）MS 培养基，添加 1%（w/v）蔗糖，将 pH 值调节为 5.5～5.6（用 1M KOH 调节）。在 110 ℃下对该培养基进行高压灭菌。

（3）拟南芥细胞的 MSS 生长培养基：在 MS 培养基中添加 3%（w/v）蔗糖，将 pH 值调节为 5.8（用 1M NaOH 调节）。在使用前，在 110 ℃下对该培养基进行高压灭菌，并在 4 ℃下储存不超过 2 周。然后，添加 50 mg·L^{-1} MS 复合维生素、0.5 mg·L^{-1} α - 萘乙酸（α - naphthalene acetic acid，NAA）和 0.05 mg·L^{-1} 激动素（kinetin，又叫作驱动结合蛋白）。利用 Minisart©过滤装置对以上新配制的培养基进行过滤灭菌。

（4）低凝胶琼脂糖［agarose；2%（w/v）；凝胶温度低于 26～30 ℃；Sea - Plaque™琼脂糖］。

（5）预先消毒（通过高压灭菌）的 3MM 纸、硝酸纤维素（Nitrocellulose）、1% 瓜尔胶和塑料培养皿。

（6）Micropore™胶带，可用于密封培养皿以保持湿度和气体交换。

（7）需要用双面透明胶带或 Velcro©胶带，将试验样品固定到变重力模拟器上。

（8）典型的固定剂是 4%（w/v）甲醛［FA，EM 级，由多聚甲醛（paraformaldehyde）制成］，用于免疫细胞学研究；利用 3%（w/v）戊二醛（glutaraldehyde）进行超显微结构分析；或利用 90% 丙酮进行 GUS 基因染色［说明：GUS 是 β - glucuronidase（β - 葡萄糖苷酸酶）的缩写］。

（9）用磷酸盐缓冲盐水（phosphate – buffered saline，PBS）制备固定剂。

16.3 方法

16.3.1 在机械设施上处理幼苗

建议使用专用硬件，以便使在不同地面设施中获得的结果更具有可比性。在为飞行研究做准备时，最好在地面模拟中尽可能利用飞行模块。此外，还建议提供一个内置于硬件中的光照系统，该光照系统与模拟设施内的样品保持同步运动，目的在于使光线到样品的距离和入射角保持恒定（图16.4）。这将确保在整个试验过程中保持恒定或可控的向光性刺激，从而能够对在模拟变重力条件下获得的结果做出正确解释。为此，建议在培养室顶部安装一排LED灯，通过可编程时钟以独立电池系统提供昼夜循环（图16.4）。

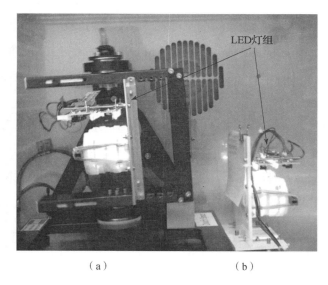

（a）　　　　　　　　（b）

图16.4　培养室内的台式 RPM 装置和 1g 对照台架（附彩插）

（a）左侧 RPM 样品；（b）右侧 1g 对照样品

将样品种植在培养皿中，光照是由位于与样本相关位置处的 LED 灯组提供的，以保证在整个试验过程中光线与样品的相对位置恒定。

在 RPM/回转器或 LDC（离心）设施内，采用了两种替代方法来固定拟南芥种子和幼苗。第一种方法是将种子放在含有琼脂培养基的培养皿表面，而第二方法是在位于培养皿的双层滤纸和支撑片（尼龙或硝酸纤维素）上栽培植物，将营养液加入纸张，并将种子固定在纸张上。用瓜尔胶作为胶合剂可能有助于更好地进行固定。该方法在"GENARA – A"或"幼苗生长"（Seedling Growth）等太空飞行试验中被频繁使用[15,36]（图 16.5）。由于对在地面设施中进行的试验结果与 1g 太空飞行对照试验和太空飞行试验的结果进行比较，所以选择的方法以及一般的生长条件，应该是在正常地面实验室使用的标准条件与在太空中使用的条件之间的一种折衷。

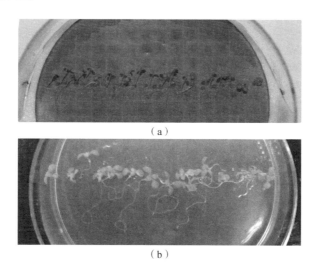

（a）

（b）

图 16.5　在纸基或琼脂基培养皿中培养 4 d 后的拟南芥幼苗的图像（附彩插）

（a）1g 对照下培养的植株；（b）模拟微重力下培养的植株，显示幼苗的随机方向

1. 在琼脂培养基上处理幼苗[37]

（1）用 1.25%（v/v）次氯酸钠和 1%（v/v）Triton X – 100 溶液对拟南芥种子进行表面灭菌。

（2）将种子用蒸馏水冲洗 4 次（总计达 2 h），然后将其放在直径为 9 cm 的培养皿上［见注释（1）］，培养皿中含有 MS 植物培养基及 0.5% 的琼脂［见注释（2）］。

（3）将种子在 4 ℃（分层处理以实现快速和同步发芽）下保持 2 d，然后将其加载到模拟器中。在变重力装置中，在 24 ℃ 的温度下诱导种子发芽［见注释 (3)］。

(4) 应将旋转和残余振动对照试验样品 (1g) 放置在离心机的旋转中心或 RPM 台架中，以检测微重力模拟装置的次级效应。此外，根据试验设计要求，可以设置 1g 外部对照（在单独的培养室中）。待培养数天后［见注释 (4)］，应从培养皿中将样品迅速取出，对其进行拍照并放入固定液或用液氮冷冻，直到在当地实验室进行试验后分析。应尽量缩短停止重力模拟与进行固定之间的时间间隔。

2. 在纸基培养基上处理幼苗[15]

(1) 在 70% 乙醇和 Triton X - 100（每 500 mL 加 2 滴）中对拟南芥种子进行表面灭菌 5 min。用 100%（v/v）乙醇快速冲洗种子 3 次，并立即在预灭菌的 3MM 纸上干燥［见注释 (5)］。

(2) 可以将一排种子一个接一个地［见注释 (6)］放入含有 1% 瓜尔胶［见注释 (7)］的硬件，其中包含一层 3MM 的纸，顶部有硝化纤维素膜［见注释 (8)］。采取该设置，可以在室温和受控的低湿度条件下将试验样品保存长达 3 个月。

(3) 注入适量的 MS 植物培养基［见注释 (9)］以激活试验。通过在 24 ℃ 的温度下培养，使种子在变重力的设备中发芽。如第 16.3.1.1 节所述，也应设置类似的对照组。

16.3.2 在磁悬浮设施上处理幼苗[14]

在磁悬浮设施中，准备试验的主要限制是在试验容器所需的小尺寸和非铁磁性材料。同样重要的是，将样品固定在能够达到预期有效重力载荷的精确区域［通常在磁体通道 (magnet bore) 内的高度为 1~2 mm］。作为一个例子，我们使用了一个黄色气缸盖管 (cap cylinder tube；直径为 25 mm)，它与应该被引入磁体通道的台架匹配［图 16.1 (b)[38]］。同样重要的是要考虑同时暴露在磁力下的样品数量。为了得到合适的有效重力 (1 - $g*$) 和磁场强度，磁体的几何形状相对于样品的位置很重要。例如，我们在诺丁汉大学[38]进行的试验中所采用的参数如下：在磁体的中心放置一个样品，这里磁场强度最大 (16.5 T)，但有

效重力为 $1g*$（无悬浮），然而在中心上方的 80 mm 处，具有悬浮点（levitation point；$0g*$），但磁场强度较低（11.5 T），而在中心下方的 80 mm 处则情况相反（$2g*$ 和 11.5 T）。在磁体内的 $1g*$ 位置处具有内部对照组，在其中可以识别在地面重力水平下的磁场影响，但必须在温度和光线等环境条件相同的情况下设置外部 $1g$ 对照组。

（1）在 1.25%（v/v）次氯酸钠和 1%（v/v）Triton X – 100 溶液中对拟南芥种子表面灭菌 10 min，然后在无菌水中漂洗。

（2）对于每个样品（不同的重力负荷和对照），将种子放在含有 0.5%（w/v）琼脂和 MS 植物培养基的琼脂斜面上，置于直径为 25 mm 及高度为 55 mm 的塑料管中［见注释（1）和（5）］。在每个塑料管中可装入约 20 粒种子，并在 4 ℃ 的冰箱中保存 2 d。可以在 4 个塑料管内研究 4 种试验条件。

（3）将塑料管（试管）从冰箱中取出后，将第一组试管置于磁场中，使试管的中心位于磁场中的 $0g*$ 点。从此以后，将这个试管称为 $0g*$ 管。对于任何具有这些设置的幼苗，作用在水上的有效重力水平不超过 $3 \times 10^{-2}g$。

（4）将第二组幼苗放在磁场中，以包围 $1g*$ 点（磁体的中心）。放置第三管幼苗，将 $2g*$ 点封闭在磁场中，而对照试验（$1g$）保留在温控培养箱中磁体外部的第四管中。

（5）将种子暴露在温度为 24 ℃ 的磁体和培养箱中，让它们在黑暗中发芽。在 $1g*$ 和 $2g*$ 试管中的种子排列与在 $0g*$ 试管中的种子排列相同。试验在 $0g*$、$1g*$、$2g*$ 和 $1g$ 试管中同时进行。

（6）在黑暗中培养 2~4 d 后，立即从试管中取出样品，拍照，并将样品放入固定液或进行超低温冷冻。另外，从磁体中取出第一个样品和固定最后一个样品之间的时间间隔应尽可能短，以避免样品重新适应地面条件。

16.3.3　在机械和磁悬浮装置上处理愈伤组织细胞培养物[39,40]

人们经常将拟南芥愈伤组织的半固态细胞培养物用于模拟微重力研究[39-44]。该培养物的优点是可以被固定，但仍然保持相对一致的活跃增殖的细胞群。重要的是，要检查细胞愈伤组织是否被安全地附着在放置它的琼脂表面，因为模拟过程中发生的运动可能使试验无效（图 16.6）。

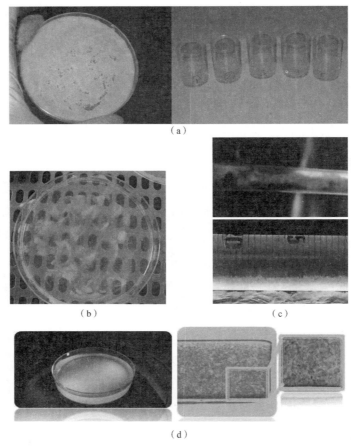

（a）

（b）　　　　　　　　　　　　（c）

（d）

图 16.6　在变重力环境下细胞培养物试验样品和对照组的准备过程（附彩插）

图（a）所示为用于机械和磁场地基设施处理的愈伤组织培养物[39]。如图（b）所示，低密度细胞培养愈伤组织的 RPM 旋转会导致意想不到的细胞移动，从而导致模拟微重力质量较差。图（c）所示为 2D 回转培养（上半部分）和 $1g$ 静态对照（下半部分）下的悬浮细胞培养物。可以看到，细胞已经沉淀在移液管的底部。静态条件并不是一种合适的 $1g$ 对照，因为所利用的细胞悬浮物需要摇晃才能存活。如图（d）所示，将均匀悬浮的细胞培养物埋入 2%（w/v）的低凝胶琼脂糖，从而实现用于机械设备所需要的固定。琼脂糖堆栈中细胞分布的详细情况见图（d）右侧。

拟南芥的愈伤组织半固体培养物是由悬浮培养物制备而成的[45]。特别是试验中利用了被认为非常适合细胞周期研究的 MM2d 细胞系[45]。该 MM2d 细胞系的最佳培养条件是无光，因此该细胞系的所有处理和试验都是在黑暗中进行的［见注释（10）］。

（1）在磁体试验中，在高为 40.8 mm 和直径为 25 mm 的试管中培养愈伤组织，将这些试管从头到尾用胶带固定以形成一个柱子，并分为 5 个水平（如 $0g*$、$0.1g*$、$1g*$、$1.9g*$ 和 $2g*$），顶部具有不透明的非磁性帽。

（2）对于机械设备（LDC/RPM）的试验，在两个直径为 90 mm 的常规培养皿中制备愈伤组织培养物。这种材料特别不适用于部分重力模拟试验［见注释（1）］。

（3）在含有 1% 琼脂的 MSS 培养基［见注释（2）］表面上培养 1~2 mm 厚的愈伤组织培养物。由于厚度有限，所以磁场和有效重力的变化会被最小化。

（4）对于所有设备和条件，在试验开始前一周将悬浮培养物铺在琼脂培养基的表面，并在 22 ℃ 的条件下培养［见注释（11）］，以使愈伤组织达到最大密度（1~2 mm 厚）。在实施变重力处理后，应立即将细胞培养物快速冷冻在液氮中，并在 -80 ℃ 温度下保存，以待进一步处理。

16.3.4　利用机械和磁悬浮设备进行细胞悬浮培养

从历史上看，2D 回转器已被用于一些细胞培养，而且没有明显的限制。事实上，在真实和模拟微重力条件下，人们已经用人体免疫系统细胞培养物做了大量的试验[46,47]。然而，必须指出的是，其他细胞培养系统，特别是植物细胞培养系统，是依靠摇晃来生存的。因此，在模拟微重力下维护细胞不是问题，但必须寻找与静态对照设置不同的合适 1g 对照设置[48]［图 16.6（c）］。

当将细胞培养物暴露在磁悬浮设施中时，也存在类似的限制因素。同样，样品的沉降是一个悬而未决的问题，尽管在这种情况下即使在 0g 的样品中也会发生沉降，这可以理解为我们正常地利用了水的反磁悬浮点来计算在系统中发挥作用的有效力。事实上，我们已经观察到，在相对较短的时间内，悬浮液滴内部会发生沉降。可替代的方法应该是增加磁场强度以防止细胞沉降，但这将导致水滴从磁体通道中逃逸。综上所述，根据我们的经验，利用磁悬浮对细胞悬浮液进行微重力研究并不是一种好的选择[49]。

因此，在此建议这个问题的解决途径是，仅在模拟阶段将细胞固定在低凝胶琼脂糖中[50]。该解决途径可以在模拟前后保持细胞悬浮培养物的优势，例如，在细胞增殖的研究中，在整个细胞周期具有同步细胞进展的可能性。在试验阶段之前，可以对均质细胞培养物进行药物处理以使其同步[51]，或者在模拟后于溶液中处理样品，以在不到 0.5 h 的时间内从低凝胶琼脂糖中回收细胞。在我们实验室开发的用于微重力模拟试验的 RPM 中，在低凝胶琼脂糖中固定细胞的步骤如下[50]。

（1）在培养 MM2d 培养物（稀释倍数为 1∶20）第 7 d 后，在新鲜 MSS 培养基中进行继代培养，并将培养物于黑暗中保存在 50 mL 的无菌 Falcon 管中。

（2）将低凝胶琼脂糖［2%（w/v）；凝胶温度低于 26～30 ℃］溶于 MSS 培养基［见注释（12）］，置于无菌玻璃烧瓶中利用微波煮沸 10 s［见注释（13）］。

（3）将琼脂糖冷却到 28～27 ℃。

（4）将琼脂糖溶液与等量制备的细胞悬浮液进行轻轻混合。这将导致在 MSS 培养基中最终浓度为 1%（w/v）的琼脂糖和 1∶40 的稀释细胞。

（5）立即将 10 mL 的琼脂糖 – 细胞混合物倒入培养皿。

（6）待琼脂糖固化后，用 Micro – pore™ 胶带密封培养皿。在室温和无菌条件下实施所有步骤。

（7）根据每个试验设计，将固定化培养物置于 27 ℃ 的暗室中。

（8）在试验结束时，从琼脂糖中提取埋入细胞的方法会因其固定方式的不同而有所不同［对于固定样品参照第（9）点，而对于冷冻样品则参照第（13）点］。

（9）收集所固定的样本，将 1 mL 4%（w/v）甲醛（用于免疫细胞学保存）或 3%（w/v）戊二醛（用于超微结构显微分析）溶液加到含有埋入细胞的培养皿的表面，并培养 1 h。固定剂通过自由扩散穿过琼脂糖而渗透到细胞中。

（10）化学固定后，用 1 mL PBS 缓冲液清洗所固定的样品 15 min，以防止过度固定和细胞质提取。

（11）将含有固定化细胞的琼脂糖转移到 15 mL 的 Falcon 管中，在 63 ℃ 的水浴中通过浸泡溶解。

（12）在 800～1 000g 水平下离心 5 min，以回收固定化细胞的沉淀物（不含琼脂糖），以便在其他试验中应用。

（13）为了收集冷冻样品，用 1 mL 1%（w/v）FA 液预固定细胞 15 min，以阻止所有的生物活性。

（14）利用 63 ℃ 的水浴快速溶解琼脂糖，通过离心提取细胞，并直接将它们浸入液氮冷冻。在每次试验结束后，应尽量缩短收集冷冻样品的时间。

16.4　注释

（1）在部分重力模拟试验中，为了有效利用回转器或 RPM 中的部分重力，应精心设计培养皿中种子的位置。正如在［19］中所广泛介绍的那样，人们已经用植物幼苗测试了两种 RPM 的部分重力模式，产生了类似的结果，但认为 RPM 软件版本（通过专用算法在 3D 空间中产生部分重力模拟，并对具有剩余重力的一个轴给予略微优待）在 $0.05 \sim 0.4g$ 水平下具有理想工作范围，而 RPM 硬件版本可能在 $>0.3g$ 水平下工作得更好，包括在真实随机 RPM 内的模拟 $1g$ 离心机对照组。为了利用部分重力 RPM 软件版本（或者一个倾斜的回转仪，此时假设正弦值可提供部分模拟重力值[30]），必须将培养皿适当定向到模拟机器中，但幼苗可以在培养皿中的任何地方生长（为了更好地模拟，应尽可能靠近旋转中心，见表 16.2）。在我们尝试利用快速旋转的回转器剩余重力水平的情况下，应将种子小心放置在精确的位置，以便将其暴露于所需的重力水平下（该重力水平在整个培养皿中具有不同的值）。然而要注意的是，我们建议利用部分重力 RPM 硬件版本。针对月球和火星模拟设置，图 16.7 提供了快速回转和 RPM 硬件设施的两个例子。

（2）根据模拟技术、试验温度和时间，应利用较高含量的琼脂（最高可达 1%），以防止培养皿表面出现水。

（3）可采用不同的光照条件以防止幼苗黄化。重要的是要避免利用漫射光；相反，应使用靠近样品的 LED 光照，以主要利用植物向性、光线和重力的协同效应。

（4）当使用培养皿时，不建议试验持续时间超过 14 d，以防止幼苗接触培养皿的侧壁，否则向触性（thigmotropism）会成为一个问题。

（5）方案 1 和方案 2 所描述的灭菌程序是兼容的。虽然乙醇方法可能更有效，但如果接触乙醇的时间超过 8 min，则可能导致发芽率下降。同样重要的是，要将种子在无菌条件下干燥至少 1 h，以让乙醇全部蒸发。

（6）用放大镜仔细挑选种子，以排除损坏或发育不良的种子，并将所有种子放置在同一方向，这一点很重要。我们建议使用两种显微镜载玻片，一种具有一条狭窄的瓜尔胶，另一种带有一张用几滴无菌水润湿的硝酸纤维素膜（nitrocellulose

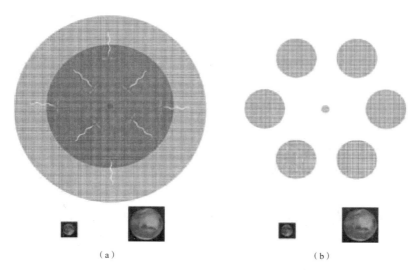

（a）   （b）

图 16.7　针对月球和火星在快速回转和 RPM 硬件设施中模拟设置的两个例子（附彩插）

　　根据表 16.2 计算，利用快速旋转的回转器（a）或 RPM（b）将幼苗培养到培养皿中，以使之暴露于部分重力环境中（分别模拟月球和火星的重力水平）。

membrane），并将其放置在玻璃培养皿盖上。用镊子从瓜尔胶中捡出大小均匀、颜色既不太绿也不太暗且形状规则的精选种子，并从载玻片上拖出（但要避免带有过多的瓜尔胶），然后将其放在硝化纤维素膜上。更多关于太空飞行合格种子选择过程的细节可参见 ［52］。

　　（7）必须在瓶子中制备 1% 的瓜尔胶（w/v），并用磁力搅拌器将其加热至沸腾。然后，将产品分装到小瓶中并对其进行高压灭菌（用 110 ℃ 的高压灭菌器）。如果使用密度过高（从不摇晃的瓶子底部取胶）或在放大镜下长时间暴露种子（安全选择过程的合理时间最多为 15 min），则瓜尔胶会导致种子的发芽率下降。

　　（8）瓜尔胶被用作黏合剂，以便将 3MM 纸黏附到硝化纤维素膜上以及将硝化纤维素膜黏附到种子上。瓜尔胶的使用量应尽可能少。

　　（9）在两种情况下，可以仅使用蒸馏水通过水合作用开始试验：少于 4 d 的试验（所有营养物质都已经在种子中）或使用浸入 MS 培养基中的 3MM 纸，并在培养皿中于使用之前对该纸进行干燥和灭菌（通过 120 ℃ 高压灭菌）。

　　（10）在运输过程中和在机械设施上进行试验期间，所使用的样品均用铝箔覆盖；在磁悬浮试验中使用 PVC 帽，以防止周围的光线进入磁体通道。

（11）在 27℃的最佳温度下进行 MM2d 悬浮细胞物的培养。根据试验或设施之间的可比性，可能需要在次优（suboptimal）环境条件下进行试验。

（12）对 MSS 培养基进行煮沸时其中不应含有维生素。可稍后添加过滤灭菌后的维生素，或提供 2 倍的细胞培养物量，并与低凝胶琼脂糖以 1∶1 的比例混合。

（13）低凝胶琼脂糖需要在高于 63℃的温度下溶解，才能完全熔化。

致谢

本章中的大多数结果和评论都是作者参与 ESA 若干不同的"CORA – ESA Access to GBF"项目的结果，这些项目允许利用欧洲设施进行变重力模拟，并与 GBF 的相关管理人员密切合作。本章的共同作者之一（Jack J. W. A. van Loon）是 ESA – ESTEC（位于荷兰诺德韦克市）DESC 设施的经理。其他设施分别由 Hemmersbach 博士（德国航空航天中心，DLR）、Pereda – Loth 博士（法国图卢兹大学）、Hill 博士（英国诺丁汉大学）和 Christianen 博士（荷兰奈梅亨大学）等人管理。我们要感谢 Julio Martin Santos（3DOHMS）在回转器的专用硬件设计（3D 打印和电子元件）方面给予的支持（通过 UNOOSA 的 UNZIP 项目拨款获得）。另外，在作者实验室进行的工作得到了西班牙 Estatal de Investigación Científica y Desarrollo Tecnológico 计划以及 ESA 相关项目等的共同支持。

参考文献

1. European Space Acency E (2014) Sounding rockets. ESA User guide to low gravity platforms, Chapter 6: Sounding rockets. Noordwijk, Netherlands

2. Pletser V, Kumei Y (2015) Parabolic Flights. In: Beysens DA, van Loon JJ (eds) Generation and applications of extra-terrestrial environments on earth. Rivers Publishers, Aalborg, Denmark, pp 61–73

3. von Kampen P, Kaczmarczik U, Rath HJ (2006) The new Drop Tower catapult system. Acta Astronaut 59(1–5):278–283. https://doi.org/10.1016/j.actaastro.2006.02.041

4. Chang Y-W (2015) The first decade of commercial space tourism. Acta Astronaut 108:79–91

5. Herranz R, Anken R, Boonstra J, Braun M, Christianen PCM, Md G, Hauslage J, Hilbig R, Hill RJA, Lebert M, Medina FJ, Vagt N, Ullrich O, Loon JJWA, Hemmersbach R (2013) Ground-based facilities for simulation of microgravity, including terminology and organism-specific recommendations for their use. Astrobiology 13(1):1–17. https://doi.org/10.1089/ast.2012.0876

6. Kiss JZ, Wolverton C, Wyatt SE, Hasenstein KH, van Loon J (2019) Comparison of microgravity analogs to spaceflight in studies of plant growth and development. Front Plant Sci 10:1577. https://doi.org/10.3389/fpls.2019.01577

7. Massa GD, Wheeler RM, Morrow RC, Levine HG Growth chambers on the international space station for large plants. In: 8th International Symposium on Light in Horticulture, East Lansing, Michigan. KSC-E-DAA-TN29529, 2016

8. Zabel P, Bamsey M, Schubert D, Tajmar M (2016) Review and analysis of over 40 years of space plant growth systems. Life Sci Space Res 10:1–16. https://doi.org/10.1016/j.lssr.2016.06.004

9. Vandenbrink JP, Herranz R, Poehlman WL, Alex Feltus F, Villacampa A, Ciska M, Javier Medina F, Kiss JZ (2019) RNA-seq analyses of *Arabidopsis thaliana* seedlings after exposure to blue-light phototropic stimuli in microgravity. Am J Bot 106(11):1466–1476. https://doi.org/10.1002/ajb2.1384

10. Herranz R, Vandenbrink JP, Villacampa A, Manzano A, Poehlman WL, Feltus FA, Kiss JZ, Medina FJ (2019) RNAseq Analysis of the response of *Arabidopsis thaliana* to fractional gravity under blue-light stimulation during spaceflight. Front Plant Sci 10:1529. https://doi.org/10.3389/fpls.2019.01529

11. Valbuena MA, Manzano A, Vandenbrink JP, Pereda-Loth V, Carnero-Diaz E, Edelmann RE, Kiss JZ, Herranz R, Javier Medina F (2018) The combined effects of real or simulated microgravity and red-light photoactivation on plant root meristematic cells. Planta 248(3):691–704. https://doi.org/10.1007/s00425-018-2930-x

12. Vandenbrink JP, Herranz R, Medina FJ, Edelmann RE, Kiss JZ (2016) A novel blue-light phototropic response is revealed in roots of *Arabidopsis thaliana* in microgravity. Planta 244(6):1201–1215. https://doi.org/10.1007/s00425-016-2581-8

13. Bizet F, Pereda-Loth V, Chauvet H, Gerard J, Eche B, Girousse C, Courtade M, Perbal G, Legue V (2018) Both gravistimulation onset and removal trigger an increase of cytoplasmic free calcium in statocytes of roots grown in microgravity. Sci Rep 8(1):11442. https://doi.org/10.1038/s41598-018-29788-7

14. Karahara I, Suto T, Yamaguchi T, Yashiro U, Tamaoki D, Okamoto E, Yano S, Tanigaki F, Shimazu T, Kasahara H, Kasahara H, Yamada M, Hoson T, Soga K, Kamisaka S (2020) Vegetative and reproductive growth of Arabidopsis under microgravity conditions in space. J Plant Res. https://doi.org/10.1007/s10265-020-01200-4

15. Kiss JZ, Millar KD, Edelmann RE (2012) Phototropism of *Arabidopsis thaliana* in microgravity and fractional gravity on the International Space Station. Planta 236

(2):635–645. https://doi.org/10.1007/s00425-012-1633-y

16. Sychev V, Levinskikh M, Gostimsky S, Bingham G, Podolsky I (2007) Spaceflight effects on consecutive generations of peas grown onboard the Russian segment of the International Space Station. Acta Astronaut 60(4):426–432. https://doi.org/10.1016/j.actaastro.2006.09.009

17. Morrow R, Richter R, Tellez G, Monje O, Wheeler R, Massa G, Dufour N, Onate B A New plant habitat facility for the ISS. In: 2016, 46th International Conference on Environmental Systems

18. Deep Space Gateway and Transport: Concepts for Mars, Moon Exploration Unveiled. (2019). http://www.sci-news.com/space/deep-space-gateway-transport-mars-moon-exploration-04756.html. Accessed March 2020

19. Manzano A, Herranz R, den Toom LA, te Slaa S, Borst G, Visser M, Medina FJ, van Loon JJWA (2018) Novel, moon and mars, partial gravity simulation paradigms and their effects on the balance between cell growth and cell proliferation during early plant development. NPJ Microgravity 4. https://doi.org/10.1038/s41526-018-0041-4

20. Loon JJWA (2007) Some history and use of the random positioning machine, RPM, in gravity related research. Adv Space Res 39:5

21. Beaugnon E, Tournier R (1991) Levitation of organic materials. Nature 349:470

22. Valles JM Jr, Lin K, Denegre JM, Mowry KL (1997) Stable magnetic field gradient levitation of *Xenopus laevis*: toward low-gravity simulation. Biophys J 73(2):1130–1133. https://doi.org/10.1016/S0006-3495(97)78145-1

23. Kittang AI, Iversen TH, Fossum KR, Mazars C, Carnero-Diaz E, Boucheron-Dubuisson E, Le Disquet I, Legue V, Herranz R, Pereda-Loth V, Medina FJ (2014) Exploration of plant growth and development using the European Modular Cultivation System facility on the International Space Station. Plant Biol (Stuttg) 16(3):528–538. https://doi.org/10.1111/plb.12132

24. Baranova EN, Levinskikh MA, Gulevich AA (2019) Wheat space odyssey:"From Seed to Seed". Kernel morphology. Life 9(4):81

25. Wang S, Wang K, Zhou Y, Yan B, Li X, Zhang Y, Wu W, Wang A (2019) Development of the varying gravity rack (VGR) for the Chinese space station. Microgravity Sci Technol 31 (1):95–107

26. Wolff SA, Palma CF, Marcelis L, Kittang Jost AI, van Delden SH (2018) Testing new concepts for crop cultivation in space: effects of

rooting volume and nitrogen availability. Life 8 (4). https://doi.org/10.3390/life8040045

27. ESA GBF Web Page. (2020). http://www.esa.int/Our_Activities/Human_Spaceflight/Human_Spaceflight_Research/Ground_Based_Facilities. Accessed March 2020

28. Villacampa A, Sora L, Medina FJ, Ciska M Optimal clinorotation settings for microgravity simulation in *A. thaliana* seedlings. In: 69th International Astronautical Congress, Bremen (Germany), 2018. Curran Associates Inc., Red Hook NY, USA for International Astronautical Federation, pp 604–614

29. Galland P, Finger H, Wallacher Y (2004) Gravitropism in Phycomyces: threshold determination on a clinostat centrifuge. J Plant Physiol 161(6):733–739. https://doi.org/10.1078/0176-1617-01082

30. Dedolph R, Gordon S, Oemick D (1966) Geotropism in simulated low-gravity environments. Am J Bot S53(6 Part 1):530–533

31. Borst AG, van Loon JJWA (2009) Technology and developments for the random positioning machine, RPM. Microgravity Sci Technol 21 (4):287–292. https://doi.org/10.1007/s12217-008-9043-2

32. van Loon JJWA, Tanck E, van Nieuwenhoven FA, Snoeckx LHEH, de Jong HAA, Wubbels RJ (2005) A brief overview of animal hypergravity studies. J Gravit Phys 12(1):5–10

33. van Loon JJ, Folgering EH, Bouten CV, Veldhuijzen JP, Smit TH (2003) Inertial shear forces and the use of centrifuges in gravity research. What is the proper control? J Biomech Eng 125(3):342–346

34. van Loon JJ, Krausse J, Cunha H, Goncalves J, Almeida H, Schiller P The large diameter centrifuge, LDC, for life and physical sciences and technology. In: Life in Space for Life on Earth, Anger, France, 2008. vol SP-668. ESA/ISGP,

35. van Loon JJWA (2016) Centrifuges for microgravity simulation. The reduced gravity paradigm. Front Astron Space Sci 3:21. https://doi.org/10.3389/fspas.2016.00021

36. Mazars C, Briere C, Grat S, Pichereaux C, Rossignol M, Pereda-Loth V, Eche B, Boucheron-Dubuisson E, Le Disquet I, Medina FJ, Graziana A, Carnero-Diaz E (2014) Microgravity induces changes in microsome-associated proteins of Arabidopsis seedlings grown on board the international space station. PLoS One 9(3):e91814. https://doi.org/10.1371/journal.pone.0091814

37. Manzano AI, Herranz R, Van Loon J, Medina FJ (2012) A hypergravity environment induced by centrifugation alters plant cell proliferation and growth in an opposite way to microgravity. Micrograv Sci Technol 24(6):373–381. https://doi.org/10.1007/s12217-012-9301-1

38. Manzano AI, Larkin OJ, Dijkstra CE, Anthony P, Davey MR, Eaves L, Hill RJ, Herranz R, Medina FJ (2013) Meristematic cell proliferation and ribosome biogenesis are decoupled in diamagnetically levitated Arabidopsis seedlings. BMC Plant Biol 13(1):124. https://doi.org/10.1186/1471-2229-13-124

39. Manzano AI, van Loon JJWA, Christianen P, Gonzalez-Rubio JM, Medina FJ, Herranz R (2012) Gravitational and magnetic field variations synergize to reveal subtle variations in the global transcriptional state of Arabidopsis in vitro callus cultures. BMC Genomics 13:105. https://doi.org/10.1186/1471-2164-13-105

40. Herranz R, Manzano AI, Loon JJWA, Christianen PCM, Medina FJ (2013) Proteomic signature of Arabidopsis cell cultures exposed to magnetically induced hyper- and microgravity environments. Astrobiology 13(3):217–224. https://doi.org/10.1089/ast.2012.0883

41. Martzivanou M, Hampp R (2003) Hypergravity effects on the Arabidopsis transcriptome. Physiol Plant 118(2):221–231

42. Martzivanou M, Babbick M, Cogoli-Greuter M, Hampp R (2006) Microgravity-related changes in gene expression after short-term exposure of *Arabidopsis thaliana* cell cultures. Protoplasma 229(2–4):155–162. https://doi.org/10.1007/s00709-006-0203-1

43. Barjaktarovic Z, Schutz W, Madlung J, Fladerer C, Nordheim A, Hampp R (2009) Changes in the effective gravitational field strength affect the state of phosphorylation of stress-related proteins in callus cultures of *Arabidopsis thaliana*. J Exp Bot 60(3):779–789. https://doi.org/10.1093/jxb/ern324

44. Barjaktarovic Z, Nordheim A, Lamkemeyer T, Fladerer C, Madlung J, Hampp R (2007) Time-course of changes in amounts of specific proteins upon exposure to hyper-g, 2-D clinorotation, and 3-D random positioning of Arabidopsis cell cultures. J Exp Bot 58 (15–16):4357–4363. https://doi.org/10.1093/jxb/erm302

45. Menges M, Murray JA (2006) Synchronization, transformation, and cryopreservation of suspension-cultured cells. Methods Mol Biol 323:45–61. https://doi.org/10.1385/1-59745-003-0:45

46. Cogoli A (1996) Biology under microgravity conditions in Spacelab International Microgravity Laboratory 2 (IML-2). Preface J Biotechnol 47(2–3):67–70

47. Cogoli A, Cogoli-Greuter M (1997) Activation and proliferation of lymphocytes and other mammalian cells in microgravity. Adv Space Biol Med 6:33–79

48. Kamal KY, Hemmersbach R, Medina FJ, Herranz R (2015) Proper selection of 1 g controls in simulated microgravity research as illustrated with clinorotated plant cell suspension cultures. Life Sci Space Res 5:47–52. https://doi.org/10.1016/j.lssr.2015.04.004

49. Kamal KY, Herranz R, van Loon JJ, Christianen PC, Medina FJ (2015) Evaluation of simulated microgravity environments induced by diamagnetic levitation of plant cell suspension cultures. Microgravity Sci Technol 28:309–317. https://doi.org/10.1007/s12217-015-9472-7

50. Kamal KY, van Loon JJWA, Medina FJ, Herranz R (2017) Embedding Arabidopsis plant cell suspensions in low-melting agarose facilitates altered gravity studies. Micrograv Sci Technol 29:115–119. https://doi.org/10.1007/s12217-016-9531-8

51. Kamal KY, Herranz R, van Loon JJWA, Medina FJ (2019) Cell cycle acceleration and changes in essential nuclear functions induced by simulated microgravity in a synchronized Arabidopsis cell culture. Plant Cell Environ 42(2):480–494. https://doi.org/10.1111/pce.13422

52. Vandenbrink JP, Kiss JZ (2019) Preparation of a spaceflight experiment to study tropisms in arabidopsis seedlings on the International Space Station. Methods Mol Biol 1924:207–214. https://doi.org/10.1007/978-1-4939-9015-3_17

53. Kojima A, GarcíaYárnoz D, Pippo SD (2018) Access to space: a new approach by the united nations office for outer space affairs. Acta Astronaut 152:201–207

54. Manzano A, Pereda-Loth V, de Bures A, Sáez-Vásquez J, Herranz R, Medina FJ (2020) Light signals provide a mechanism of counteracting alterations caused by simulated microgravity in proliferating plant cells. Am J Bot. Under review

第 17 章
植物耐重力机理研究

作者：**Kouichi Soga**，**Sachiko Yano**，**Motoshi Kamada**，

Shouhei Matsumoto 和 **Takayuki Hoson**

本章提要：为了探究植物的耐重力（gravity resistance）机理，有必要分析生长环境中重力大小改变所引起的变化。空间微重力环境为分析耐重力机理提供了合适的条件。在太空中进行的试验涉及大量的限制条件，并与地面试验有很大的不同。在这里，我们介绍了研究植物耐重力天基试验（space – based experiments）的基本步骤。必须根据植物的生长期和试验目的来选择合适的培养室。待培养后，用适当的固定剂将植物材料固定在合适的样品储存容器中，如专用化学固定袋（Chemical Fixation Bag）。然后，根据试验目的，采用各种方法对材料进行分析。利用 RNAlater© 溶液固定的植物材料可被依次用于确定细胞壁的力学特性、进行 RNA 提取（这是基因表达分析所必需的）、评估细胞壁蛋白质的酶活性并测量细胞壁多糖（polysaccharide）的含量和组成。该植物材料还可被直接用于细胞成分［如周质微管（cortical microtubule）］的显微观察。

关键词：拟南芥；细胞壁；化学固定袋；周质微管；耐重力；超重力；微重力；RNAlater© 固定剂；太空试验

17.1 引言

对重力加速度的机械阻力（mechanical resistance，又叫作耐重力），是植物

除向重性外的主要重力响应。微重力为分析耐重力机理提供了便利条件。由真正的微重力所产生的条件很难在地球上复制。因此，对耐重力的特性和机理主要是通过研究离心过程中所产生的超重力进行评估的[1-3]。超重力倾向于抑制伸长生长（elongation growth），但会促进植物器官的横向扩张。周质微管从横向到纵向的重新定向会引起生长各向异性（growth anisotropy）的改变[4,5]。超重力还通过改变细胞壁成分的代谢来增加植物细胞壁的硬度[6-8]。机械性刺激感受器（mechanoreceptor）负责植物对超重力的响应[9,10]。因此，植物通过机械性刺激感受器来感知重力加速度，并通过改变生长各向异性和增加细胞壁硬度来抵抗重力加速度。

为了证实在 1g 重力水平下，周质微管和细胞壁对植物抗性的贡献，我们分析了它们在航天飞机和 ISS 上在真实微重力下的特性变化[11-17]。在太空中进行的试验涉及许多限制条件，与地面试验有很大不同[18]。在天基试验中，样本的数量和重复次数都受到严格限制，而且可用的硬件类型、资源数量、人员的技术和专业知识以及乘员的可用时间也受到严格限制。本章介绍了用于研究植物耐重力的空间试验的基本步骤。

17.2 材料

17.2.1 植物培养

（1）种子。

（2）培养室［例如，抗小管室 B（Resist Tubule Chamber B）和植物室（Plant Chamber）］［图 17.1；见注释（1）］。

（3）培养基［例如，Hatosheet 培养基，由日本富士的 Oji Kinocloth 公司生产，见注释（2）；岩棉］。

（4）水。

（5）1% 阿拉伯胶（gum arabic；必要时）。

（6）培养箱［例如，细胞生物学试验设备［Cell Biology Experiment Facility，CBEF；见注释（3）］。

（7）冰柜［例如，用于 ISS 上的 MELFI（Minus Eighty – Degree Celsius Laboratory Freezer for ISS）和 FROST 的 – 80℃实验室冰柜；见注释（4）］。

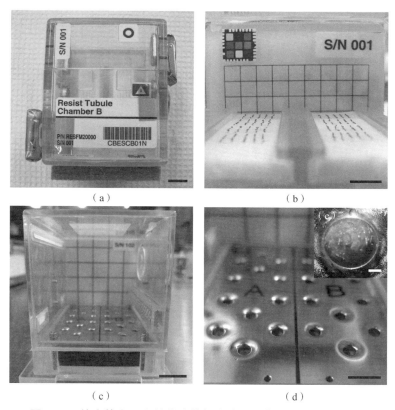

（a）　　　　　　　　　　　　　　　　（b）

（c）　　　　　　　　　　　　　　　　（d）

图 17.1　抗小管室 B 和植物室的部分外观和内部结构（附彩插）

图（a），（b）所示为抗小管室 B；内部尺寸是 56 mm（宽）×46 mm（高）×76 mm（深）。图（c），（d）所示为植物室；内部尺寸为 56 mm（宽）×46 mm（高）×48 mm（深）。如图（e）所示，拟南芥种子被固定在岩棉基质上。在图（a）~（d）中右下角的深色横条分别代表 10 mm 和 1 mm 长。

17. 2. 2　植物材料的固定和储存

（1）幼苗。

（2）化学固定袋［CFB；见注释（5）］。

（3）RNAlater©（由美国得克萨斯州奥斯丁的 Ambion 公司生产）。

（4）冰箱（如 MELFI 或 FROST）。

（5）冰柜（如 MELFI 或 FROST）。

17.2.3 细胞壁特性分析

（1）样品夹［用于拉力测试仪（tensile tester）］。

（2）拉力测试仪。

（3）液氮。

（4）高速搅拌器（或研钵和杵槌）。

（5）RNeasy 植物迷你试剂盒（Plant Mini Kit）（由美国加利福尼亚州瓦伦西亚市的 Qiagen 公司生产）。

（6）DNA 酶套装（RNase – Free DNase Set）（由 Qiagen 公司生产）。

（7）10 mM 磷酸钠缓冲液，pH 值为 6.0。

（8）1 M 氯化钠。

（9）旋涡式混合器。

（10）台式离心机。

（11）聚丙烯纤维网（polypropylene mesh；孔径为 32 μm）。

（12）蛋白质检测试剂盒（Protein Assay Kit，由美国加利福尼亚州赫拉克勒斯市的 Bio – Rad 公司生产）。

（13）分光光度计（spectrophotometer）。

（14）木葡聚糖（xyloglucan，由日本大阪市的 Dainippon Sumitomo Pharma 公司生产）。

（15）15%（w/v）硫酸钠（Na_2SO_4）。

（16）碘溶液：0.5%（w/v）碘（I_2）和 1%（w/v）碘化钾（KI）。

（17）50 mM EDTA（乙二胺四乙酸）。

（18）24%（w/v）氢氧化钾（KOH），其中含 0.02%（w/v）的硼氢化钠（$NaBH_4$）。

（19）乙酸。

（20）透析管（或超滤装置）。

（21）72%（v/v）硫酸。

（22）100%（v/v）硫酸。

（23）5%（w/w）苯酚。

（24）葡萄糖。

17.2.4　植物材料的显微分析

（1）种子（例如进行荧光蛋白表达的拟南芥品系）。

（2）培养基（例如 Hatosheet 培养基）。

（3）培养/观察室［见注释（6）］。

（4）注射器。

（5）水。

（6）遮光袋。

（7）培养箱（例如 CBEF）。

（8）冰箱（例如 MELFI 或 FROST）。

（9）荧光显微镜［见注释（6）］。

17.3　方法

17.3.1　植物培养

根据试验植物的生长周期和试验目的，需要不同的培养室。为了利用拟南芥幼苗进行抗小管试验而开发的抗小管室 B 适用于培养植物，尤其适合进行约 1 周的黄化幼苗培养［图 17.1（a），（b）］。植物室是为太空种子（Space Seed）试验而开发的，利用的是拟南芥成株，其可被培养约 2 个月，从而可以研究其完整的生命周期[19]。

（1）制备培养基。Hatosheet 培养基和岩棉培养基分别是抗小管室 B 和植物室的最佳生长培养基。

（2）当在抗小管室 B 中利用拟南芥时，将种子放在湿润的 Hatosheet 培养基上，并立即对种子进行干燥。由于存在黏液（一种从种子中排出的亲水性多糖），所以种子能够持续附着在 Hatosheet 培养基上。当利用不排出黏液的植物时，必须用阿拉伯树胶水将种子固定在培养基上。对于植物室，将少量 1%（w/v）阿拉伯树胶水滴在岩棉培养基上，然后放置种子，并立即使之干燥，即使利用拟南芥也是如此［见注释（7）］。阿拉伯树胶能够确保种子附着在岩棉上。

（3）将培养基和种子一起放入培养室。然后，分别将抗小管室 B 置入视频测量单元（Video - Measurement Unit，V - MEU）并将植物室置入植物试验单元（Plant Experiment Unit，PEU）。在发射前，将培养室储存在 4 ℃ 或 25 ℃ 的温度下［见注释（8）］。

（4）一到达 ISS，就将 V - MEU 或 PEU 放入 Kibo 实验舱的 CBEF 中。给种子浇水，开始启动培养程序。

（5）待培养结束后，立即采用第 16.3.2 节所介绍的适当方法固定植物材料。

17.3.2 植物材料的固定和储存

（1）为了在用 RNAlater ⓒ溶液等试剂对幼苗进行化学固定，应利用合适的样品储存容器［如化学固定袋（CFB）］，如图 17.2（a）和（b）所示以及如注释（5）所介绍的那样。

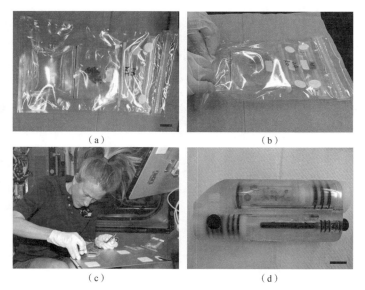

（a）   （b）

（c）   （d）

图 17.2 化学固定袋和化学固定装置（Chemical Fixation Apparatus，CFA）的外观及利用化学固定袋开展在轨抗小管试验操作（附彩插）

图（a），（b）所示为化学固定袋外观。图（c）所示为 NASA 航天员 Karen Nyberg 利用化学固定袋进行抗小管试验。图（d）所示为化学固定装置外观。图（a）和（d）中的横条代表 20 mm 长。

（2）按照第 17.3.1 节所述，在适当的时期培养植物。当利用化学固定袋时，将植物放入内袋的上部空间，并用夹子密封袋子，以防止 RNAlater$^©$ 溶液泄漏。将内袋放入中袋，然后将两袋放入外袋。

（3）滚动化学固定带的一侧，并将小袋推入内袋，直到小袋破裂 ［图 17.2（b）］。轻轻摇动化学固定袋，使 RNAlater$^©$ 溶液与幼苗混合，以促使 RNAlater$^©$ 渗透到植物体内。

（4）将化学固定袋在 2~4 ℃的冰箱中放置 1~4 d，以使 RNAlater$^©$ 溶液更彻底地渗透到植物体内。然后，将化学固定袋转移到冰箱中，在 -80℃的温度下长期保存。以这种方式，可以将植物材料至少储存几个月。

17.3.3　细胞壁特性分析

在太空试验中可获得的植物材料的数量是极其有限的，因此必须利用相同的植物材料分析各种参数，而用 RNAlater$^©$ 溶液固定的植物材料可用于此目的（图 17.3）。

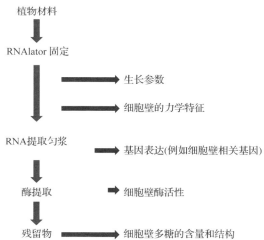

图 17.3　利用 RNAlater$^©$ 溶液固定的植物材料的细胞壁特性序列分析步骤

（1）从 RNAlater$^©$ 溶液中取出冷冻的植物材料，测量其生长参数，如长度和直径。

（2）为了测量细胞壁的力学特性，首先将冷冻的植物材料解冻，如果植物材料太长，则将其切成适当长度的片段。根据制造单位的说明 ［见注释（9）］，夹住这些片段的中间部分，并用拉力测试仪测量其细胞壁的力学特性。

（3）在完成细胞壁的力学特性测量后，立即用液氮冷冻该片段。用研钵和杵槌将该冷冻的片段制成匀浆。然后，用 RNeasy 植物迷你试剂盒分离总 RNA。此步骤包括一个 DNA 消除步骤（RNase – Free DNase Set）[见注释（10）]。通过实时聚合酶链反应扩增（polymerase chain reaction amplification）、基因芯片（microarray）分析或利用所提取的 RNA 进行转录组定性测序（RNA sequencing，简称 RNA – seq）来分析基因表达的情况。

（4）从 RNeasy 植物迷你试剂盒的 RNA 提取柱中收集细胞壁匀浆[homogenate；见注释（11）]，并将其培养在含有 1 M 氯化钠的 10 mM 磷酸钠缓冲液（pH 值为 6.0）中。在 4 ℃温度下提取细胞壁蛋白质，时长达 6~24 h。通过采用台式离心机离心或采用聚丙烯纤维网（32 μm）过滤等方式收集细胞壁蛋白质。

（5）通过利用蛋白检测试剂盒（Protein Assay Kit）或在波长 280 nm 处测量吸光度，来测定提取物中的蛋白质含量。该提取物可被用于测定各种酶的活性[见注释（12）]。为了测定木葡聚糖的降解活性，将 1 μg 细胞壁蛋白质与 20 μg 木葡聚糖混合在 10 mM 磷酸钠缓冲液（pH 值为 6.0）中，并在 37 ℃温度下培养24 h。待培养完成后，通过煮沸而终止反应。与 15%（w/v）硫酸钠混合后，用碘染色法测定木葡聚糖的含量，并根据在波长 640 nm 处吸光度的下降来表达木葡聚糖降解酶的活性。

（6）提取细胞壁蛋白质后，将剩余的细胞壁材料加入 50 mM EDTA 后在95 ℃温度下培养 3 次（每次 15 min），以获得果胶。然后，在 25 ℃温度下用24%（w/v）氢氧化钾[含 0.02%（w/v）硼氢化钠]提取半纤维素（hemicellulose）3 次（每次 12 h）[见注释（13）]。用醋酸中和半纤维素，然后用水进行透析。将剩余的碱不溶性物（即纤维素，cellulose）在 25 ℃温度下溶于 72%（v/v）硫酸中长达 1 h，然后用 29 倍体积的水进行稀释。

（7）采用苯酚 – 硫酸法（phenol – sulfuric acid method）测定每个细胞壁部分的总糖含量，并用葡萄糖当量表示结果[见注释（14）]。

17.3.4 植物材料的显微分析

在一些试验中，将植物材料培养后可直接用于细胞成分的显微观察，如周质微管。活细胞成像应在种子萌发的培养基中进行[20]。因此，我们设计了一种专用培养/观察室［图 17.4（a）］，以利用表达绿色荧光蛋白的拟南芥品系（可被用于天基和地基试验）来进行抵抗小管和不均小管（Aniso Tubule）试验[16,21]。

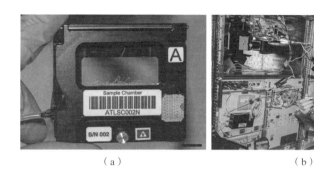

图 17.4　培养/观察室外观

如图（a）所示，培养/观察室的内部尺寸为 38 mm(宽)×16 mm(高)×0.5 mm(深)。图（b）所示为 JAXA 航天员 Koichi Wakata 利用培养/观察室进行不均小管的试验操作。图（a）中的横条为 10 mm 长。

（1）制备培养基。Hatosheet 培养基对于培养/观察室是最佳培养基。

（2）将进行荧光蛋白表达的拟南芥品系种子放在湿润的 Hatosheet 培养基的边缘，并使之立即干燥。由于有黏液，种子仍然附着在 Hatosheet 培养基上。

（3）将培养基和种子一起放入培养/观察室。在发射前将该培养/观察室储存在 4 ℃或 25 ℃温度下。

（4）用注射器向培养基中加水。将培养/观察室放入遮光袋并冷藏 2～4 d，然后将该室暴露在弱白光下以诱导发芽。然后，将该室放入遮光袋并在黑暗中进行植物培养。

（5）将幼苗在培养箱内培养适当时间后，从袋中取出培养/观察室。隔窗观察幼苗的生长情况，并将玻璃片之间的培养空间加满水。

（6）利用显微镜观察时，通过拧紧培养/观察室上的螺丝来减小培养空间的深度。

（7）利用支架将培养/观察室转移到显微镜载物台上（图 17.5）。

（8）在亮视野中对室中的所有幼苗进行成像，获取平铺图像，并将单个平铺图像拼接在一起，制作一个更大的蒙太奇［montage；图 17.6（a）］。

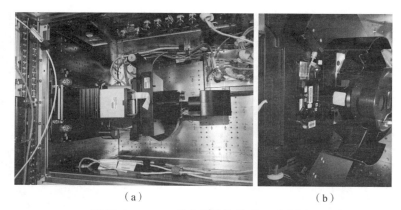

（a） （b）

图 17.5　JAXA 荧光显微镜外观（附彩插）

图（a）所示为 JAXA 荧光显微镜；它是一种商用荧光显微镜（型号为 DMI6000B，由徕卡微系统公司制造），对其进行部分修改以适应 ISS。如图（b）所示，培养/观察室可被直接放置在显微镜载物台上。

（9）根据亮视野中的图像确定观察位置，并获取荧光图像［图 17.6（b），（c）］。

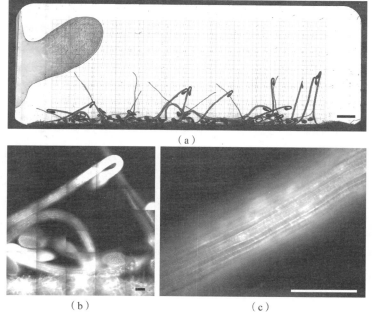

（a）

（b） （c）

图 17.6　在太空培养的拟南芥幼苗显微图像

图（a）所示为整个培养空间的亮视野图像。图（b），（c）所示为邻近下胚轴表皮细胞外切向壁的周质微管阵列的荧光图像。图（a）~（c）中的横条分别为 2 mm、200 μm 和 200 μm 长。

17.4　注释

（1）抗小管室 B 和植物室都是由 JAXA 开发的，均被用于太空植物栽培。抗小管室 B 的内部尺寸为 56 mm（宽）×46 mm（高）×76 mm（深），植物室的内部尺寸为 56 mm（宽）×46 mm（高）×48 mm（深）。

（2）Hatosheet 是一种主要由纤维素组成的无纺布（nonwoven fabric）。

（3）CBEF 是由 JAXA 开发的用于生命科学试验的培养箱，涉及微生物、细胞、组织、小动物和植物。它有两个工作区：微重力室和位于转盘（离心机）上的人工重力室。

（4）MELFI 和 FROST 都可被用作冰箱或冰柜。MELFI 具有 4 个隔间，每个隔间均可被分别设置为 –80 ℃、–26 ℃ 和 4 ℃。在 FROST 中，可以使其中的温度在 –65 ℃ 到室温之间不断变化（在其中并未配备加热器）。在一般情况下，使冰箱和冰柜的温度分别保持在 4 ℃ 和 –35 ℃。

（5）化学固定袋是由 JAXA 开发的，以便在微重力条件下对植物材料进行化学固定［图 17.2（a）~（c）］。化学固定袋包含 3 个袋：拉链密封的外袋、中间袋和夹子密封的内袋。内袋中包含一个装有 30 mL RNAlater©溶液的小袋。在 ISS 上，RNAlater©是一种有毒危害 1 级（THL1）试剂，因此必须将其装在双层密封的容器中。化学固定袋对 THL1 试剂提供了两种级别的密封。在此情况下，密封必须能够承受减压环境（甚至在紧急情况下，如当舱压被降至零时）。化学固定袋的安全性得到了 JAXA 的 Kibo 试验舱（Kibo Module）安全委员会的确认，并在 2013 年 11 月进行的抗小管试验中被首次使用［图 17.2（c）］。此外，化学固定袋还可被用于其他涉及植物和小型生物的天基试验。对于毒性更大的 THL 试剂，则需要更高的防护等级。作为一种替代方案，JAXA 开发了另一种固定工具，即化学固定装置，它对 THL 较高的试剂（如 4% 多聚甲醛溶液）可提供 3 级防护［图 17.2（d）］。

（6）培养/观察室是由 JAXA 开发的，用于在微重力条件下（在 ISS 上的

Kibo 试验舱中），利用 JAXA 荧光显微镜对植物细胞进行实时成像（说明：该显微镜的型号为 DMI6000B，由徕卡微系统公司制造，其中部分被进行过修改以适应 ISS）。该室由一条铰链连接在一起的两个金属框架组成。每个框架都有一块玻璃板，其中一块玻璃板是载玻片，而另一块玻璃板是盖玻片（如 Matsunami class NO.1S，厚度为 0.17 mm）。该室的内部尺寸是 38 mm（宽）× 16 mm（高）× 0.5 mm（深）。

（7）植物室的最佳岩棉厚度为 10 mm，而且湿润的岩棉干燥需要时间。之后，将种子用阿拉伯树胶进行固定。

（8）该 V-MEU 适用于观察植物，同时具有一组 LED 光源和一台摄像机。然而，这些植物必须由航天员手动浇水。PEU 是一种自动化植物栽培系统。栽培从最初的供水开始，然后自动为植物提供营养和水分。通过自动化摄像系统定期观察植物。

（9）细胞壁的力学性能通常是采用应力-应变（stress-strain）和应力-松弛（stress-relaxation）方法，通过进行序列分析来测量的[11-14]。在 RNAlater© -拟南芥被固定花序茎中，细胞壁的力学特性与普通甲醇灭活茎中细胞壁的力学特性相当[22]。

（10）在测量细胞壁延展性后所观察到的材料中的 RNA 量和基因表达水平，与被直接用于 RNA 提取的材料中所观察到的 RNA 量和基因表达水平相似[22]。

（11）部分细胞壁组分可以流过 RNeasy 植物迷你试剂盒的第一个柱子。

（12）将 1M 氯化钠提取物稀释后可将其用于直接测定细胞壁酶的活性。建议根据目标酶的类型选择合适的底物和测量方法。即使在 RNAlater© 溶液中固定和提取 RNA 后，木葡聚糖降解酶的活性仍保持良好[22]。

（13）半纤维素可被分为半纤维素 I 和半纤维素 II，方法是在用 24%（w/v）氢氧化钾提取之前先用 4%（w/v）氢氧化钾提取 3 次（每次 12 h）。

（14）细胞壁多糖的量不受 RNAlater© 溶液固定、RNA 提取或细胞壁蛋白质提取等 3 种处理过程的显著影响[22]。

参考文献

1. Hoson T, Soga K (2003) New aspects of gravity responses in plant cells. Int Rev Cytol 229:209–244

2. Hoson T, Saito Y, Soga K, Wakabayashi K (2005) Signal perception, transduction, and response in gravity resistance. Another graviresponse in plants. Adv Space Res 36:1196–1202

3. Soga K (2013) Resistance of plants to gravitational force. J Plant Res 126:589–596

4. Soga K, Wakabayashi K, Kamisaka S, Hoson T (2006) Hypergravity induces reorientation of cortical microtubules and modifies growth anisotropy in azuki bean epicotyls. Planta 224:1485–1494

5. Matsumoto S, Kumasaki S, Soga K, Wakabayashi K, Hashimoto T, Hoson T (2010) Gravity-induced modifications to development in hypocotyls of Arabidopsis tubulin mutants. Plant Physiol 152:918–926

6. Soga K, Wakabayashi K, Hoson T, Kamisaka S (1999) Hypergravity increases the molecular mass of xyloglucans by decreasing xyloglucan-degrading activity in azuki bean epicotyls. Plant Cell Physiol 40:581–585

7. Soga K, Arai K, Wakabayashi K, Kamisaka S, Hoson T (2007) Modifications of xyloglucan metabolism in azuki bean epicotyls under hypergravity conditions. Adv Space Res 39:1204–1209

8. Wakabayashi K, Nakano S, Soga K, Hoson T (2009) Cell wall-bound peroxidase activity and lignin formation in azuki bean epicotyls grown under hypergravity conditions. J Plant Physiol 166:947–954

9. Soga K, Wakabayashi K, Kamisaka S, Hoson T (2004) Graviperception in growth inhibition of plant shoots under hypergravity conditions produced by centrifugation is independent of that in gravitropism and may involve mechanoreceptors. Planta 218:1054–1061

10. Hattori T, Otomi Y, Nakajima Y, Soga K, Wakabayashi K, Iida H, Hoson T (2020) MCA1 and MCA2 are involved in the response to hypergravity in Arabidopsis hypocotyls. Plants 9:590

11. Hoson T, Soga K, Mori R, Saiki M, Nakamura Y, Wakabayashi K, Kamisaka S (2002) Stimulation of elongation growth and cell wall loosening in rice coleoptiles under microgravity conditions in space. Plant Cell Physiol 43:1067–1071

12. Soga K, Wakabayashi K, Kamisaka S, Hoson T (2002) Stimulation of elongation growth and xyloglucan breakdown in Arabidopsis hypocotyls under microgravity conditions in space. Planta 215:1040–1046

13. Hoson T, Matsumoto S, Soga K, Wakabayashi K, Hashimoto T, Sonobe S, Muranaka T, Kamisaka S, Kamada M, Omori K, Ishioka N, Shimazu T (2009) Growth and cell wall properties in hypocotyls of Arabidopsis tua6 mutant under microgravity conditions in space. Biol Sci Space 23:71–76

14. Hoson T, Soga K, Wakabayashi K, Hashimoto T, Karahara I, Yano S, Tanigaki F, Shimazu T, Kasahara H, Masuda D, Kamisaka S (2014) Growth stimulation in inflorescences of an Arabidopsis tubulin mutant under microgravity conditions in space. Plant Biol 16 (S1):91–96

15. Wakabayashi K, Soga K, Hoson T, Kotake T, Yamazaki T, Higashibata A, Ishioka N, Shimazu T, Fukui K, Osada I, Kasahara H, Kamada M (2015) Suppression of hydroxycinnamate network formation in cell walls of rice shoots grown under microgravity conditions in space. PLoS One 10:e0137992

16. Soga K, Yamazaki C, Kamada M, Tanigawa N, Kasahara H, Yano S, Kojo KH, Kutsuna N, Kato T, Hashimoto T, Kotake T, Wakabayashi K, Hoson T (2018) Modification of growth anisotropy and cortical microtubule dynamics in Arabidopsis hypocotyls grown under microgravity conditions in space. Physiol Plant 162:135–144

17. Wakabayashi K, Soga K, Hoson T, Kotake T, Yamazaki T, Ishioka N, Shimazu T, Kamada M (2020) Microgravity affects the level of matrix polysaccharide 1,3:1,4-β-glucans in cell walls of rice shoots by increasing the expression level of a gene involved in their breakdown. Astrobiology 20:820–829

18. Hoson T, Takahashi A, Nikawa T, Fukui K, Ogawa S, Higashitani A (2011) Toward future space experiments for life sciences. Biol Sci Space 25:21–24

19. Karahara I, Suto T, Yamaguchi T, Yashiro U, Tamaoki D, Okamoto E, Yano S, Tanigaki F, Shimazu T, Kasahara H, Kasahara H,

Yamada M, Hoson T, Soga K, Kamisaka S (2020) Vegetative and reproductive growth of Arabidopsis under microgravity conditions in space. J Plant Res 133:571–585

20. Dyachok J, Yoo C-M, Palanichelvam K, Blancaflor EB (2010) Sample preparation for fluorescence imaging of the cytoskeleton in fixed and living plant roots. In: Gavin RH (ed) Cytoskeleton methods and protocols, methods in molecular biology, vol 586. Humana Press, Totowa, pp 157–169

21. Hoson T, Akamatsu H, Soga K, Wakabayashi K, Hashimoto H, Yamashita M,

Hasegawa K, Yano S, Omori K, Ishioka N, Matsumoto S, Kasahara H, Shimazu T, Baba SA, Hashimoto T (2012) Objectives, outlines, and preparation for the resist tubule space experiment to understand the mechanism of gravity resistance in plants. Trans JSASS Aerospace Tech Japan 10:Tp1–Tp5

22. Matsumoto S, Kumasaki S, Higuchi S, Inoue Y, Kirihata K, Fujie M, Soga K, Wakabayashi K, Hoson T (2008) Development of an efficient procedure for Resist Wall space experiment. Abstract of 37th COSPAR Scientific Assembly, Montreal, F11-0029-08

第 18 章
NASA 地基微重力模拟设施的特性与功能

作者：**Ye Zhang**，**Jeffery T. Richards**，**Jessica L. Hellein**，
Christina M. Johnson，**Julia Woodall**，**Tait Sorenson**，
Srujana Neelam，**Anna Maria J. Ruby** 和 **Howard G. Levine**

本章提要： 由于在太空进行试验的机会很少，所以各种微重力模拟器（microgravity simulator）和模拟物已被广泛应用于太空生物学地面研究（space biology ground study）。尽管微重力模拟器不会产生在真正微重力环境中能够观察到的所有生物效应，但它们能够提供有效、负担得起且易于获得的替代测试平台，从而促进微重力研究。NASA 肯尼迪航天中心已经建成微重力模拟保障装置（Microgravity Simulation Support Facility，MSSF），可利用其进行短期试验，通常不到 1 个月，并可利用其中的各种微重力模拟设备在不同重力水平下开展研究。模拟器包括（但不限于）2D 回转器、3D 回转器、随机定位仪和旋壁容器（Rotating Wall Vessel，RWV）。在本章中，我们将讨论当前的 MSSF 功能、发展概念和这些微重力模拟器的物理特性。

关键词： 微重力模拟；太空生物学；微重力模拟保障装置（MSSF）；植物研究；保障设施

18.1 引言

所有地球上的生命都是在重力的作用下发展起来的，重力影响着生物组织各

个层次上的生长、发育和形态[1]，而重力对物理现象（如浮力、对流和沉降）的影响是这些对生物过程影响的核心[2]。

有许多与 NASA 相关的关键问题与重力影响有关，人类只有回答这些问题才能在月球或火星上实现持续的生存，并在微重力条件下长期生存。其中许多问题与微重力和部分重力条件（月球为 $0.166g$；火星为 $0.38g$）对人类和那些对我们在太空和其他行星表面长期生存至关重要的生命形式（例如植物和选定的动物）的影响有关。在其他行星表面，在可预见的将来，研究太空重力影响的机会仍然有限，而且付诸实施需要付出大量资源。此外，进行重复太空试验的机会可能偶尔才有，而且会拖延很长时间才能实现。

研究地球上重力条件改变的影响所采取的一种方法（更有规律且成本大大降低），是利用各种结构的旋转装置（如回转器）来不断改变重力矢量的方向。然而，回转器并不会消除重力，而是随时间的推移使重力相对于样本的方向随机化，也就是说，样本被旋转以防止其对重力加速度矢量（gravitational acceleration vector）的一致感知。真正的微重力并不能通过回转器实现，但在重力水平低于相关生物过程的已知加速度灵敏度时，可以实现"接近失重的功能"（functional near weightlessness）[3]。目前，科学家已对各种各样的回转器设计和其他微重力模拟装置进行了广泛评述[3-10]。

模拟微重力条件会产生一些在真实微重力环境中观察到的生物效应，但不是全部的。虽然微重力模拟器提供了有效、负担得起且便于微重力研究的测试平台，但必须始终考虑到每种类型的模拟器都有一些人工因素（如离心加速度和振动），如果不仔细考虑，则这些因素可能导致对响应的误解。因此，对于每个模拟器，需要对其物理参数、操作原理以及它们对生物过程和不同大小标本的具体影响进行严格评估。

在欧洲和其他地方，人们已经认识到需要地基设施，以便在产生与太空飞行试验相关的成本之前完成测试，从而解决与重力相关的问题[10,11]。在这方面，NASA 在肯尼迪航天中心投资建立了一个微重力模拟保障装置（MSSF），这为美国科学界提供了进行微重力模拟研究的机会，否则可能超出各个研究人员的成本承受能力。MSSF 可提供工程和科学支持，以满足个人的试验要求，并分享经验教训。本章介绍了 KSC MSSF 目前可提供的能力，对过去的部分相关研究进行了回顾并对未来的科学研究提出了建议。

18.2　研究回顾

　　由于在太空中进行试验的机会很少，所以利用模拟微重力的地基模拟器进行研究的报告越来越多。而 PubMed（https：//pubmed. ncbi. nlm. nih. gov/）上的一项文献检索显示，自 1961 年以来，人们已经发表了 5 000 多篇同行评审的关于模拟微重力条件的研究论文。其中，大约 2 000 篇论文报道了有关哺乳动物细胞培养、植物和微生物细胞培养等的研究结果（图 18.1）。尽管 NASA 的生物航天计划（Bioastronautics Program）[12]支持利用微重力模拟器开展研究已有几十年的时间，但 20 世纪 70 年代旋壁容器的发明是一项技术突破（https://synthecon. com），其显著增加了地基模拟微重力研究的数量，主要利用哺乳动物细胞[13,14]。Synthecon 网站引用了 700 多篇有关他们利用旋转细胞培养物（Rotating Cell Culture，RCC）系统的论文（https://synthecon. com/pages/research_publications_rotary_cell_culture_system_8. asp）。与植物和哺乳动物细胞生物学领域相比，利用微重力模拟设备进行微生物学研究的数量较少，但近年来这一数量一直在稳步增加。自 2008 年以来，有关植物研究的论文数量也在增加。

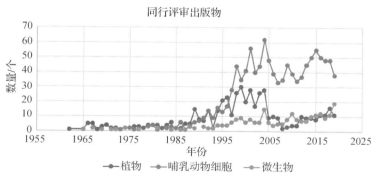

图 18.1　利用模拟微重力的生命科学研究回顾（附彩插）

　　搜索关键词：①植物（477 个条目），由回转器、模拟微重力、微重力模拟和植物组成；②哺乳动物细胞（1 073 个条目），由回转器、模拟微重力、微重力模拟和哺乳动物细胞组成；③微生物（271 个条目），由回转器、模拟微重力、微重力模拟、微生物的（microbial）、微生物（microbe）、生物膜（biofilm）、细菌、真菌和病毒组成。

我们对 2 000 多篇论文进行了综述，以深入了解利用微重力模拟设备进行生命科学研究的趋势。我们将纳入标准定义为利用 2D 回转器、3D 回转器、RPM 和/或旋壁容器所开展的研究结果（用英文发表）。我们对模拟微重力实验与真实微重力平台（如位于航天飞机、ISS、失重飞机和探空火箭上的平台）相结合的研究进行了深入分析。另外，我们还强调了那些将模拟微重力和其他与太空飞行有关的研究变量［如高二氧化碳（CO_2）、电离辐射和部分重力状态］相结合的文章。

18.2.1　植物研究

植物对重力响应的第一次研究是 1806 年托马斯·安德鲁·奈特（Thomas Andrew Knight）爵士进行的超重力试验，当时他在旋转的水轮上种植豆类植物[15]。1868 年，阿勒特·波恩哈德·弗兰克（Alert Bernhard Frank）首次提出"向重性"（geotropism）一词，用以描述植物对重力的响应过程[16]。在早期的重力植物生物学研究人员中，许多人使用了原始的回转器。直到 1902 年，伴随着 Haberlandt[17] 的著作出版，植物重力感应的平衡石模型（statolith model for plant gravity sensing）开始形成。

一般来说，植物回转器研究的目标是抵消接近零的定向重力矢量的影响。这可以通过在 2D 回转器上沿水平轴缓慢旋转植物来实现。随着植物的旋转，重力的影响被抵消，从而通过消除单侧重力对植物的影响来模拟微重力。自 1924 年以来，虽然 3D 回转器一直被用于生物学研究，但第一次将 3D 回转器用于植物研究是在 1963 年由 Scano 报道的[18]。然而，直到 1980 年 Chapman 和 1993 年 Hoston 的早期工作，才报道 3D 回转器被再次用于植物培养[19,20]。

经过在 PubMed 网站上的搜索，我们发现了 230 多篇关于植物模拟微重力研究的原创性研究论文。这些论文涵盖了一系列光合真核生物，包括藻类、蕨类植物（pteridophyte）和开花植物（flowering plant），如小麦（*Triticum aestivum*）和拟南芥。拟南芥和豌豆（*Pisum sativum*）是两种被研究最多的植物（在这 230 篇论文中几乎占了 1/3）。其中，在 43 项研究中利用了微重力模拟装置，并与太空飞行试验进行平行比较，这些太空飞行试验大多在 ISS 或其他低地球轨道航天器上进行，另外还有几项试验利用探空火箭飞行和失重飞机的抛物线飞行。有趣的是，这些研究结果中的大部分是在 2005 年之前发表的，而 2005 年之后仅有 6 篇文章，且在 2010 年之后只有 2 篇文章。关于研究模拟微重力与其他深空环境风险因素（如电离辐射和缺乏磁场）以及其他与受限的太空飞行环境相关因素［如高二氧化碳浓度、暴露于挥发性有机化合物（VOC）、植物病原体或机会性病原体感染］的综合影响的报道很少。此外，人们只是在最近的研究中才应用了先进的分子和成像分析技术。以上大部分研究应用的是低速旋转的 2D 回转器，而 RPM 在 2000 年以后才逐渐得到应用。

在许多研究中，最初将植物在标准的地球重力矢量条件下进行培养，植物一旦成长起来，就将植物放置在一个回转器上，以分析模拟微重力的影响。此外，人们还开展了一些试验来研究从种子开始的植物，然而很少进行种子到种子的研究。值得注意的是，试验参数，如植物的年龄和研究的持续时间，在不同的植物研究中差异很大，这就使得难以对现有研究的结果进行深入比较。

18.2.2　非植物研究

从 20 世纪 70 年代开始，在模拟微重力条件下开展哺乳动物细胞生物学的研究开始受到关注。第一批细胞生物学研究之一是在一个快速旋转的 2D 回转器上，对暴露于模拟微重力环境下的人体淋巴细胞进行活化的能力进行评估[21]。虽然植物研究继续使用 2D 回转器，但细胞生物学界在 20 世纪 90 年代由 Synthecon 公司将其商业化后转向 NASA 开发的旋转细胞培养系统。

人们已经在许多细胞类型中研究了细胞和分子对模拟微重力的响应，包括原代细胞和永生化细胞系（primary cells and immortalized cell lines），最常见的类型是破骨细胞（osteoclast）和成骨细胞（osteoblast）、骨骼肌细胞和 T 淋巴细胞（T lymphocyte）。这些细胞类型反映了被认为受太空飞行影响最深刻的系统（包括骨骼、肌肉和免疫系统），并且仍然是人类太空飞行研究的活跃领域。此外，模拟微重力环境已被证明是适合培养共生物（co‐culture）和球形物（spheroid）的环境[22‐24]，这使它成为研究 3D 培养物的有吸引力的平台，从而可以更好地再现在人体中所观察到的细胞组织。从 20 世纪 90 年代中期到现在，越来越多的人开始研究模拟微重力条件下的癌细胞培养，特别是在 RPM 和旋壁容器上的培养[25‐28]。

　　有超过 20 篇文章报道了与真正的微重力研究平台（如 ISS、失重飞机或探空火箭）并行进行的模拟微重力试验。例如，Camberos 等人（2019）将在 4 r·min⁻¹ 的 2D 回转仪中培养 7 d 后的心脏祖细胞培养物（culture of cardiac progenitor cell）与在 ISS 上培养 30 d 后的相同细胞进行了比较，发现在模拟的和真实的微重力条件下，关键性的心脏修复基因均出现下调[29]。尽管在不同的时间点进行试验，但结果表明，在这种情况下模拟微重力装置能够部分再现太空飞行的细胞效应。Krüger 等人（2019）的另一项试验研究了在 RPM 和 ISS 上和地面对照组中第 1 d、5 d 或 12 d 后 3D 内皮细胞结构（球状物）的形成[30]。本研究观察了在模拟微重力和真实微重力组中 3D 内皮细胞结构的形成，从而进一步证实了模拟微重力装置作为研究太空飞行导致细胞生物学发生变化的一种有用工具的价值。

　　除了变重力状态外，辐射暴露是与未来长期月球和火星探索任务相关的关键风险之一。迄今为止，只有少数研究评估了模拟微重力和辐射对哺乳动物细胞的综合影响，大多研究使用低线性能量转移（Linear Energy Transfer，LET）辐射源，如 X 射线、γ 射线或入射平台质子（entrance plateau proton）。这些研究主要集中在辐射诱导的染色体畸变和负责成骨（ossification）和免疫功能的细胞上[31-36]。2019 年，Hada 的研究小组报道了他们对同时暴露在利用 3D 回转器所产生的模拟微重力环境和高 LET 碳离子（C-ion）辐射条件下的成纤维细胞（fibroblast cell）的染色体畸变的研究[37]。以上综合处理表明，基因表达以及染色体畸变增加出现了协同变化，该结果在一定程度上与几项关于低 LET 的研究结果一致[33-36]。虽然上述综合研究领域以及其他研究领域（如宿主-微生物相互作用）的代表性普遍不足，但仍将作为与深空有关的新颖方法而活跃在空间生命科学界。

18.3　地基微重力模拟研究的空白

　　根据这篇文献综述，确定了地面微重力模拟研究中的以下几个主要知识空白。

　　（1）掌握与具有表型和分子学分析的其他模拟或真正的微重力平台并行进行微重力模拟研究的综合方法。

（2）了解模拟微重力和其他与空间有关的环境风险因素（例如电离辐射）的综合影响。

（3）利用共培养系统或 3D 组织类器官来研究不同生物、物种或细胞类型之间的相互作用，以探明微重力在组织水平上的影响和宿主响应。

（4）在模拟微重力下开展多代（multi‑generational）研究。

（5）除进行表型观察外，应研究最先进的分子和成像分析方法。

18.4　KSC 地基微重力模拟支持能力

MSSF 于 2017 年首次成立，旨在支持由 NASA 空间生物学项目（Space Biology Program）所资助的地基生命科学研究。从那时起，MSSF 已经支持了 20 多个项目，并接待了由 NASA 的各种项目和合伙伙伴资助的访问科学家、博士后研究员和实习生。这些项目包括基于地基的微重力研究、辐射研究、低地球轨道研究、抛物线飞行研究，以及涵盖各种生物有机体（包括微生物、植物和哺乳动物细胞）的学生拓展活动。

表 18.1 列出了 MSSF 中当前可用的模拟设备。这些设备可被安置在受控环境室中，包括组织培养箱和植物培养室，可允许研究人员定制和监测环境条件，如温度、湿度、二氧化碳浓度和光照等。此外，MSSF 具备组织培养设备、细胞和分子分析工具以及先进的共聚焦荧光显微镜（confocal fluorescence microscopy），因此可供研究人员实施其研究项目。MSSF 提供的细胞和分子学分析工具，包括但不限于流式细胞仪（flow cytometry）、实时 PCR 系统（real‑time PCR system）、用于吸光度和/或荧光信号分析的酶标仪（microplate reader）、纳米滴分光光度计（Nanodrop spectrophotometer）和荧光显微镜。这些工具允许在微重力模拟设备上进行试验后立即对活体样本进行分析。

每个模拟装置都有自己的优、缺点，不仅因为模拟微重力的方式，还在于其适应不同类型的标本的能力，因为它们具有各自独特的约束条件。合适的模拟方法（在很多情况下是选择设备和转速）取决于科学、生物学和试验目标。然而，要进行可靠的微重力模拟试验和后续的数据分析，需要的不仅是一种合适的模拟

表 18.1　MSSF 中微重力模拟设备种类

模拟设备类型	数量	最大科学载体尺寸	质量/kg	旋转速度/(r·min⁻¹)	现场供电	说明
大型慢旋转 2D 回转器	1	标准的中层储物柜或 ISS EXPRESS 储物柜	最大 30	沿水平轴最高可达 3，增量为 0.5	提供	KSC 工程师设计了一种缓慢旋转的回转器，使研究人员能够将 ISS EXPRESS 储物柜或其他大型容器内的生物样本置于模拟微重力条件下。其为内置计算机、灯、风扇和辅助设备提供电源。可以开发适配器以接受各种硬件配置
培养皿 2D 回转器	2	最多 8 个 10 cm×10 cm 培养皿，或定制支架	未知	1～20，增量为 1	未知	KSC 工程师开发了一种 2D 回转器，可容纳 10 cm×10 cm 培养皿和其他专门用于特定生命科学模式式生物的容器
旋壁容器生物反应器（RWV Bioreactor）	2	4～500 mL 培养容器，包括可高压灭菌的干细胞培养容器、高纵横比容器（HARV）、慢速转动横向容器（STLV）、一次性容器和定制样品容器	未知	沿水平轴为 0～20	未知	定制的 Synthecon 旋转细胞培养系统（Rotary Cell Culture Systems，RCC）可被垂直或水平操作。每个容器可以在所需的旋转速度下单独操作。精心设计的旋转条件使样品能够保持恒定的自由落体状态—模拟近失重条件，并最大限度地减少各种机械应力，例如样品和容器之间的相互作用

续表

模拟设备类型	数量	最大科学载体尺寸	质量/kg	旋转速度/(r·min^{-1})	现场供电	说明
Eisco 2D 回转器	6	支持任何尺寸或形状的栽培盆，直径不超过7.5 cm，最大基线根区深度为10 cm。支架也可用于100 mm 培养皿和试管。这些装置也可以容纳定制的样品架。轴线角度可在0~90°范围内调节	未知	2	未知	这些商用 Eisco 2D 回转器能够对大型植物和其他生物样品进行水平到垂直的回转研究
3D 回转器：RPM	4	烧瓶、孔板、培养皿和旋转容器。对内部平台壁允许使用具有各种配置的定制硬件	最大 1.5	0~20	提供	Airbus RPM 2.0（www.airbusDS.nl）具有 2 个独立的旋转框架，它们以不同的速度和不同的方向进行旋转。一个装有研究样品的试验装置被放置在两个反向旋转平台的内部。根据操作配置，可以模拟微重力（<10^{-3} g）或部分重力

续表

模拟设备类型	数量	最大科学载体尺寸	质量/kg	旋转速度/(r·min⁻¹)	现场供电	说明
带有显微镜模块的 RPM	2	Nunc™ Lab-Tek 腔室玻片系统（Nunc™ Lab-Tek™ Chamber Slide），或者 ibidi μ-Slide 载玻系统	未知	0~20	未知	KSC 开发了 RPM 显微镜模块（Microscope Module），以实现延时成像功能。放大倍率：750×~900×；成像能力：高达 5.0 MP 的鲜艳色彩分辨率（vivid color resolution；2 592×1 944），实时视频（30 帧·s⁻¹）或延时视频。单一成像模式：明场，暗场或荧光。其他功能：Wi-Fi 适配器和实时图像传输
3D 回转器：GRAVITE	2	烧瓶、孔板、培养容器和旋壁容器。对内部平台的修改允许使用各种合的硬件配置	最大 1.5	1~4，以 1 的增量进行微重力模拟	未知	来自太空生物实验室（Space Bio-Laboratories）（http://www.Spacebio-lab.com/ENG-index.html）的 GRAVITE，包含两个独立的旋转框架，它们被相互垂直安装并进行旋转。包含研究样品的试验装置被放置在两个反向旋转平台的内部。根据操作配置，可以用来模拟微重力（<10⁻³ g）、部分重力或超重力（达到 2~3 g）

续表

模拟设备类型	数量	最大科学载体尺寸	质量/kg	旋转速度/(r·min⁻¹)	现场供电	说明
3D 回转器：SciSpinner	1	60 mm 培养皿；提供的光：红外线和红绿蓝 LED 灯；成像能力：静态图像为 3 280 像素 × 2 464 像素，视频为 1080p，30 帧·s⁻¹ 或 480p，90 帧·s⁻¹	未知	0.3～15，进行十进制精确速度控制	未知	SciSpinner 最初由空间生物学（Space Biology）研究人员团队开发，并由 Cosé Instruments 公司制造。大多数零件都是 3D 打印的

续表

方法。影响微重力模拟试验质量的主要制约因素之一是重复次数，它往往受到旋转板大小的限制。从理论上讲，对于每种类型的模拟设备，位于最中心的点具有最佳的重力矢量抵消效果。随着样本远离中心点，其感知到的重力水平会发生变化。生物有机体对定向性重力矢量的响应阈值是由其重力感应机制以及加速度的大小和持续时间决定的。此外，仔细规划、充分的后勤保障和高保真度的 $1-g$ 对照是微重力模拟试验在减少混杂变量和与设备无关（non－device－related）的人为现象（artifact）方面取得成功的一些最重要的决定因素。

为了减少可控的人为现象，人们在 MSSF 中采取了以下策略：①利用具有高保真控制的多个微重力研究平台；②从工程上采取措施，以尽量减少人为现象；③通过流体动力学建模，了解样本周围的局部物理特性；④根据个人的试验需求开发个性化的科学模块。

18. 4. 1   利用多个微重力研究平台和高保真对照组

尽可能利用多个微重力研究平台，是开展地面微重力研究的有效途径。所有平台都有其独特的特点。这就提出了一个基本问题：微重力对生物有机体的真正影响是什么？对于在 ISS 上进行的研究，我们经常无法区分真正的微重力效应和相关的太空飞行效应。这可能解释了为什么利用地基模拟设备来重复 ISS 上的发现不是一件简单的事情。此外，实现"失重"的独特设备和特定方法可能产生足够的伪影（artifact），以致影响生物对模拟"失重"的反应。在某些情况下，对利用具有高保真度试验设置的多个平台进行并行比较，可以减少设备特定的伪影，并揭示一些真正的与微重力相关的生物学变化。

为了实现高保真度的试验设置，旋转台的设计需要具有灵活性。MSSF 的工作人员经常为样品容器（如烧瓶、培养皿、室载玻片）定制科学支架，以满足试验需要。这些样品支架可被 3D 打印，并且通常基于已搭载于 ISS 上用于研究的样品容器进行设计，如 ibidi μ－Slides、100 mm 培养皿、60 mm 培养皿、BioCell 细胞培养室和微孔板（microplate，又叫作微量培养板），等等。例如，我们开发了一个支架（bracket），用于在大型 2D 回转器上支撑多个 2U 硬件［例如，类似容器中生物研究（Biological Research in Canisters，BRIC）的飞行硬件］（图 18.2）。

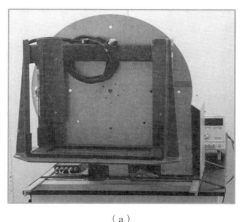
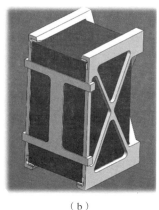

（a）　　　　　　　　　　　　　　　　　（b）

图 18.2　2U 容器的支架设计

（a）没有支架的大型 2D 回转器；（b）可被安装在大型 2D 回转器中心的支架 CAD 效果

在模拟微重力条件下，生物膜的形成一直是基础太空生物学的一个令人感兴趣的研究领域，也是由 MSSF 支持的几个研究人员团队的课题。其中一个团队的要求是，在 RPM 和 Gravite 3D 回转器上都要利用 50 mL 试管样品容器[38]。对于另一个同样研究生物膜的团队，高纵横比容器（High Aspect Ratio Vessel，HARV）是首选。考虑到在 RPM 或 Gravite 上没有简单的连接点来固定管子，因此我们制作了两套管支架（tube holder），第一套是用于 RPM 的一个 9 管架，而第二套是用于 Gravite 的两个 5 管架（基板的每一侧各有 5 个管，因此总共 10 个管）（图 18.3）。这些设计的目的是最大限度地减小围绕 3D 旋转中心的距离，以尽可能减小管之间非相称的离心力以及两台模拟设备之间的可比条件。在利用 HARV 进行的研究中，对 3D 打印底板进行了略微修改，这使 HARV 可以附着在 RPM 的内环旋转中心。经过改进的 HARV 减小了填充口的长度，从而可以容纳两个 50 mL 的 HARV（在底板两侧各一个）。在另一种实施方式中，可以容纳 8 个 10 mL 的 HARV。这些高度灵活和定制的设计允许将不同的样品容器放置在模拟器上与其他微重力平台相当的最佳位置。

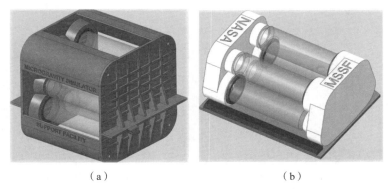

（a）　　　　　　　　　（b）

图 18.3　为 RPM（a）和 Gravite（b）生物膜样品试验设计的管支架

18.4.2　最小化机械和设计伪影

伪影可以通过设备、样品支架，甚至样品本身等以多种方式形成。最佳做法是，对于任何要被添加到旋转板上的东西，其质心（带有样品）位于旋转板的物理中心。根据支架/样品的布局，可能需要在台子上的适当位置放置配重。对装有液体培养基的样品容器需要进行调节，并将其完全填满而不能有可看得见的气泡。此外，振动是不必要加速度的主要来源。

环境室或细胞培养箱的振动可以通过在模拟装置中添加减振材料来减弱。如果设备在运行过程中产生振动，则需要进行维护甚至修改。定期测量、定期维护和密切观察对于防止操作期间的不利振动非常重要。定制的样品支架也可能与模拟装置和样品产生相对运动。因此，通常需要进行详细分析来定位振动源。例如，对于为 RPM 设计的显微镜模块，与双支架相比，四支架在减少振动和提高图像稳定性方面的效果更好一些。然而，对四支架镜架的分析仍然发现在 Y 方向上具有残余的偏斜运动，这表明样品载玻片与连接到 RPM 框架的支架的结合处可能存在微米级的相对运动。因此，在延时观看时，即使这种微小的运动也会导致图像不稳定，然而这可以通过后成像校正来消除。更重要的是，任何振动，如果没有很好地得到表征和控制，都可能产生影响微重力模拟可靠性的伪影。

18.4.3　计算流体动力学模型

虽然模拟微重力方法的使用在科学界有着广泛的优先权，为了更完整地理解由不同模拟技术创建的生物样品周围的机械环境，可以在微重力模拟的预期效果和模拟技术固有的非预期物理伪影之间进行一些区分。该方法可以显著改善模拟和数据解释。因此，我们正在利用 ANSYS CFX 软件来开发模拟微重力条件的计算流体动力学（Computational Fluid Dynamic，CFD）模型，以更好地了解生物样品在这些模拟器中所承受的物理应力（physical stress）。

　　这项工作的一个效果是提高了我们对旋壁容器内悬浮细胞的流体剪切力的理解。将 ANSYS CFX 软件的多相建模功能应用于试验薄片（黑云母粉，约 5 μm 厚）悬浮液，以模拟 50 mL 旋壁 HARV 内的悬浮细胞［图 18.4（a）］。该模型分析了在模拟微重力条件下转速为 15 r·min⁻¹时旋转容器内的流体流动和悬浮固体 – 流体的相互作用。然后，利用 MATLAB 对粒子图像测速法（particle image velocimetry）进行分析，以进行模型验证。对液相和固相之间的相间动量传递（interphase momentum transfer）的测量，揭示了流体流动对模拟微重力条件下细胞悬浮系统的影响。然后，沿着旋转时间线计算旋转和静止速度［图 18.4（b），（c）］。当将单个细胞悬浮液引入该系统时，并未检测到明显的速度变化。然而，如果将大型 3D 组织类器官或其他大型物体（如支架或鱼卵）引入系统，则条件可能被显著改变[39]。对其他因素将通过更多变量和参数进行进一步分析，如气体交换、对流和循环流体灌注（circulated fluidic perfusion）。

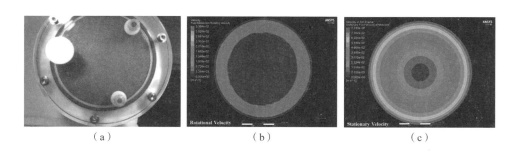

（a）　　　　　　　　（b）　　　　　　　　（c）

图 18.4　采用不同变量时的流体动力学建模情况

（a）在水中具有试验薄片的 50 mL HARV，以 15 r·min⁻¹的速度旋转以进行粒子跟踪；

（b）旋转速度的等高线图；（c）静止速度的等高线图

　　另外，我们还利用同样的软件进行了流体分析，以了解施加在 3D Gravite 回转器上的 Nunc™ Lab – Tek™箱式烧瓶（chamber flask）上 9.0 cm² 载玻片表面的贴壁细胞上的潜在剪切应力。在该试验中，将上皮细胞在盖有纤维粘连蛋白（fibronectin，FN）的载玻片表面培养，并将载玻片中心置于旋转中心。在 2 r·min^{-1} 的转速下，细胞样品的壁剪切应力在 3 s 后达到最大，为 1.82e – 02 Pa，然后在 60 s 后接近 5.10e – 04 Pa（图18.5）。载玻片上的纤维粘连蛋白涂层为细胞提供了额外的结构支持。

　　这种类型的分析对于更精确地理解微重力模拟装置上生物样品的体验是很重要的，其有助于解决问题和解释数据。流体动力学分析不仅对装在容器中的流体样品有益，也有利于在根区内存在"自由"水的植物研究[40]。然而，植物研究的流体建模本质上要复杂得多，既有针对根尖的微观环境的模拟，也有针对植物栖息地整个根区的宏观环境的模拟。

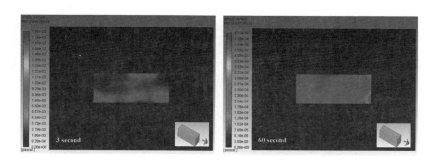

图18.5　在 3D 回转器上模拟微重力环境下处理 3 s（a）和 60 s（b）后，
对载玻片表面上贴壁细胞施加的潜在剪切应力分析

18.4.4　设计试验独特设备附加组件的能力

　　在生物研究中，尽管利用 3D 回转器和 RPM 的需求越来越大，但这些设备只提供一个简单的底板，这样研究人员可以把他们的试验附在上面。在大多数情况下，对可以连接到这些模拟器以支持植物、微生物或细胞培养试验的专用设备（experiment unique equipment，EUE）有特定要求。由于这种迫切的需求，我们在 KSC 原型车间（Prototype Shop）利用我们的 3D 打印和加工能力，根据每个个体独特的科学要求进行特定设计和开发。下面是我们在 MSSF 开发 EUE 的例子，特别是那些可被用于植物研究的例子。

1. 适应植物研究的硬件设计总体考虑

设计硬件以适应在微重力模拟设备上进行植物研究的一个关键考虑因素是所提供的光照。向光性和向重性是影响植物生长与发育的两种相互作用的机制。对于 2D 回转器（包括 RCC 系统），环境室和独立光源可以提供可控的光照强度，即在 1 - g 静态和模拟微重力条件下为两个样品提供可比较的定向光照。然而，对于 3D 回转器和 RPM，需要在台上供电来照亮 LED 光带，从而提供随样品移动的定向光照。

在 RPM 的内部旋转轴上装有别针（pin），以便在系统运行时为小设备提供动力。因此，可以将一组 Agrivolutin 白色 LED 灯固定到硬件上。这些 LED 灯能够提供大于 300 $\mu mol\ m^{-2} \cdot s^{-1}$ PPFD（photosynthetic photon flux density，光合光子通量密度）的广谱光照且强度可调。另外，根据科学要求还可以使用红 + 绿 + 蓝 LED 灯的组合，特别是如果目标是将结果与 ISS 的蔬菜生产系统中的试验结果进行比较。对每个单独的系统也设计有 LED 光照，以便与 RPM 所具有的光照强度相同，同时支持 1 - g 静态对照。

2. 定制的植物培养系统

带有白色 LED 灯的独特植物培养模块被设计成适合 RPM 的内部旋转环，以支持专门的植物培养研究。支持昼夜节律研究是其中的一个例子。人们开发了两个定制模块，以满足该研究的独特需求。在 RPM 上，每个模块允许将双光周期（dual light cycle）分别传送到两组装有拟南芥种子/幼苗的 100 mm² 培养皿中[41]。图 18.6（a）所示为在一台 RPM 上培养 6 d 后培养皿中的拟南芥幼苗。在另一个模块中，如图 18.6（b）所示，安装有 12 叠 35 mm² 的培养皿，其中心为 LED 灯。将每叠 6 个培养皿均设计成可以在不同的时间点将其轻松取出，而无须停止 RPM 旋转，从而可以防止在光照期间中断对其他培养皿叠的微重力模拟[42]。

3. 微型蔬菜培养室

该微型蔬菜培养室是为 RPM 所创建的，如图 18.7 所示，其支持两组用于微型蔬菜（microgreen）或幼苗（符合指定的高度限制）的培养托盘[43]。托盘的设计较为灵活，可扩展到其他大小的植物托盘。白色 LED 灯带通过位于内旋转环上的插头连接器（pin connector，又叫作销钉插头）供电，并提供通过一种附加的 Arduino 开发板（Arduino board）编程的可控光周期。该培养室包含两台被安装在培养区域上方的蓝牙相机，从而可在培养室旋转时拍摄延时照片。在微重力模拟中，应使植物托盘位于旋转中心，以最大限度地减少人为干扰。对于微型蔬菜和具有特殊配制的培养基质/培养基的幼苗，在短期研究中不需要主动输送水分。

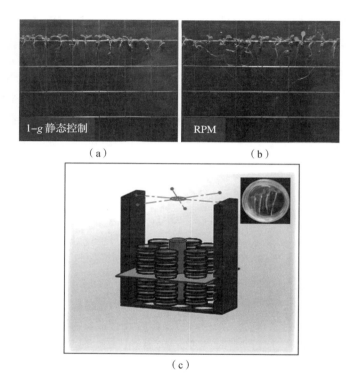

图 18.6　定制的 RPM 植物培养系统（附彩插）

（a）在 RPM 的静态条件下培养 6 d 后，培养皿中的拟南芥幼苗；（b）在 RPM 的旋转条件下培养 6 d 后，培养皿中的拟南芥幼苗；（c）通过 CAD 设计的延时释放模块，用于支撑长有幼苗的 35mm 培养皿

　　为了支持使用较高和株龄较大的植物进行试验，可将两套设计调整为一套设计；然而，必须使植物托盘远离中心。此外，还需要一套主动输水系统，例如由注射泵控制的系统，以作为附加组件。对于涉及大型植物的微重力研究，建议采用大型 2D 或 3D 回转器。然而，这类研究总是关注偏心伪影（off - center artifact）。因此，需要将试验目标和潜在的科学成果与技术因素和缺点等进行仔细权衡，以保证对数据进行有意义的解释并得出可靠的结论。

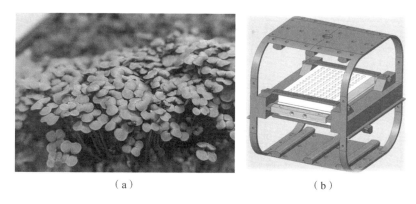

（a）　　　　　　　　　　　　（b）

图 18.7　为植物早期发育研究而开发的 RPM 微型蔬菜培养室（附彩插）

（a）所培养的微型蔬菜；（b）培养室的 CAD 设计效果

4. 模拟微重力条件下的活细胞成像术

模拟过程中的实时成像尤其令人感兴趣，因为利用它可以研究模拟微重力条件下细胞的基本功能，如细胞分裂、细胞运动（cell migration）、增殖过程以及其他潜在的生物延时现象。我们为 RPM 开发了一个活细胞显微成像模块（live cell microscopic imaging module），它也可以针对其他 3D 回转器进行修改［图 18.8（a），（b）］[44,45]。该模块的所有结构部件都可被 3D 打印，以支持利用数字显微

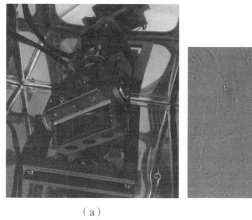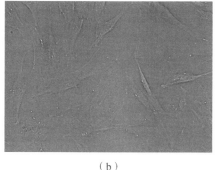

（a）　　　　　　　　　　　　（b）

图 18.8　RPM 的活细胞显微成像模块及其拍摄的原始图像（附彩插）

（a）在培养室内集成在 RPM 上的显微成像模块；（b）在延时试验中获得的一例原始图像

镜实现实时亮视野和荧光成像。此外，该模块包含一个样品载体支架，用于支撑培养室载玻片（chamber slide）、Nunc™ Lab – Tek™ Flask on Slide 载玻片或 Ibidi μ – Slide 载玻片。最大放大倍数可达到 750×~ 900×，成像能力高达 5.0 万像素鲜艳色彩分辨率（2 592 像素 ×1 944 像素），并提供实时（30 帧·s^{-1}）或延时视频。单一成像模式包括亮视野（包括背景光）、暗视野或荧光能力。另外，该模块内置一台 Wi – Fi 适配器，以用于实时图像传输。

18.5　未来保障低地球轨道以外的科学工作

地球上的生命是在 1g 的重力水平下发展起来的，并且受到地球磁场和大气层的良好保护，从而免受空间辐射的影响。尽管 ISS 中的环境能够提供真正的微重力条件，但仍处在地球磁场范围内，因此得到有效的辐射保护。然而，在低地球轨道以外的任务，如在月球轨道、月球表面或火星飞行任务中，生命将会经历地球保护磁场的缺失、空间辐射的增加、重力的减小以及空间和资源严重受限的密闭环境等的不良影响。在过去的几十年里，微重力模拟装置已相继得到开发并被广泛应用于地基微重力研究，人们尤其关注在微重力环境下的低地球轨道及其变化情况。然而，在太空植物生物学研究领域的已发表的文献中，很少有关于微重力和其他空间相关危险因素的综合影响的报道。鉴于 NASA 未来对低地球轨道以外的深空探测任务的愿景，生物，特别是那些可能在飞行任务中被携带的物种对深空环境的反应，尤其令人感兴趣。由于开展深空生物科学的机会很少，所以利用微重力和部分重力水平的微重力模拟装置进行地基研究，结合与深空辐射有关的电离辐射暴露以及其他风险因素，是在低地球轨道以外继续开展研究的有希望的模拟方法。基于几十年来积累的广泛经验和来自 ISS 的大量研究知识，这些方法需要具有更高水平的地面微重力模拟能力。

致谢

　　NASA 肯尼迪航天中心的 MSSF 得到了 NASA 科学任务局（Science Mission Directorate）下属的生物和物理科学部（Biological and Physical Science Division）的支持。我们非常感谢 LASSO MSSF 科学支持团队，尤其是 Jason Fischer 和 Stephanie E. Richards 的后勤支持；感谢 Jacob J. Torres、Jonathan R. Gleeson、Lawrence L. Koss，NASA KSC 的 Randall I. Wade 和 Michael A. Lane 以及 Bionetics 公司的 Bill Wells 等人所提供的硬件设计支持。我们还要感谢 Caesar Udave、Audrey Lee、Antonina Tsinman、Jessica L. Hellein、Julia Woodall、Tait Sorenson 和 Emily N. Keith，感谢他们的奉献精神和出色的实习工作，由此提高了 MSSF 的运作水平。Srujana Neelam 通过大学太空研究协会（Universities Space Research Association）在 KSC 担任 NASA 博士后研究员时，为 MSSF 的建立做出了巨大贡献。另外，还要感谢 Gioia D. Massa 和 Raymond M. Wheeler 两位 KSC 的专家对本书章节的批判性评论。

参考文献

1. Vandenbrink JP, Kiss JZ, Herranz R, Medina FJ (2014) Light and gravity signals synergize in modulating plant development. Front Plant Sci 5:563. https://doi.org/10.3389/fpls.2014.00563

2. Braun M, Böhmer M, Häder D-P, Hemmersbach R, Palme K (2018) Gravitational biology I: Gravity sensing and graviorientation in microorganisms and plants. Springer International Publishing, Cham, Switzerland. https://www.springer.com/la/book/9783319938936

3. Briegleb W (1992) Some qualitative and quantitative aspects of the fast-rotating clinostat as a research tool. ASGSB Bull 5:23–30

4. Häder D-P, Rosum A, Schafer J, Hemmersbach R (1995) Gravitaxis in the flagellate *Euglena gracilis* is controlled by an active gravireceptor. J Plant Physiol 146:474–480

5. Hoson T, Kamisaka S, Masuda Y, Yamashita M, Buchen B (1997) Evaluation of the three-dimensional clinostat as a simulator of weightlessness. Planta 203:S187–S197. https://doi.org/10.1007/PL00008108

6. Klaus DM, Schatz A, Neubert J, Höfer M, Todd P (1997) *Escherichia coli* growth kinetics: a definition of "functional weightlessness" and a comparison of clinostat and space flight results. Naturwissenschaften 143:449–455

7. Klaus DM (2001) Clinostats and bioreactors. Gravit Space Biol Bull 14:55–64

8. van Loon JJWA (2007) Some history and use of the random positioning machine, RPM, in gravity related research. Adv Space Res 39:1161–1165. https://doi.org/10.1016/j.asr.2007.02.016

9. Hasenstein KH (2009) Plant responses to gravity—insights and extrapolations from ground studies. Gravit Space Biol 22:21–32

10. Herranz R, Anken R, Boonstra J, Braun M, Christianen PCM, de Geest M, Hauslage J, Hilbig R, Hill RJA, Lebert M, Medina FJ, Vagt N, Ullrich O, van Loon J, Hemmersbach R (2013) Ground-based facilities for simulation of microgravity, including terminology and organism-specific recommendations for their use. Astrobiology 13:1–17. https://doi.org/10.1089/ast.2012.0876

11. Brungs S, Egli M, Wuest S, Christianen P, van Loon J, Ngo-Anh TJ, Hemmersbach R (2016) Facilities for simulation of microgravity in the ESA ground-based facility programme. Microgravity Sci Technol 28(3):191–203. https://doi.org/10.1007/s12217-015-9471-8

12. Bioastronautics roadmap: a risk reduction strategy for human space exploration https://humanresearchroadmap.nasa.gov/Documents/BioastroRoadmap.pdf

13. Goodwin TJ, Prewett TL, Wolf DA, Spaulding GF (1993) Reduced shear stress: a major component in the ability of mammalian tissues to form three-dimensional assemblies in simulated microgravity. J Cell Biochem 51(3):301–311

14. Duray PH, Hatfill SJ, Pellis NR (1997) Tissue culture in microgravity. Sci Med 4:46–55

15. Knight TA (1806) V. On the direction of the radicle and germen during the vegetation of seeds. By Thomas Andrew knight, Esq. FRS In a letter to the right Hon. Sir Joseph banks, KBPRS. Philos Trans R Soc Lond 96:99–108

16. White CA (1900) The structure and signification of certain botanical terms. Science 12(289):62–64

17. Haberlandt, Gottlieb (1902) Ueber die Statolithenfunktion der Stärkekörner. Borntraeger

18. Scano, A (1963) Effeti di una variazione continua del campo gravitazionale sullo svoluppo ed accrescimento di Lathyrus Odororatus. Communication at 6th International and 12th European Congress on Aeronautical and Space Medicine. Rome, October 1963

19. Chapman DK, Venditti AL, Brown AH (1980) Gravity functions of circumnutation by hypocotyls of *Helianthus annuus* in simulated hypogravity. Plant Physiol 65(3):533–536. https://doi.org/10.1104/pp.65.3.533

20. Hoson T, Kamisaka S, Miyamoto K, Ueda J, Yamashita M, Masuda Y (1993 Dec) Vegetative growth of higher plants on a three-dimensional clinostat. Microgravity Sci Technol 6(4):278–281

21. Cogoli A, Valluchi-Morf M, Mueller M, Briegleb W (1980) Effect of hypogravity on human lymphocyte activation. Aviat Space Environ Med 51(1):29–34

22. Dietz C, Infanger M, Romswinkel A, Strube F, Kraus A (2019) Apoptosis induction and alteration of cell adherence in human lung cancer cells under simulated microgravity. Int J Mol Sci 20(14):3601. https://doi.org/10.3390/ijms20143601

23. Strube F, Infanger M, Dietz C, Romswinkel A, Kraus A (2019) Short-term effects of simulated microgravity on morphology and gene expression in human breast cancer cells. Physiol Int 106(4):311–322

24. Romswinkel A, Infanger M, Dietz C, Strube F, Kraus A (2019) The role of C-X-C Chemokine Receptor Type 4 (CXCR4) in cell adherence and spheroid formation of human Ewing's sarcoma cells under simulated microgravity. Int J Mol Sci 20(23):6073. https://doi.org/10.3390/ijms20236073

25. Arun RP, Sivanesan D, Vidyasekar P, Verma RS (2017) PTEN/FOXO3/AKT pathway regulates cell death and mediates morphogenetic differentiation of colorectal cancer cells under simulated microgravity. Sci Rep 7(1):5952. Published 2017 Jul 20. https://doi.org/10.1038/s41598-017-06416-4

26. Chung LW, Zhau HE, Wu TT (1997) Development of human prostate cancer models for chemoprevention and experimental therapeutics studies. J Cell Biochem Suppl 28–29:174–181

27. Pisanu ME, Noto A, De Vitis C, Masiello MG, Coluccia P, Proietti S, Giovagnoli MR, Ricci A, Giarnieri E, Cucina A, Ciliberto G, Bizzarri M, Mancini R (2014) Lung cancer stem cell lose their stemness default state after exposure to microgravity. Biomed Res Int 2014:470253. https://doi.org/10.1155/2014/470253

28. Ma X, Pietsch J, Wehland M, Schulz H, Saar K, Hübner N, Bauer J, Braun M, Schwarzwälder A, Segerer J, Birlem M, Horn A, Hemmersbach R, Waßer K, Grosse J, Infanger M, Grimm D (2014) Differential gene expression profile and altered cytokine secretion of thyroid cancer cells in space. FASEB J 28(2):813–835. https://doi.org/10.1096/fj.13-243287

29. Camberos V, Baio J, Bailey L, Hasaniya N, Lopez LV, Kearns-Jonker M (2019) Effects of spaceflight and simulated microgravity on YAP1 expression in cardiovascular progenitors: implications for cell-based repair. Int J Mol Sci 20(11):2742. https://doi.org/10.3390/ijms20112742

30. Krüger M, Pietsch J, Bauer J, Kopp S, Carvalho DTO, Baatout S, Moreels M, Melnik D, Wehland M, Egli M, Jayashree S, Kobberø SD, Corydon TJ, Nebuloni S, Gass S, Evert M, Infanger M, Grimm D (2019) Growth of endothelial cells in space and in simulated microgravity—a comparison on the secretory level. Cell Physiol Biochem 52 (5):1039–1060. https://doi.org/10.33594/000000071

31. Shanmugarajan S, Zhang Y, Moreno-Villanueva M, Clanton R, Rohde LH, Ramesh GT, Sibonga JD, Wu H (2017) Combined effects of simulated microgravity and radiation exposure on osteoclast cell fusion. Int J Mol Sci 18(11):2443. https://doi.org/10.3390/ijms18112443

32. Moreno-Villanueva M, Feiveson AH, Krieger S, Brinda AK, von Scheven G, Bürkle A, Crucian B, Wu H (2018) Synergistic effects of weightlessness, isoproterenol, and radiation on DNA damage response and cytokine production in immune cells. Int J Mol Sci 19 (11):3689. https://doi.org/10.3390/ijms19113689

33. Hada M, Ikeda H, Rhone JR, Beitman AJ, Plante I, Souda H, Yoshida Y, Held KD, Fujiwara K, Saganti PB, Takahashi A (2019) Increased chromosome aberrations in cells exposed simultaneously to simulated microgravity and radiation. Int J Mol Sci 20:43. https://doi.org/10.3390/ijms20010043

34. Canova S, Fiorasi F, Mognato M, Grifalconi M, Reddi E, Russo A, Celotti L (2005) "Modeled microgravity" affects cell response to ionizing radiation and increases genomic damage. Radiat Res 163:191–199

35. Mosesso P, Schuber M, Seibt D, Schmitz C, Fiore M, Schinoppi A, Penna S, Palitti F (2001) X-ray-induced chromosome aberrations in human lymphocytes *in vitro* are potentiated under simulated microgravity conditions (Clinostat). Phys Med 17:S264–S266

36. Manti L, Durante M, Cirrone GAP, Grossi G, Lattuada M, Pugliese M, Sabini MG, Scampoli P, Valastro L, Gialanella G (2005) Modeled microgravity does not modify the yield of chromosome aberrations induced by high-energy protons in human lymphocytes. Int J Radiat Biol 81:147–155. https://doi.org/10.1080/09553000500091188

37. Mognato M, Celotti L (2005) Modeled microgravity affects cell survival and HPRT mutant frequency, but not the expression of DNA repair genes in human lymphocytes irradiated with ionizing radiation. Mutat Res 578:417–429. https://doi.org/10.1016/j.mrfmmm.2005.06.011

38. Gleeson JR, Richards JT, Ceth P, Zhang Y (2020) Culture tube holder for both the gravite and RPM microgravity simulators. NASA NTR No. 1596561636

39. Hammond TG, Hammond JM (2001) Optimized suspension culture: the rotating-wall vessel. Am J Phys Renal Phys 281:F12–F25

40. Wuest SL, Stern P, Casartelli E, Egli M (2017) Fluid dynamics appearing during simulated microgravity using random positioning machines. PLoS One 12(1):e0170826. https://doi.org/10.1371/journal.pone.0170826

41. Torres JJ, Richards JT, Zhang Y (2019) Petri dish plant growth platform Aka J^4 Arabidopsis Independent Lighting (JAIL) system. NASA NTR No. 1564677590 (KSC-14263)

42. Torres JJ, Richards JT, Doherty C, Tolsma J, Zhang Y (2020) Plant and microbial growth system with in motion sample removal. NASA NTR No. 1597332009

43. Gleeson JR, Richards JT, Torres JJ, Johnson CM, Massa GD, Koss LL, Zhang Y (2020) RPM Microgravity simulator EUE hardware to support plant and microbial growth. NASA NTR No 1596555114

44. Neelam S, Lee A, Lane MA, Udave C, Levine HG, Zhang Y (2021) Development of modules to support real-time microscopic imaging of living organisms on ground-based microgravity simulators. Appl Sci 11:3122. https://doi.org/10.3390/app11073122

45. Neelam S, Lee A, Udave C, and Zhang Y (2018) Modules to support live microscopic imaging and samples on ground-based microgravity simulator devices. NASA NTR No. 1538140007 (KSC-14221)

第 19 章
昼夜节律时钟和一天的时间对植物向重性响应的影响评估

作者：**Joseph S. Tolsma，Jacob J. Torres，Jeffrey T. Richards，Imara Y. Perera** 和 **Colleen J. Doherty**

本章提要：昼夜节律（circadian rhythm）是生物体生理机能的规律性振荡，周期约为 24 h。在模式植物拟南芥中，昼夜节律调节一系列生理过程，包括转录、光合作用、生长和开花。昼夜节律时钟（circadian clock）和外部节律因素（external rhythmic factor）对基础生物化学和生理学具有广泛的控制作用。因此，在进行向重性试验时，考虑一天中的时间（time of day）是至关重要的，即使生物钟不是研究的重点。在此，我们介绍了需要考虑的关键因素和方法，以及研究可能的向重性响应的昼夜节律调节的方法。

关键词：昼夜节律；重力刺激；一天中的时间；一昼夜；模拟微重力

19.1 引言

19.1.1 时间在试验设计中的重要性

在地球上，跟踪时间进程的能力使我们能够预测环境中反复发生的事件，比如太阳每天的升起或季节性天气变化。几乎所有生物都有内部分子计时机制，这一事实表明测量时间和监测日常以及季节性变化的重要性。根据环境适当调整的内部时钟可以优化灵活性并提供竞争优势[1-7]。在许多物种中，把握生理活动［如能量获取（energy acquisition）］的适当时机非常重要，以至于新陈代谢和生长的几乎所有方面都受到被称为生物钟的分子计时器的调节。依赖反复出现的太阳来获取能量的植物也不例外。生物钟调节植物生长和生理的大部分方面，包括能量获取、激素信号转导（hormone signaling）[8-15]、初级代谢（primary metabolism）[16-22]以及对生物和非生物胁迫的响应[12,2-30]。因此，压力暴露（stress exposure）的时间或环境线索，如重力刺激，会影响这种响应。

在开展测量昼夜节律对植物响应影响的试验研究时，需要注意光、温度、营养和时间。在这里，我们将概述一些重要的试验设计的关键方面，即考虑一天中的时间和生物节律钟在向重性响应中的作用。

19. 1. 2　在控制条件下一天中时间的变化

在植物、哺乳动物、酵母、鱼类和无脊椎动物系统中，核心生物钟通过一系列转录 – 翻译（transcriptional – translational）反馈回路发挥作用[31-35]。这个调节系统产生内源性（endogenous）并自我维持的振荡（self – sustaining oscillation），其与局部环境周期（local environmental cycle）协调。在植物和哺乳动物系统中，转录因子（transcription factor）都是中央振荡器的组成部件。这些部件不仅有助于实现自维持的约 24 h 振荡，还提供时钟和时钟控制输出之间的连接。这些核心部件充当主调节器，面向包括其他转录因子在内的时钟控制基因（clock – controlled gene），并启动转录级联（initiating a transcriptional cascade）。在拟南芥中，大约25%的基因组被核心时钟部件（core clock component）直接瞄准[36-40]。除了这些直接靶标外，许多靶标本身就是扩展时钟网络的转录因子。大约30%的转录组（transcriptome）显示出由昼夜节律时钟驱动的节律表达模式（rhythmic expression pattern）[8,16,41]。然而，这些受生物钟控制的基因只是一天中时间影响的一部分。除了昼夜节律控制的目标外，许多基因还表现出节律性的表达模式，以响应每日的光和温度循环。在对光和温度循环的转录反应的统合分析（meta – analysis）中，Michael 等发现超过 80% 的植物转录组表现出节奏性表达（rhythmic expression）[42]。另外，虽然对这些日常分子节律的最全面表征已经在转录本表达水平上完成，但 RNA 稳定性、剪接、翻译、蛋白质水平和代谢产物水平都显示出昼夜变化（diel variation）[43]。因此，在一天中的任何两个时间进行试验的分子景观（molecular landscape）都是不同的。这样，在一天中进行研究的时间可能产生重要影响。

在转录水平上，这种不断变化的景观会影响我们对反应的感知。大多数分析方法是基于对照和处理之间的差异来识别感兴趣的基因，例如差异倍数（fold change）的显著性。然而，如果基因在对照条件下具有节律性的表达模式，则检测响应的能力将受到影响。因此，一天中进行试验的时间将改变被识别为对试验刺激有响应的基因。例如，当基础转录周期处于最低点时，受重力刺激抑制的转录本将更难被检测为差异反应（differentially responsive）（图 19.1）。同样，当应用处理时，被诱导的转录本处于它们的最大表达水平时，则可能更难识别出被诱导的转录本在对照和应激之间的差异表达。因此，即使转录本通过在一天中的所有时间累积到相同的绝对水平来持续响应刺激，但如果转录本在对照条件下具有节律性表达模式，则表达变化的显著性将取决于进行试验的时间。

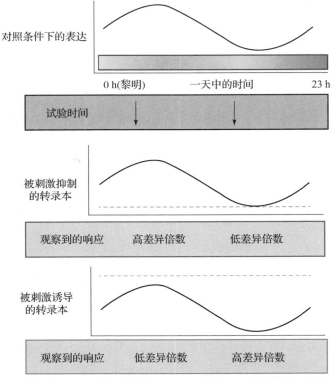

图 19.1 在对照条件下具有节律的表达模式会影响对向重性等应激感知的响应情况

如图 19.1 所示，拟南芥中的大多数基因在一天中都表现出表达水平的变化。如果一个基因对刺激的反应被抑制，那么当试验发生在基因处于其最大表达水平时，则对照和应激之间的差异倍数将是明显的。然而，如果在基因已经关闭或表达非常低的情况下进行处理，则无法检测到表达差异。因此，这种基因在一天中的这个时候不会被认为对刺激有反应。同样，当在对照条件下以最低表达水平进行试验时，由应激诱导的基因将被鉴定为差异表达。然而，如果在基因已经处于高度表达的情况下进行试验，则可能更加难以检测到表达的变化。

19.1.3　响应的昼夜节律控制

并不是所有转录本在一天的任何时候对刺激都做出一致响应。生物钟的功能之一是确保分子活动在时间上被组织起来以优化效率。例如，与光合作用相关的转录本在黎明前上调。这种时间调节在恒定光照下持续存在，表明它受昼夜节律调节[16,41-43]。不仅与光和能量相关的活动被限于特定的时间，在植物生长的几乎所有方面，包括用水量[44]、激素活性[45]、UV-B 响应[46]和温度响应[23,24,47]，都显示出这种"门控"效应（"gating"effect）。通过控制植物对外界变化的响应时间，门控能够使植物在时间上分配响应，以实现与环境的最佳整合。

能够实现特定响应门控的确切机制取决于刺激。例如，许多进行节律性表达的基因是转录激活因子或阻遏因子（transcriptional activators or repressor）。如果在施加应激时没有阻遏因子，则会诱导产生应答性转录本（responsive transcript）。然而，如果存在阻遏因子，那么如果对刺激的反应所形成的诱导不能克服阻遏因子的存在，就会产生门控。因此，对于某个特定的转录本，转录反应将被门控到不存在阻遏因子的时间。这个例子只是门控的一种潜在机制。激素、代谢产物、蛋白质水平和染色质占有率的每日变化都会导致允许的分子和生理反应期以及抑制期。

19.1.4　试验应该在一天中的什么时间进行？

一个常见的问题是："我应该在一天中的什么时间进行试验？"这不是一个简单的问题。这一领域相对未知，因为一天中的时间对许多植物生理学过程的影响尚未得到系统的研究（图 19.2）。因此，在理想的情况下，一天中多次进行试验有助于全面了解刺激对底层网络的影响。在一天中的不同时间重复试验将产生更丰富的结果和更有价值的见解。例如，除非在一天中该基因表达的时间内采样，否则无法检测到受重力抑制的基因。

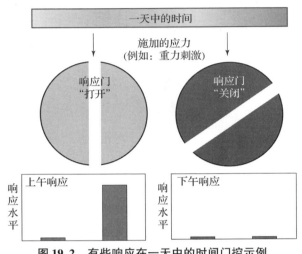

图 19.2　有些响应在一天中的时间门控示例

　　然而，不幸的是，一天中多次采样通常不是一种在经济上可行的选择。如果一天中至少两次采样是可行的，则这将使我们能够初步了解一天中反应的变化程度。许多基因和生理反应在黎明和黄昏时达到高峰。在植物中，这是一天中光合产物利用率最低和最高的时间[19]。因此，黎明和黄昏前后的初始时间点可以帮助衡量一天中的时间所引起反应的可变性。根据这些信息，可以评估全天中测试其他时间点的价值。

　　在通常情况下，预算和分析成本限制了研究人员只能在一天中的一个时间点检查响应。然而，在不知道输出的情况下，先验地确定进行试验的最佳时间点是很有挑战性的。

　　在门控反应中，相同的刺激会根据一天中出现的刺激时间产生不同的反应。在这个例子中，早上的反应很强烈，但晚上没有反应。

　　如果响应受到转录调控，并且某些候选基因是已知的，则它们可以指导确定一天中做试验的时间。候选基因可以从 DIURA 数据库（http://diurnal.mocklerlab.org/）中查找。DIURNAL 数据库包含基于基因芯片的来自 24 h 时间序列试验的转录组分析。例如，对拟南芥的"野生型"植株完成了 14 个时间序列试验。这些试验涵盖了各种条件：不同的光周期、发育阶段以及光照和温度的循环。DIURNAL 数据库中的缩写是其中培养有植物的植物培养环境室设置的简写。对野生型植物进行的 14 项试验包括在短日照条件下进行的 3 项研究和在长日照条件下进行的 1 项研究。其余 10 项试验以 12 h：12 h 昼夜光周期循环进行。这些试验根据光照（前两个字母）或温度（后两个字母）是循环的还是处于恒定条件而被进行注释。例如，标注 LDHC 的时间序列具有循环光照（LD）和循环温度（HC），而 LLHC 只有循环温度。对于在恒定条件下进行的 4 个试验，在下划线前的两个字母表示它们是在连续光照（LL）或黑暗（DD）中被收集的。因此，LL_LDHC 是对被培养在循环光照和循环温度下的植物所进行的试验，然后在收集样品之前将它们移至恒定光照（和恒定温度）条件下。这些试验大多数是每 2 h 收集一次数据，共持续 48 h。然而，Col_SD 和 LER_SD 试验只收集了 24 h 的数据，这样数据是双重绘制的。在搜索框中输入候选基因，并选择与计划分析条件最相似的试验。首先要检查的是候选基因在各种试验条件下表达的一致性，前提是假设候选基因在所有选定的试验中都在相似的时间达到峰值。在这种情况下，高峰和低谷时间将是稳定的，并且可以根据这些信息来确定进行试验的合适时间。例如，在不同条件下进行比较时，也可以利用在单独光循环或组合光循环和热循环下培养的植物来确定最佳环境条件，以评估令人感兴趣的响应。

　　不幸的是，在大多数情况下，在试验完成之前我们对结果知之甚少。如果你的研究是这种情况，那么最重要的是一致性。选择一天中符合逻辑的试验设计时间（例如，可以在正常工作时间内完成试验），即使知道可能错过对其他时间特有的响应。要确保所有数据收集和样本采集都发生在一个较窄的时间窗口内。如果有必要，可以在多天内分批进行试验，以最大限度地减小数据收集的时间跨度。应该从黎明开始测量，而不是以墙上时钟时间为准。在记录数据时，要确保包括日长，因为光周期也会影响节奏和基础转录水平[48]。

19.1.5　试验结果比较

　　比较不同实验室的结果或重复一个试验来确定可靠的响应通常是很有趣的。响应可能非常一致，但仍然无法在一天中的任何时间被检测到。因此，必须提供有关进行试验的一天中时间的信息，以便在试验之间能够进行时间校正分析。该信息应被记录为自植物收到最后一个"时间提示"（time cue）或授时因子（zeitgeber，又叫作环境钟）以来的时间。光是一种强烈的授时因子，因此将试验时间记录为黎明以来的时间是必要的。另一种选择是同时提供黎明时间和试验时间，以便能够计算这些信息。然而，令人惊讶的是，在 GEO（https://www.ncbi.nlm.nih.gov/geo/）或 GeneLab（https://genelab.nasa.Gov/）中的试验很少提供此信息。虽然植物在大约 24 h 内保持昼夜节律，但它们对环境和"动态可塑性"（dynamically plastic）具有很高的响应性[49]。因此，即使是对于两个相对于黎明同时进行的试验，如果它们处于不同的光周期、光照强度或营养水平，则其昼夜节律阶段（circadian phase）也可能不同步。因此，记录培养和收获方法可确保在试验之间正确比较昼夜节律阶段（开展试验时内部时钟的位置）。

光周期对基因表达有重要影响。更复杂的是，这些影响取决于基因，包括黎明追踪基因（awn‑tracking genes）和黄昏追踪基因（dusk‑tracking genes）[49‑51]。这意味着，对于某些基因来说，它们在黎明后 4 h 的表达在短日照和长日照条件下是相同的，但对于其他基因来说，它们的表达会因光周期的不同而不同。需要重申的是，转录不是唯一受影响的方面，昼夜表达变化与光周期驱动的翻译速率变化相互作用，以协调蛋白质水平的季节性控制[52]。光照强度和光质量（波长分布）也会影响昼夜节律。例如，光照强度的增加缩短了拟南芥在连续条件下[53]生长的周期，尽管尚未彻底评估其在昼夜条件下的影响。培养基成分也是影响昼夜节律的关键因素[54]。培养基制备的一致性对于重复试验是至关重要的，这些信息应该在元数据（metadata）中予以提供。因此，除了记录黎明和试验时间外，光周期、培养基组成、光质量和光照强度信息也是记录试验时必不可少的元数据。

虽然生物钟是得到温度补偿的，但它不是与温度无关的。温度的预期生化效应是：从室温开始，温度每升高 10 ℃，酶活性大约会增加 1 倍。然而，这些影响在昼夜节律振荡器中被减少。温度补偿意味着，虽然人们预计在较高的温度下这一时间段会大大短于 24 h，而在较低的温度下更长，但在特定的生理范围内，它几乎没有变化。然而，在这个范围之外，生物钟会受到温度的影响[56]。此外，虽然振荡器显示昼夜节律补偿，但对输出没有必要进行补偿。然而，更为复杂的是，温度本身就是昼夜节律时钟的授时因子，或叫作夹带线索（entrainment cue）。即使在没有光周期的情况下，节律也会受到温暖的白天和凉爽的夜晚的影响，这也被称为热循环（thermocycle）[57]。因此，监测温度的变化，特别是当打开培养室和开灯时，至关重要。

虽然控制所有可能改变昼夜节律阶段的因素似乎是不可能的，但可以通过仔细监测和考虑影响昼夜节律时钟的细节来实现有效控制。遵循这些措施将提高整个试验的整体一致性，并且共享与这些因素相关的元数据将会改进实验室之间的试验比较。在此，概述分析一天中的时间或昼夜节律对植物向重性影响的方法。我们提供了在两种情况下查询时间效应关键点的详细方案和注释。首先，作为初始试验系统，我们提供了测定根对重力刺激响应的方法。接下来，我们利用 NASA 肯尼迪航天中心微重力模拟实验室中的 RPM，将这些考虑因素纳入模拟微重力试验。可以对这些要点进行拓展，以对一天中不同时间的潜在影响进行深入分析。

19.2　材料

19.2.1　植物培养

（1）种子。

（2）层流净化罩。

（3）微孔手术胶带。

（4）乙醇溶液（75% 和 95%，用于种子表面灭菌）。

（5）方形培养皿。

（6）培养室。

（7）Murashige 和 Skoog（MS）培养基。

（8）植物培养用琼脂。

19.2.2　时间进程及红外成像

（1）树莓派计算机（树莓派基金会，https://www.raspberrypi.org/products/）。

（2）树莓派 NoIR 相机（树莓派基金会，https://www.raspberrypi.org/

products/）。该相机未带红外线（IR）滤光片。

（3）3D 打印培养皿支架。

（4）3D 打印相机支架。

（5）铝箔。

（6）Roscolux Supergel 绿色滤纸（#389 或适用于所选择的物种的规格，由 Rosco 公司生产；https：//us. rosco. com/en/products/catalog/supergel）。

（7）顶灯。

19.3 方法

19.3.1 植物培养基制备基础

（1）在去离子水中含有 0.6%（w/v）的琼脂和 1/2 强度的 MS 培养基营养成分。在加入琼脂之前将 pH 值调节为 6［见注释（1）］。

（2）利用高压灭菌器对琼脂培养基灭菌 45 min。

（3）在 10 cm 的正方形培养皿中加入 35 mL 琼脂培养基，并使之冷却而凝固。

19.3.2 种子表面灭菌和播种

（1）将待灭菌的种子等量分装到 1.5 mL 微量离心管中。

（2）加入约 1 mL 75% 的乙醇和一滴吐温 20（Tween 20）。连续摇动 2 min。

（3）让种子沉淀，然后抽吸乙醇溶液。

（4）在种子中加入约 1 mL 95% 乙醇溶液。连续摇动 2 min。

（5）让种子沉淀，然后抽吸乙醇溶液。

（6）如果种子需要长期储存，则将种子撒在无菌滤纸上，让乙醇蒸发 2～4 h。然后将滤纸放入培养皿，并在阴凉干燥处储存不超过 4 个月。

（7）如果需要立即使用种子，则用无菌蒸馏水至少清洗 5 次，并用约 1 mL 无菌蒸馏水保存。将种子在 4 ℃ 的黑暗处储存 3～5 d，以使其分层［见注释（1）］。

（8）使用微量移液器或经过消毒的长鼻巴斯德移液器，将单个种子排成一排放在靠近盘子顶部的琼脂表面上。用培养皿上的网格作为放置种子的一种向导。

（9）可以沿着第一个网格线放置种子，在每个方块中约放 3 粒种子。

（10）用微孔外科胶带密封培养皿，并将其在培养室内垂直定向放置。

（11）在 12 h：12 h 的亮/暗周期和恒温条件下培养 7 d。昼夜节律试验通常在 12 h（亮）:12h（暗）时段进行，以保证昼夜采样率一致。

19.3.3　树莓派计算设置

利用树莓派计算机和红外相机，可以实现经济高效的时间进程成像（time course imaging）。为树莓派计算机进行时间进程成像编程相对容易，只需很少的编码经验即可完成。可以在下面链接的 GitHub 存储库中找到基本代码。利用 3D 打印的培养皿支架可以更清晰地观察根和芽的结构。黑色的且不反射的灯丝是最合适的（图 19.3）。可在此 GitHub 存储库中找到用于流行 3D 打印机和拼接器的代码：https://github.com/DohertyLab/JosephStantenTolsma－pi_imaging。

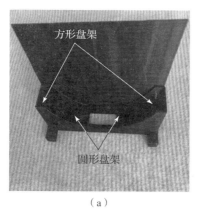
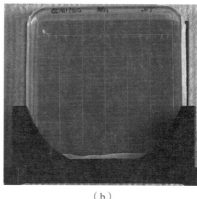
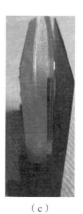

（a）　　　　　　　　　　　　（b）　　　　　　　　（c）

图 19.3　为方形和圆形培养皿提供稳定黑色背景的 3D 打印培养皿支架详情

（a）无背景的空培养皿支架；（b）具有一个方形培养皿和黑色背景的培养皿支架的正视图；

（c）具有一个方形培养皿和黑色背景的培养皿支架的侧视图

（1）采用型号 3－4 的树莓派计算机，按照制造商的说明操作。

（2）必须使用具有至少 32 GB 的空间和足够的成像写入速度的 SD 卡，来运行操作系统。

（3）树莓派操作系统的简易版安装，可以通过按照说明书并通过下载[57]或购买预装操作系统 SD 卡来完成。

（4）应该采用树莓派 NoIR 相机。在使用带式电缆将相机连接到树莓派计算机之前，要先去掉红外光源，以确保金属触点方向正确（图 19.4）［见注释（2）］。

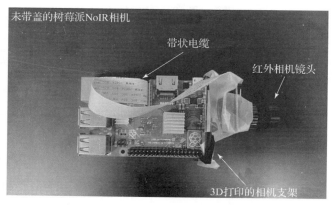

图 19.4　带有带状电缆连接器和相机安装支架的树莓派 NoIR 相机结构构成

这张图片是在没有盖的情况下拍摄的，以显示内部组成和连接线。

（5）利用 3D 打印支架将树莓派 NoIR 相机安装到树莓派计算机上（例如 https://www.thingiverse.com/thing:128617）。

（6）定时任务（Cron Jobs）是被用于 UNIX 操作系统中的基于时间的调度程序，以用来进行成像和存储文件。简单的例子可以在下面的链接中找到：https://github.com/DohertyLab/JosephStantenTolsma - pi_imaging。

（7）用铝箔覆盖以太网和电源 LED 指示灯，以使其不可见光。

（8）在培养室内，可以安装多台树莓派 NoIR 相机。

（9）应将红外灯单独安装在头顶上方，以避免拍摄的图像产生眩光。被连接到备用树莓派 NoIR 相机和树莓派计算机的红外灯会在检测到黑暗时自动点亮［见注释（3）］。

（10）被用于红外灯的树莓派计算机可以同时记录温度数据，而所使用的代码可以在下面的链接中找到：https://github.com/DohertyLab/JosephStantenTolsma - pi_imaging。

19. 3. 4　重力刺激的时间进程

（1）在 24 h 的时间进程中进行重力刺激试验来测量昼夜节律效应，至少需要 4 个时间点，尽管更高的分辨率更为理想［见注释（4）］。

（2）每 2 h 将垂直方向的培养皿旋转 90°，并在 24 h 内测量响应程度[58,59]［见注释（4）和注释（5）］。

（3）每隔 2 h 转动 1 个培养皿，以使在 ZT0，2，4，…，20，22（h）时间点转动一组不同的培养皿（图 19.5）。

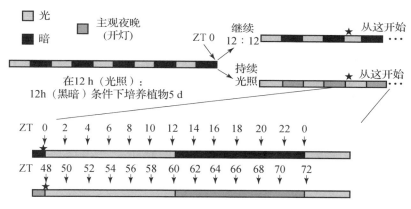

图 19.5　培养皿转动的光照条件和定时示意

浅色表示白天/开灯，黑色表示夜间/关灯，浅中色表示主观夜晚（subjective night；灯亮但植物被带入夜间条件）。＊表示试验开始时植物被保持在 12 h（光照）：12h（黑暗）（顶部行）条件或移动到连续光照条件（底部行）。箭头表示应转动培养皿以完成 24 h 时间进程的时间点。注意，时间是从最后一个线索到昼夜节律时钟（黎明）的测量，因此在连续光照下，计数不会在主观黎明（subjective dawn）时重置。

19. 3. 5　测量根系生长响应程度

（1）利用 ImageJ 软件（https://imagej. net）中的默认工具，测量根的生长长度和弯曲角度。

（2）利用分析包和培养皿上的网格线校准长度测量值（图 19.6）。

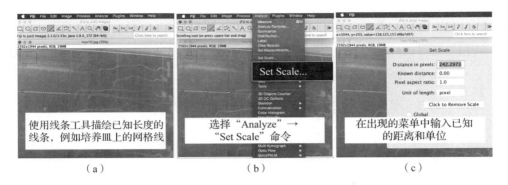

（a）　　　　　　　　　　（b）　　　　　　　　　　（c）

图 19.6　利用 ImageJ 软件设置比例的步骤

ImageJ 通过计算图像中的像素并利用已知的比例进行校准来进行测量。如图（a）所示，利用线条工具描绘已知长度的线条，例如培养皿上的网格线。如图（b）所示，选择"Analyze"→"Set Scale"命令。如图（c）所示，在出现的菜单中输入已知的距离和单位。

（3）每 4 h 监测根长度的变化值，并用所用时间除以根长度得出根的生长速率。

（4）利用 Image J 中的角度工具测量根部的弯曲角度，从根部开始测量芽交汇处到根尖位置，并在转动后延伸到根尖位置（图 19.7）。

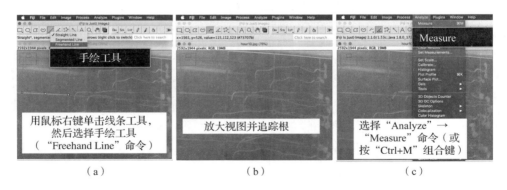

（a）　　　　　　　　　　（b）　　　　　　　　　　（c）

图 19.7　根的长度和角度测量方式

比例设置完成后，用鼠标右键单击线条工具以选择手绘工具（Freehand Tool），如图（a）所示。图（b）所示为放大视图并追踪根。如图（c）所示，选择"Analyze"→"Measure"命令（或按"Ctrl + M"组合键），将长度测量值保存在表格中。若要测量角度，则选择角度工具并以相同方式保存测量值。

19.3.6　评估一天中的时间或昼夜特异性响应

如果观察到在一天中不同时间的响应之间存在显著差异，这表明一天中的时间效应非常重要。

为了确定所观察到的一天中的时间响应是否受到昼夜节律时钟的控制，第一步是在恒定条件下进行试验。植物培养应分两个阶段：夹带（entrainment）和释放（release）到恒定条件下。首先，将植物在光照：黑暗周期中进行培养，从而影响昼夜节律（circadian cycle）。在夹带之后，应将植物在连续（光照和温度）条件下释放整整两天，然后进行试验。这种夹带和释放试验有助于区分昼夜节律时钟调节的反应与其他计时机制调节的反应或对外部刺激实时调节的反应。如果这种变化在恒定的条件下持续存在，则这表明它至少部分受昼夜节律时钟控制。如果这种变化在昼夜节律条件下消失，则这表明一天中的时间差异可能是环境因素，如光或温度等引起的。然而，在恒定光照条件下缺乏持续性并不一定表明响应不受昼夜节律控制。许多昼夜节律调节的输出被恒定光照或恒定的黑暗条件所掩盖[38,60]。

（1）培养基制备、种子表面灭菌、树莓派计算机设置等试验设置应严格按照上述方法进行［见注释（6）］。

（2）和第一个试验一样，最初将植物在 12 h（光照）：12 h（黑暗）的周期下培养 5 d。然后，将植物释放到恒定的光照和温度条件下。

（3）被恒定光照射 2 d 后，按照 ZT48，50，52，…，70（h）的时间顺序转动不同的培养皿，以使之完成相同的试验时间进程（ZT 时间表示在恒定光照条件下从最后一个授时因子到黎明的时间）（图 19.5）［见注释（7）］。

（4）评估昼夜节律时钟作用的第二种方法，是检查昼夜节律时钟被打乱后基因型的响应情况。常用的基因型（genotype）包括 CCA1 过表达（overexpressing）植物[61]、prr7 突变体[62]和 elf3 突变体[63]。由于 CCA1 过表达的植物节律失常，所以这里分析的响应很简单。然而，这些植物具有多种多效性表型（pleiotropic phenotype），因此必须考虑生理学变化所导致的次生影响。prr7 基因突变的植物表现出对不同夹带信号的变异减少，因为 prr7 具有调节昼夜节律时钟可塑性的作用[51]。研究该突变体对于研究应力是否影响昼夜节律时钟的功能是有价值的，但是对于确定一天的时间效应是否受昼夜节律控制可能没有太大帮助。elf3 基因突变的植物在夹带环境中显示正常的节律，但在恒定光照条件下变得节律失常。因此，比较野生型和 elf3 突变体在恒定光照下的响应能够阐明昼夜节律时钟在响应中的作用。

19.3.7　RPM 上同时多个时间点采样

虽然根弯曲试验能够监测植物对重力刺激方向的响应，但监测植物对微重力的响应则需要不同的分析方法。在此，我们描述了将这些研究扩展到监测根系对模拟微重力反应的昼夜调节。对于这些试验，我们使用 RPM，它由两个独立的旋转轴组成。

在三维微重力模拟器上培养样品，同时评估多个时间点/光照时间表具有挑战性。主要关心的问题是来自"白天"条件下的光绝不能被"夜晚"条件下的样品检测到。为此，我们开发了一个可定制的光照解决方案和收获方案，以用于评估昼夜节律时钟对模拟微重力环境中植物培养的影响。NASA 肯尼迪航天中心的实验室具有该光照设备和 RPM 支架。

（1）对于两对独立控制的 LED 灯，可以通过调节培养室外的电源，手动设置任何所需的光照周期或光照时间。

（2）当固定或垂直培养皿被以菊花链方式（daisy - chained）安装到同一电源时，植物可以被带到 RPM 上的光照设施中。而且，这些垂直支架可被用于地面对照样品。

（3）应将植物在与 RPM 试验计划相同的光照计划下以垂直方向培养 7 d。

（4）待培养 7 d 后，可以将培养皿转移并固定到 RPM 上。应该将 RPM 编程为 0 - g 设置，并运行 48 h。

（5）对于表型数据，可以使用树莓派 NoIR 相机拍摄 RPM 处理前和 RPM 处理后的图像。

（6）为了给正处于黑暗周期中的植物成像，需要创造一个让植物保持在黑暗中的工作空间。被安装在头灯之上的绿色滤光片可被用于观察，且对植物光信号响应的干扰最小。仅使用树莓派 NoIR 相机和红外灯在黑暗中对植物进行成像。需要注意的是，完成成像后应立即把植物放回黑暗中。

（7）对正处于光照周期的植物进行成像时，可以利用非红外光源。

（8）为了在 RPM 运行后捕捉图像，如果你计划采集样本进行转录分析，则必须将处于黑暗周期的植物保持在黑暗中。对处于黑暗周期的植物，应在暗室中利用红外相机和光源对其进行成像［见注释（8）］。然而，对正处于光照周期的植物可以正常成像。

（9）在暗室里从 RPM 中取出植物。可佩戴发出绿光的头灯查看样品。

（10）用刀片切一个切口将根和茎组织分开。

（11）用细镊子收集根组织，放入冷冻管（cryotube），并立即在液氮中快速冷冻。

（12）可以执行步骤（9）~（11），来采集正处于光照周期的样品。然而，房间的顶灯可以代替绿色的头灯［见注释（9）］。

19.3.8　时间进程数据的可视化与分析

（1）按时间绘制响应，将使基于阶段的差异可视化。如果反应在一天中的不同时间表现出差异，则可以使用 ANOVA 检验来检验显著性。为了识别哪些时间点可能是唯一的，Tukey 事后检验（post - hoc test）可以区分各个时间点。

（2）将数据缩放到 0 ~ 1 的范围，以比较不同条件之间的相位差和周期差，如突变体和野生型植物之间，或昼夜节律环境和恒定环境之间。这是通过从每个时间点减去该样本所有时间点的最小值，然后除以范围来计算的［见注释（10）］。

$$z_i = \frac{x_i - \min(x)}{(\max(x) - \min(x))} \tag{19.1}$$

19.4　注释

（1）重要说明：这里，由于重点是研究一天中的时间和生物钟的影响，所以应该将蔗糖从培养基中去除。蔗糖通常被添加到植物培养基中，以确保种子均匀萌发和提高植物的生长速度。然而，蔗糖、葡萄糖和果糖的存在缩短了昼夜节律周期，而还原糖则会延长昼夜节律周期[54,64]。培养基中糖的存在或缺失也会影响昼夜条件下的响应。因此，针对昼夜节律时钟的试验一般不需要蔗糖[54,64-66]。对于习惯于用蔗糖培养植物的研究人员来说，需要对试验的其他因素进行调整：①需要较长的分层（stratification；对于刚收获的种子，需要 5 d），以保持一致的萌发；②因为植物生长缓慢，所以生长时间更长；③避免使用漂白剂而只使用乙醇消毒；④目视检查种子，并丢弃那些畸形的、未成熟的或枯萎的种子，特别是在处理昼夜节律时钟突变以增强发芽一致性的时候。

（2）带状电缆非常脆弱而易被损坏。因此，在移动和定位树莓派 NoIR 相机拍摄植物时要小心，以避免拉伸或挤压带状电缆。由于反复使用（插/拔），所以金属触点可能被磨损。另外，应避免静电和电缆弯曲。

（3）红外光的波长必须大于 880 nm，以最大限度地减少植物对的光响应。此外，由于红外光容易产生热量，所以监测室内温度变化和避免温度循环是必要的，因为这也会影响昼夜节律。

（4）关于为昼夜节律分析选择最佳采样时间的讨论，可以在［58，59］中找到。

（5）在黑暗时期操作植物时，要注意避免光刺激。使用带有绿光的头灯可以提供足够的光线，同时限制光响应转录本的诱导。另外，还应监测温度，以确保在打开培养室取样或利用灯的热量时避免热冲击。

（6）在循环条件下进行试验和在恒定条件下进行试验的一致性至关重要。

（7）应避免第一晚上的持续条件，因为这样植物会经历压力变化，从而使反应复杂化。

（8）由于转录对光照的响应可以在几分钟内被检测到，所以保持黑暗至关重要。

（9）首先在黑暗的光周期中拍摄和收获植物是最容易的，这样研究人员的眼睛就有足够的时间进行调整。然而，作为一个因素，控制收割顺序是至关重要的。所有样本的成像和采集工作应在 5 ~ 10 min 内完成。

（10）需要注意的是，在 0 和 1 之间缩放数据会掩盖样本之间的振幅差异，因此必须单独评估这些差异。

致谢

目前，关于生物节律时钟和重力的研究得到了美国 NASA 80NSSC18K1466 项目和北卡罗来纳太空基金的支持。

参考文献

1. Dodd AN, Salathia N, Hall A et al (2005) Plant circadian clocks increase photosynthesis, growth, survival, and competitive advantage. Science 309:630–633

2. Spoelstra K, Wikelski M, Daan S et al (2016) Natural selection against a circadian clock gene mutation in mice. Proc Natl Acad Sci U S A 113:686–691

3. Ouyang Y, Andersson CR, Kondo T et al (1998) Resonating circadian clocks enhance fitness in cyanobacteria. Proc Natl Acad Sci U S A 95:8660–8664

4. Ma P, Woelfle MA, Johnson CH (2013) An evolutionary fitness enhancement conferred by the circadian system in cyanobacteria. Chaos Solitons Fractals 50:65–74

5. Welkie DG, Rubin BE, Chang Y-G et al (2018) Genome-wide fitness assessment during diurnal growth reveals an expanded role of the cyanobacterial circadian clock protein KaiA. Proc Natl Acad Sci U S A 115:E7174–E7183

6. Horn M, Mitesser O, Hovestadt T et al (2019) The circadian clock improves fitness in the fruit fly, *Drosophila melanogaster*. Front Physiol 10:1374

7. Yerushalmi S, Yakir E, Green RM (2011) Circadian clocks and adaptation in Arabidopsis. Mol Ecol 20:1155–1165

8. Covington MF, Maloof JN, Straume M et al (2008) Global transcriptome analysis reveals circadian regulation of key pathways in plant growth and development. Genome Biol 9: R130

9. Mizuno T, Yamashino T (2008) Comparative transcriptome of diurnally oscillating genes and hormone-responsive genes in *Arabidopsis thaliana*: insight into circadian clock-controlled daily responses to common ambient stresses in plants. Plant Cell Physiol 49:481–487

10. Rawat R, Schwartz J, Jones MA et al (2009) REVEILLE1, a Myb-like transcription factor, integrates the circadian clock and auxin pathways. Proc Natl Acad Sci U S A 106:16883–16888

11. Fujita Y, Fujita M, Shinozaki K, Yamaguchi-Shinozaki K (2011) ABA-mediated transcriptional regulation in response to osmotic stress in plants. J Plant Res 124:509–525

12. Goodspeed D, Chehab EW, Min-Venditti A et al (2012) Arabidopsis synchronizes jasmonate-mediated defense with insect circadian behavior. Proc Natl Acad Sci U S A 109:4674–4677

13. Huang W, Pérez-García P, Pokhilko A et al (2012) Mapping the core of the Arabidopsis circadian clock defines the network structure of the oscillator. Science 336:75–79

14. Spoel SH, van Ooijen G (2014) Circadian redox signaling in plant immunity and abiotic stress. Antioxid Redox Signal 20:3024–3039

15. Fan G, Dong Y, Deng M et al (2014) Plant-pathogen interaction, circadian rhythm, and hormone-related gene expression provide indicators of phytoplasma infection in Paulownia fortunei. Int J Mol Sci 15:23141–23162

16. Harmer SL, Hogenesch JB, Straume M et al (2000) Orchestrated transcription of key pathways in Arabidopsis by the circadian clock. Science 290:2110–2113

17. Bläsing OE, Gibon Y, Günther M et al (2005) Sugars and circadian regulation make major contributions to the global regulation of diurnal gene expression in Arabidopsis. Plant Cell 17:3257–3281

18. Lu Y, Gehan JP, Sharkey TD (2005) Daylength and circadian effects on starch degradation and maltose metabolism. Plant Physiol 138:2280–2291

19. Graf A, Schlereth A, Stitt M, Smith AM (2010) Circadian control of carbohydrate availability for growth in Arabidopsis plants at night. Proc Natl Acad Sci U S A 107:9458–9463

20. Yazdanbakhsh N, Sulpice R, Graf A et al (2011) Circadian control of root elongation and C partitioning in Arabidopsis thaliana. Plant Cell Environ 34:877–894

21. Webb AAR, Satake A (2015) Understanding circadian regulation of carbohydrate metabolism in Arabidopsis using mathematical models. Plant Cell Physiol 56:586–593

22. Gnocchi D, Pedrelli M, Hurt-Camejo E, Parini P (2015) Lipids around the clock: Focus on circadian rhythms and lipid metabolism. Biology (Basel) 4:104–132

23. Fowler SG, Cook D, Thomashow MF (2005) Low temperature induction of Arabidopsis CBF1, 2, and 3 is gated by the circadian clock. Plant Physiol 137:961–968

24. Dong MA, Farré EM, Thomashow MF (2011) Circadian clock-associated 1 and late elongated hypocotyl regulate expression of the C-repeat binding factor (CBF) pathway in Arabidopsis. Proc Natl Acad Sci U S A 108:7241–7246

25. Wang W, Barnaby JY, Tada Y et al (2011) Timing of plant immune responses by a central circadian regulator. Nature 470:110–114

26. Ingle RA, Stoker C, Stone W et al (2015) Jasmonate signalling drives time-of-day differences in susceptibility of Arabidopsis to the fungal pathogen Botrytis cinerea. Plant J 84:937–948

27. Sharma M, Bhatt D (2015) The circadian clock and defence signalling in plants. Mol Plant Pathol 16:210–218

28. Zhou M, Wang W, Karapetyan S et al (2015) Redox rhythm reinforces the circadian clock to gate immune response. Nature 523:472–476

29. Gehan MA, Greenham K, Mockler TC, McClung CR (2015) Transcriptional networks-crops, clocks, and abiotic stress. Curr Opin Plant Biol 24:39–46

30. Li Z, Bonaldi K, Uribe F, Pruneda-Paz JL (2018) A localized Pseudomonas syringae infection triggers systemic clock responses in Arabidopsis. Curr Biol 28:630–639. e4

31. Yu W, Hardin PE (2006) Circadian oscillators of Drosophila and mammals. J Cell Sci 119:4793–4795

32. Harmer SL (2009) The circadian system in higher plants. Annu Rev Plant Biol 60:357–377

33. McClung CR, Gutiérrez RA (2010) Network news: prime time for systems biology of the plant circadian clock. Curr Opin Genet Dev 20:588–598

34. Filichkin SA, Breton G, Priest HD et al (2011) Global profiling of rice and poplar transcriptomes highlights key conserved circadian-controlled pathways and cis-regulatory modules. PLoS One 6:e16907

35. Lowrey PL, Takahashi JS (2011) Genetics of circadian rhythms in Mammalian model organisms. Adv Genet 74:175–230

36. Nakamichi N, Kiba T, Kamioka M et al (2012) Transcriptional repressor PRR5 directly regulates clock-output pathways. Proc Natl Acad Sci U S A 109:17123–17128

37. Liu T, Carlsson J, Takeuchi T et al (2013) Direct regulation of abiotic responses by the Arabidopsis circadian clock component PRR7. Plant J 76:101–114

38. Nagel DH, Doherty CJ, Pruneda-Paz JL et al (2015) Genome-wide identification of CCA1 targets uncovers an expanded clock network in Arabidopsis. Proc Natl Acad Sci U S A 112: E4802–E4810

39. Kamioka M, Takao S, Suzuki T et al (2016) Direct repression of evening genes by CIRCADIAN CLOCK-ASSOCIATED1 in the Arabidopsis circadian clock. Plant Cell 28:696–711

40. Ezer D, Jung J-H, Lan H et al (2017) The evening complex coordinates environmental and endogenous signals in Arabidopsis. Nat Plants 3:17087

41. Edwards KD, Anderson PE, Hall A et al (2006) FLOWERING LOCUS C mediates natural variation in the high-temperature response of the Arabidopsis circadian clock. Plant Cell 18:639–650

42. Michael TP, Mockler TC, Breton G et al (2008) Network discovery pipeline elucidates

conserved time-of-day specific cis-regulatory modules. PLoS Genet 4:e14

43. Más P (2008) Circadian clock function in *Arabidopsis thaliana*: time beyond transcription. Trends Cell Biol 18:273–281

44. Carbonell-Bejerano P, Rodríguez V, Royo C et al (2014) Circadian oscillatory transcriptional programs in grapevine ripening fruits. BMC Plant Biol 14:78

45. Covington MF, Harmer SL (2007) The circadian clock regulates auxin signaling and responses in Arabidopsis. PLoS Biol 5:e222

46. Fehér B, Kozma-Bognár L, Kevei E et al (2011) Functional interaction of the circadian clock and UV RESISTANCE LOCUS 8-controlled UV-B signaling pathways in *Arabidopsis thaliana*. Plant J 67:37–48

47. Grinevich DO, Desai JS, Stroup KP et al (2019) Novel transcriptional responses to heat revealed by turning up the heat at night. Plant Mol Biol 101:1–19

48. Weng X, Lovell JT, Schwartz SL et al (2019) Complex interactions between day length and diurnal patterns of gene expression drive photoperiodic responses in a perennial C4 grass. Plant Cell Environ 42:2165–2182

49. Edwards KD, Akman OE, Knox K et al (2010) Quantitative analysis of regulatory flexibility under changing environmental conditions. Mol Syst Biol 6:424

50. Flis A, Sulpice R, Seaton DD et al (2016) Photoperiod-dependent changes in the phase of core clock transcripts and global transcriptional outputs at dawn and dusk in Arabidopsis. Plant Cell Environ 39:1955–1981

51. Webb AAR, Seki M, Satake A, Caldana C (2019) Continuous dynamic adjustment of the plant circadian oscillator. Nat Commun 10:550

52. Seaton DD, Graf A, Baerenfaller K et al (2018) Photoperiodic control of the Arabidopsis proteome reveals a translational coincidence mechanism. Mol Syst Biol 14:e7962

53. Somers DE, Devlin PF, Kay SA (1998) Phytochromes and cryptochromes in the entrainment of the Arabidopsis circadian clock. Science 282:1488–1490

54. Haydon MJ, Mielczarek O, Robertson FC et al (2013) Photosynthetic entrainment of the *Arabidopsis thaliana* circadian clock. Nature 502:689–692

55. Panter PE, Muranaka T, Cuitun-Coronado D et al (2019) Circadian regulation of the plant transcriptome under natural conditions. Front Genet 10:1239

56. Kusakina J, Gould PD, Hall A (2014) A fast circadian clock at high temperatures is a conserved feature acrossArabidopsisaccessions and likely to be important for vegetative yield. Plant Cell Environ 37:327–340

57. Greenham K, Robertson McClung C (2013) Temperature and the circadian clock. In: Temperature and plant development. Wiley, Oxford, pp 131–161

58. Hughes ME, Abruzzi KC, Allada R et al (2017) Guidelines for genome-scale analysis of biological rhythms. J Biol Rhythm 32:380–393

59. Li J, Grant GR, Hogenesch JB, Hughes ME (2015) Considerations for RNA-seq analysis of circadian rhythms. Methods Enzymol 551:349–367

60. Velez-Ramirez AI, van Ieperen W, Vreugdenhil D, Millenaar FF (2011) Plants under continuous light. Trends Plant Sci 16:310–318

61. Wang ZY, Tobin EM (1998) Constitutive expression of the CIRCADIAN CLOCK ASSOCIATED 1 (CCA1) gene disrupts circadian rhythms and suppresses its own expression. Cell 93:1207–1217

62. Michael TP, Salomé PA, Yu HJ et al (2003) Enhanced fitness conferred by naturally occurring variation in the circadian clock. Science 302:1049–1053

63. Hicks KA, Albertson TM, Wagner DR (2001) EARLY FLOWERING3 encodes a novel protein that regulates circadian clock function and flowering in Arabidopsis. Plant Cell 13:1281–1292

64. Haydon MJ, Mielczarek O, Frank A et al (2017) Sucrose and ethylene signaling interact to modulate the circadian clock. Plant Physiol 175:947–958

65. Knight H, Thomson AJW, McWatters HG (2008) Sensitive to freezing6 integrates cellular and environmental inputs to the plant circadian clock. Plant Physiol 148:293–303

66. Feugier FG, Satake A (2012) Dynamical feedback between circadian clock and sucrose availability explains adaptive response of starch metabolism to various photoperiods. Front Plant Sci 3:305

关键词中英对照表

农业	agriculture
淀粉体	amyloplast
拟南芥属	*Arabidopsis*
拟南芥	*Arabidopsis thaliana*
天体植物学	astrobotany
生长素	auxin
生长素载体	auxin carrier
生长素应答基因	auxin responsive genes
生长素信号转导	auxin signaling
生长素运输	auxin transport
DR5 报告基因	DR5 reporter
分支	branch
根	root
嫩枝	shoot
钙	calcium
细胞	cell
细胞分裂	cell division
内皮层细胞	endodermal cell
固定化细胞	fixed cell

悬浮培养	suspension culture
细胞壁	cell wall
离心	centrifug
台式	bench top
大直径（LDC）	Large Diameter（LDC）
水蕨	*Ceratopteris richardii*
有分隔的盖玻片	chambered coverglass
生物钟	circadian clock
回旋运动	circumnutation
回旋器	clinostat
小柱	columella
共聚焦显微镜	confocal microscopy
细胞分裂素	cytokinins
进化	evolution
蕨类植物	fern
孢子	spore
固定	fixation
平的嵌入	flat embedding
荧光显微法	fluorescence microscopy
荧光传感器	fluorescent sensor
基因实验室	GeneLab
全基因组关联研究（GWAS）	genome – Wide Association Studies（GWAS）
重力刺激	gravistimulation
向重性定点角（GSA）	gravitropic setpoint angle（GSA）
向地性	gravitropism
重力阻力	gravity resistance

重力反应	gravity response
重力感应	gravity sensing
绿色荧光蛋白（GFP）	green fluorescence protein（GFP）
激素	hormone
向水性	hydrotropism
超重力	hypergravity
图像分析	image analysis
免疫荧光	immunofluorescence
免疫定位	immunolocalization
国际空间站（ISS）	International Space Station（ISS）
相对定量和绝对定量的等压标记（iTRAQ）	Isobaric Tag for Relative and Absolute Quantification（iTRAQ）
运动分析	kinematic analysis
活细胞成像	live cell imaging
磁悬浮	magnetic levitation
磁敏感性	magnetic susceptibility
玉米根系	maize root
基因芯片	microarray
微重力	microgravity
微重力模拟	microgravity analog
微重力模拟设备	microgravity simulation facility
微重力模拟器	microgravity simulator
显微镜	microscopy
电子显微镜	electron microscopy
光学显微镜	light microscopy
垂直显微镜	vertical – stage microscopy
微管	microtubule

非种子植物	non – seed plant
向光性	phototropism
小立碗藓	*Physcomitrium patens*
植物生长设备	Plant Growth Hardware
先进生物研究系统（ABRS）	Advanced Biological Research System（ABRS）
高等植物培养（APH）	Advanced Plant Habitat（APH）
容器中的生物研究（BRIC）	Biological Research in Canisters（BRIC）
欧洲模块化栽培系统（EMCS）	European Modular Cultivation System（EMCS）
LADA – 蔬菜生产单元	LADA – Vegetable Production Unit
植物生长响应	plant growth response
植物运动	plant movements
植物姿态控制	plant posture control
植物空间生物学	plant space biology
空间生物学	polarization
蛋白质	proteins
提取	extractions
翻译后修饰	posttranslational modifications
蛋白质组学	proteomics
原生质体	protoplast
量化工具	quantification tool
随机定位机（RPM）	random positioning machine（RPM）
核糖核酸	RNA
转录组测序	RNA seq
根系	root
向重性弯曲	gravitropic bending

侧根	lateral root
玉米	maize
初生根	primary root
向性	tropism
分节	sectioning
种苗	seedling
石松卷柏	*Selaginella moellendorffii*
测序	sequencing
嫩枝	shoot
信号转导	signal transduction
单细胞	single cell
偏移	skewing
航天局	space agency
加拿大航天局（CSA）	Canadian Space Agency（CSA）
欧洲航天局（ESA）	European Space Agency（ESA）
德国航空航天中心（DLR）	German Aerospace Center（DLR）
日本航空宇宙探索机构（JAXA）	Japan Aerospace Exploration Agency（JAXA）
美国国家航空航天局（NASA）	National Aeronautics and Space Administration（NASA）
空间试验	space experiment
空间固定硬件	Space Fixation Hardware
化学固定袋（CFB）	Chemical Fixation Bag（CFB）
培养皿固定装置（PDFU）	Petri Dish Fixation Unit（PDFU）
航天飞机	Space Shuttle
航天	spaceflight
孢子	spore

平衡囊	statocyte
平衡石	statolith
向触性	thigmotropism
接触响应	touch response
转录组	transcriptome
垂直生长指数（VGI）	Vertical growth index（VGI）

索 引

（王彦祥、张若舒　编制）

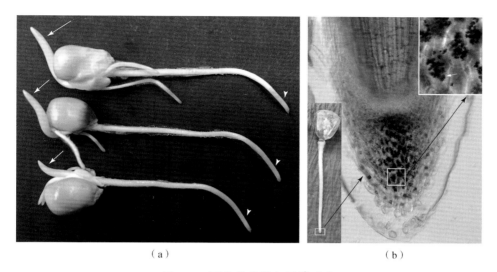

（a）　　　　　　　　　　　　　　　　（b）

图 1.1　玉米幼苗的向重性反应

（a）4 d龄玉米幼苗胚芽鞘和根系重新定向，分别水平向上（带线箭头）和向下（无线箭头）生长；（b）玉米幼苗根冠的中位纵切面显示在小柱细胞（浅色方形）中存在充满淀粉的淀粉体（带线箭头，右上插图），它们起到了平衡石的作用，平衡石沉降被广泛认为是高等植物根部重力感应机制的一部分

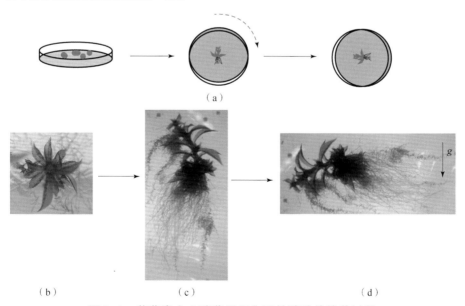

（b）　　　　　　　　（c）　　　　　　　　（d）

图 2.1　苔藓类小立碗藓用于向重性试验的培养过程

图（a），（b）和（d）所示为向重性试验的样品制备；图（d）中的箭头表示重力矢量的方向。

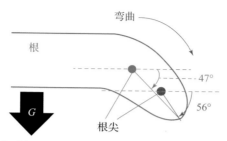

图 4.5　用高时间分辨率和低时间分辨率测量的根尖角度的差异

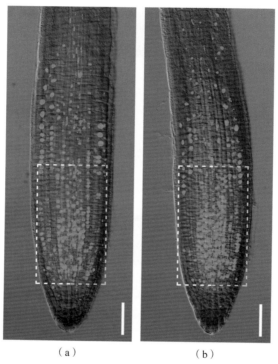

（a）　　　　　　　　　（b）

图 5.1　基于 EdU 染色技术的细胞分裂量化方法

（a）对照组；（b）受水刺激处理的根

　　采用荧光染料 Alexa Fluor$^©$ 488 进行染色。虚线框代表荧光强度测量的区域。对于对照组（a），黄色虚线框（200 μm×50 μm）代表组织分生区域的右侧，白色虚线框代表组织分生区域的左侧。对于受水刺激处理的根（b），黄色虚线框（200 μm×50 μm）代表低水势侧，而白色虚线框代表高水势侧。比例尺为 50 μm。

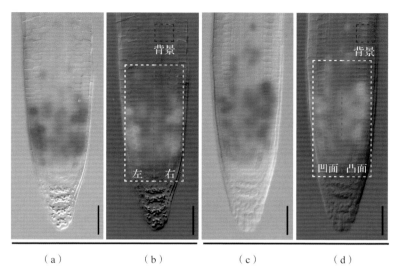

（a） （b） （c） （d）

图 5.2　利用 GUS 染色法对携带 pCYCB1、1 – GUS 基因的

转基因植株的细胞分裂进行量化

（a），（b）对照组；（c），（d）受水刺激受理的根

图（a），（b）所示为未进行水刺激处理的转基因植株作为对照组。图（c），（d）所示为水刺激处理后的转基因植株。利用 ImageJ 对用 GUS 染色的根尖（a，c）进行了类型改变（type – changed）（b，d）。黄色虚线框（200 μm×50 μm）代表分生组织区的右侧（b）或低水势侧（d）。白色虚线框代表分生组织区的左侧（b）或高水势侧（d）。蓝色方框中的区域被用来消除背景误差。比例尺为 50 μm。

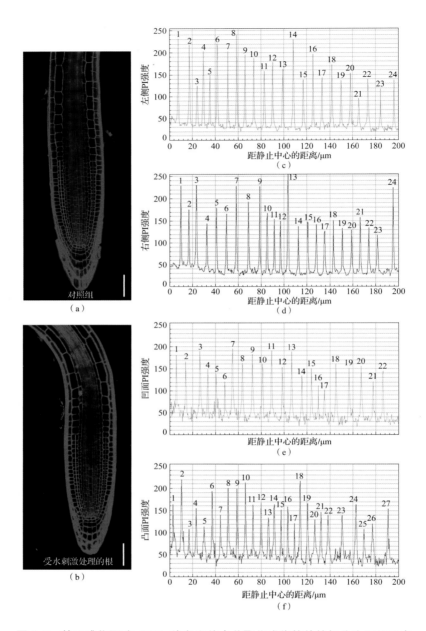

**图 5.3　基于碘化丙啶（PI）染色和徕卡共聚焦成像软件的根分生组织区内
的细胞染色及数量统计结果**

对照组（a～c）和受水刺激处理的根（d～f）经碘化丙啶（PI）染色后，利用徕卡共聚焦成像软件计算从分生组织区静止中心周围 200 μm 范围内的皮层细胞壁荧光峰的细胞数量。在对照组中，绿色和蓝色的折线分别代表左侧和右侧的皮层细胞层，荧光峰如图（b）和（c）所示。对于受水刺激处理的根，绿色和蓝色折线分别代表高水势侧和低水势侧，荧光峰如图（e）和（f）所示。比例尺为 50 μm。

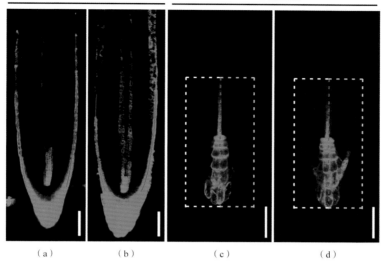

图 5.4　测量根尖荧光强度的方法

（a），（c）对照组；（b），（d）受水刺激处理的根

图（a），（b）所示为在对照组（a）或水刺激（b）处理后，TCSn::GFP 转基因幼苗的荧光强度在静止中心上方200 μm距离内的线性平均强度。红色折线表示右侧（a）或低水势侧（b），紫色折线表示左侧（a）或高水势侧（b）。（c），（d）所示为将 DR5::GFP 转基因幼苗的荧光强度测量为两侧 200 μm×50 μm 区域内的区域平均强度。黄色方框代表右侧（c）或较低的水势侧（d）。白色方框代表左侧（c）或较高的水势侧（d）。比例尺为 50 μm。

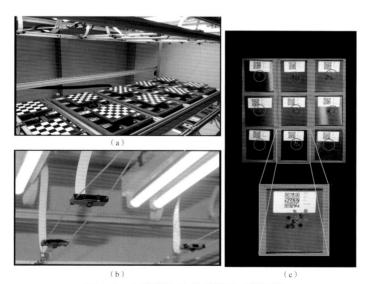

图 6.4　自动植物触碰装置的成像系统

如图（a）所示，将树莓派相机序列悬挂在植物栽培台架的上方。该图像显示了成像系统初始化时的自动植物触碰装置，并将平场棋盘校准网格（flat‐field checkerboard correction grid）安装到位。如图（b）所示，将树莓派相机悬挂在隔振张力钢丝支架（vibration‐isolating tensioned wire support）之间。如图（c）所示，在花盆的黑色丙烯酸盖子上有可供幼苗生长穿过的孔。在这些盖子上各有一个二维码，可链接到关于位置、植物类型和处理等的元数据（metadata，也叫作中继数据）。

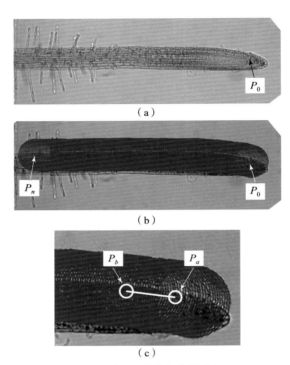

图 7.3　图像采集与分析情况

如图（a）所示，在图像采集时，应将根部定位，以使根部的整个生长区域都包含在相机视野中，并且成像根部的整个长度都要聚焦。如果目标是分析受到重力刺激的根部上侧和下侧发生的生长差异，则精确聚焦至关重要。注意根部高度"纹理化"（textured）的外观，这有利于跟踪细胞特征。图像处理工具包 v10 允许用户沿着根的长度标记点（蓝紫色星号），这将定义"中线"（或"边缘线"）的位置和边界。通常将第一个标记（参考点 P_0）放置在靠近第一层小柱的位置，并将最后一个标记放置在根毛区域内，以确保中线/边缘跨越整个生长区域。然后，如图（b）所示，图像处理工具包 v10 将这些标记连接成一条虚拟中线/边线，并在用户定义的距离上沿这条线定位点 P_i。随后，在整个图像系列中跟踪这些点，并将它们的 X、Y 坐标保存到逗号分隔值文件（xy_coordinates. csv）中（红点：程序定位跟踪点；蓝色圆圈：追踪盘）。如图（c）所示，选取点 P_a 和 P_b（此处分别对应 P_{11} 和 P_{25}）进行角度计算。

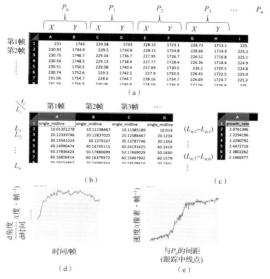

图 7.4　*X*、*Y* 坐标输入和增长分析输出文件

图（a）所示为保存到 xy_coordinates. csv 的图像处理工具包 v10 根部跟踪数据集示例。如图（b）所示，"－midline. csv"文件列出了连接每帧中跟踪点的根中线/边线的长度（以像素为单位）。如图（c）所示，"－midline growth rate. csv"文件列出了帧之间中线与边线长度的变化 [即生长率（像素·帧$^{-1}$）]。图（d）所示为受到重力刺激后的野生型根的弯曲率，计算方法是求连接 P_a 与 P_b 直线角度的变化 [图 7.3（c）]。图（e）所示为在用户选择的时间点对原始速度曲线（黑色）拟合的 LOW－ESS 平滑曲线（红色）。

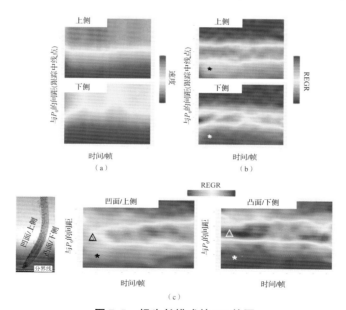

图 7.5　根生长模式的 3D 热图

图（a），（b）所示分别为在将根倾斜 90° 后 2~62 min 手动缩放（a）速度和（b）重力刺激的拟南芥 WT 根和 REGR 的曲线。热图颜色反映（用户定义的）速度/REGR 的大小，较暖的颜色对应较大的幅度。注意在根尖伸长区膨胀率的不对称性，根部的上侧表现为加速，而下侧表现为减少膨胀（＊）。如图（c）所示，RootPlot v1.0 揭示了拟南芥根系沿着盖玻片屏障追踪的复杂细胞扩展模式[6,21]。图像序列在根部遇到屏障后约 10 min 后开始滑动。注意在中心/近端伸长区的主要弯曲区域（对应于凸和凹区域，三角形）的差异膨胀以及在顶端伸长区（＊）向重性弯曲的起始。

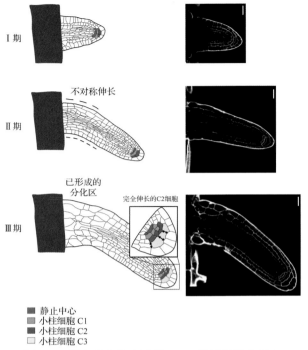

I 期

不对称伸长

II 期

已形成的
分化区

完全伸长的C2细胞

III 期

■ 静止中心
■ 小柱细胞 C1
■ 小柱细胞 C2
□ 小柱细胞 C3

图 8.1　拟南芥在发育阶段 I ~ III 的侧根形态示意

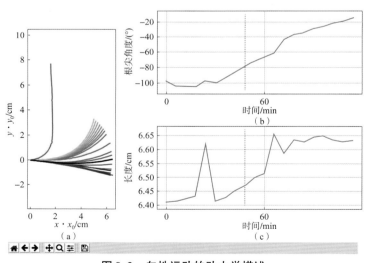

图 9.3　向性运动的动力学描述

　　图（a）所示为器官的连续轮廓图。稳态轮廓为红色，当前轮廓为黑色。图（b）所示为根尖角度的时间序列。图（c）所示为器官长度的时间序列（增长曲线）。可以看到，框架提取的不完美导致增长曲线有点不规则。在两个时间序列中，垂直虚线代表当前图像。

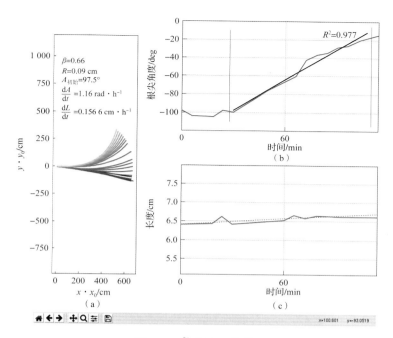

图 9.4 $\widetilde{\beta}$ 的交互估算

（a）器官的连续轮廓；（b）随时间变化的根尖角度，具有可调节的线性回归；（c）增长曲线及其线性化

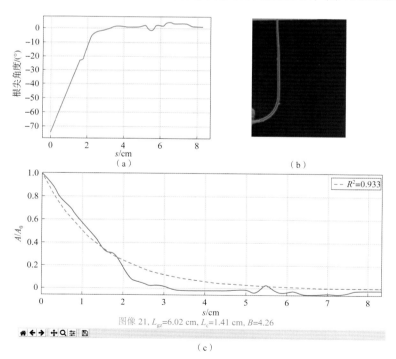

图像 21, L_{gz}=6.02 cm, L_c=1.41 cm, B=4.26

图 9.5 *B* 值的估算

（a）稳态下沿增长区域的倾角；（b）器官的稳态图像，带有被提取的框架；

（c）沿着增长区域的归一化倾角，用指数拟合

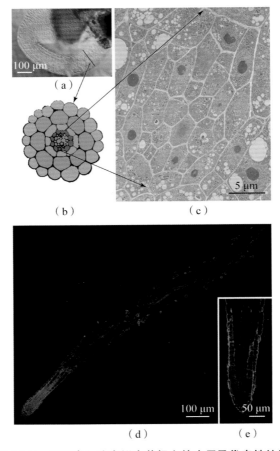

图 11.5　平面嵌入法在拟南芥根上的应用及代表性结果

　　这里显示的是一棵 3 d 龄的拟南芥幼苗在平面包埋载玻片上的图像。图（b）所示为根中柱区域的一个 80 nm 的横截面。图（c）所示为在透射电子显微镜下所看到的根中柱区域（stele region）的细胞。图（d）所示为用 4% 多聚甲醛和 2.5% 戊二醛固定的 7 d 龄拟南芥初生根的中位纵切面的半薄片（0.25 μm）。采用间接免疫荧光法，用抗岩藻糖基木葡聚糖（CCRC - M1）的单克隆抗体对切片进行染色。图（e）所示为在微重力模拟器中生长的 7 d 龄的拟南芥初生根。模拟器为 GRAVITE 3D - 回转器，由空间生物学实验室公司（Space Bio - Laboratories, Inc.）生产。采用间接免疫荧光法对半厚度切片进行聚焦并对木葡聚糖单克隆抗体（CCRC - M1）进行染色。图（e）中被放大的初生根根尖图像显示点状细胞质标记（punctate cytoplasmic labeling），使人联想到高尔基体衍生的泡囊（Golgi - derived vesicles）。

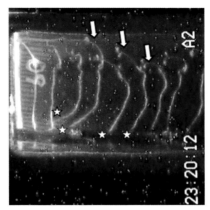

图 12.1 在微重力条件下发育的拟南芥幼苗呈现基于红光的向光性

幼株的下胚轴（箭头所示）和根部（星号所示）呈现向红光的正向光性曲率（positive phototropic curvature）。图像来自国际空间站上的 TROPI – 2 太空飞行试验，单向红光来自图像的左侧。图像上的文字表示格林尼治标准时间和试验容器编号（A2）。

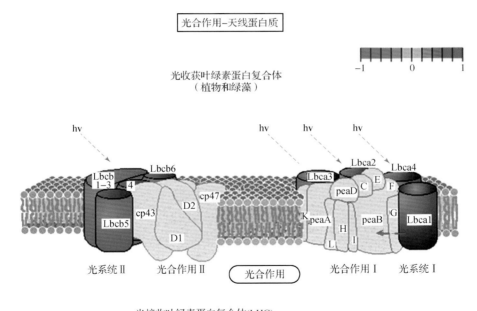

图 12.6 与 1 – *g* 对照组相比在微重力条件下发现差异表达基因的光合 – 天线蛋白途径

利用 HISAT2 – Stringtie – DESeq 分析途径（*p* = 1. 61E – 03）进行基因鉴定。与 1 – *g* 对照组相比，用深色标记的基因表示其表达下调。

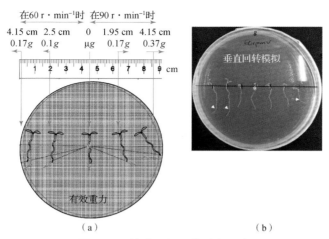

（a） （b）

图 16.3 快速回旋下的剩余重力

图（a）所示为带有标尺的培养皿方案，该标尺指示与旋转中心的距离以及试验结束时放置种子的线和根尖处的预期残余重力。需要注意的是，即使是中心的样本也很容易生长出最佳的模拟微重力区域。图（b）所示为将拟南芥幼苗在［16 h 光照/8 h 黑暗］光周期和 1g 条件下培养 5 d，然后进行 24 h 快速回转（60 r·min⁻¹）以及将植物在垂直于旋转轴（垂直回转）的条件下黑暗培养后的方向。由于 1g 重力引导，所以根开始时为垂直生长，直到它们达到约 2 cm 的长度，然后由于最后 24 h 的旋转而出现弯曲。旋转中心由星号（＊）表示，箭头表示根部弯曲点（root curvature point）。

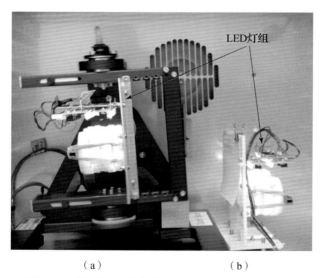

（a） （b）

图 16.4 培养室内的台式 RPM 装置和 1g 对照台架

（a）左侧 RPM 样品；（b）右侧 1g 对照样品

将样品种植在培养皿中，光照是由位于与样本相关位置处的 LED 灯组提供的，以保证在整个试验过程中光线与样品的相对位置恒定。

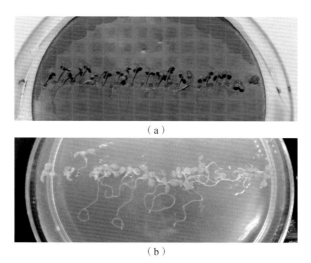

图 16. 5   在纸基或琼脂基培养皿中培养 4 d 后的拟南芥幼苗的图像

（a）1g 对照下培养的植株；（b）模拟微重力下培养的植株，显示幼苗的随机方向

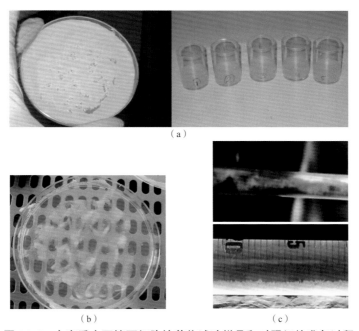

图 16. 6   在变重力环境下细胞培养物试验样品和对照组的准备过程

图（a）所示为用于机械和磁场地基设施处理的愈伤组织培养物[39]。如图（b）所示，低密度细胞培养愈伤组织的 RPM 旋转会导致意想不到的细胞移动，从而导致模拟微重力质量较差。图（c）所示为 2D 回转培养（上半部分）和 1g 静态对照（下半部分）下的悬浮细胞培养物。可以看到，细胞已经沉淀在移液管的底部。静态条件并不是一种合适的 1g 对照，因为所利用的细胞悬浮物需要摇晃才能存活。

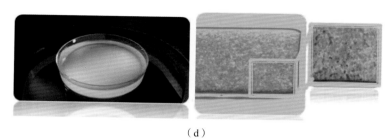

图 16.6　在变重力环境下细胞培养物试验样品和对照组的准备过程 （续）

如图（d）所示，将均匀悬浮的细胞培养物埋入 2%（w/v）的低凝胶琼脂糖，从而实现用于机械设备所需要的固定。琼脂糖堆栈中细胞分布的详细情况见图（d）右侧。

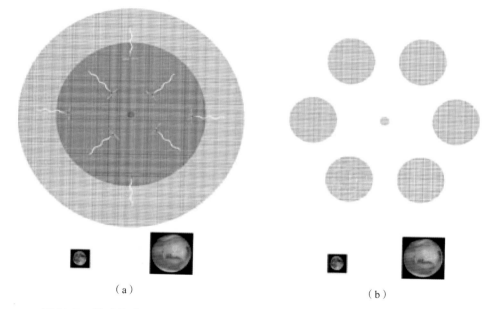

（a）　　　　　　　　　　　　　　　　　　　（b）

图 16.7　针对月球和火星在快速回转和 RPM 硬件设施中模拟设置的两个例子

根据表 16.2 计算，利用快速旋转的回转器（a）或 RPM（b）将幼苗培养到培养皿中，以使之暴露于部分重力环境中（分别模拟月球和火星的重力水平）。

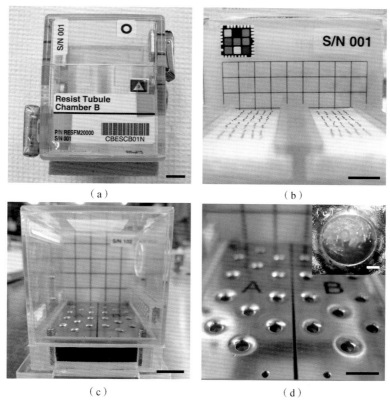

（a） （b）

（c） （d）

图 17.1　抗小管室 B 和植物室的部分外观和内部结构

图（a），（b）所示为抗小管室 B；内部尺寸是 56 mm（宽）×46 mm（高）×76 mm（深）。图（c），（d）所示为植物室；内部尺寸为 56 mm（宽）×46 mm（高）×48 mm（深）。如图（e）所示，拟南芥种子被固定在岩棉基质上。在图（a）~（d）中右下角的深色横条分别代表 10 mm 和 1 mm 长。

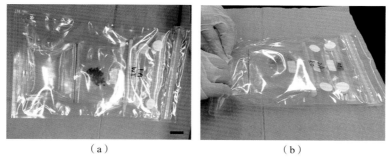

（a） （b）

图 17.2　化学固定袋和化学固定装置（Chemical Fixation Apparatus，CFA）

的外观及利用化学固定袋开展在轨抗小管试验操作

图（a），（b）所示为化学固定袋外观。

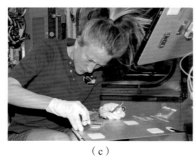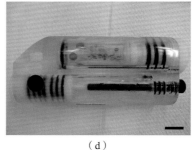

（c） （d）

图 17.2 化学固定袋和化学固定装置（Chemical Fixation Apparatus，CFA）
的外观及利用化学固定袋开展在轨抗小管试验操作（续）

图（c）所示为 NASA 航天员 Karen Nyberg 利用化学固定袋进行抗小管试验。图（d）所示为化学固定装置外观。图（a）和（d）中的横条代表 20 mm 长。

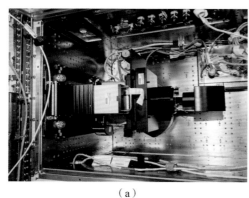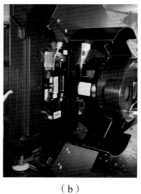

（a） （b）

图 17.5 JAXA 荧光显微镜外观

图（a）所示为 JAXA 荧光显微镜；它是一种商用荧光显微镜（型号为 DMI6000B，由徕卡微系统公司制造），对其进行部分修改以适应 ISS。如图（b）所示，培养/观察室可被直接放置在显微镜载物台上。

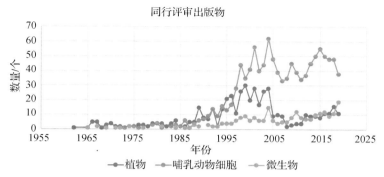

图 18.1　利用模拟微重力的生命科学研究回顾

　　搜索关键词：①植物（477 个条目），由回转器、模拟微重力、微重力模拟和植物组成；②哺乳动物细胞（1 073 个条目），由回转器、模拟微重力、微重力模拟和哺乳动物细胞组成；③微生物（271 个条目），由回转器、模拟微重力、微重力模拟、微生物的（microbial）、微生物（microbe）、生物膜（biofilm）、细菌、真菌和病毒组成。

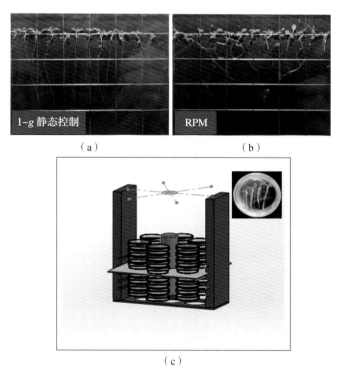

图 18.6　定制的 RPM 植物培养系统

　　（a）在 RPM 的静态条件下培养 6 d 后，培养皿中的拟南芥幼苗；（b）在 RPM 的旋转条件下培养 6 d 后，培养皿中的拟南芥幼苗；（c）通过 CAD 设计的延时释放模块，用于支撑长有幼苗的 35mm 培养皿

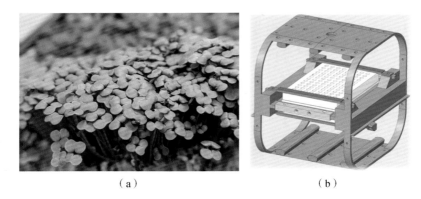

（a） （b）

图 18.7 为植物早期发育研究而开发的 RPM 微型蔬菜培养室

（a）所培养的微型蔬菜；（b）培养室的 CAD 设计效果

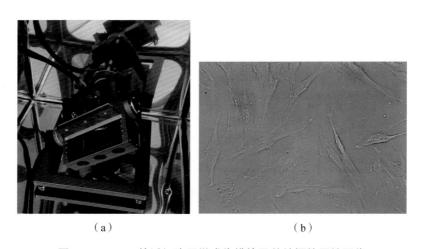

（a） （b）

图 18.8 RPM 的活细胞显微成像模块及其拍摄的原始图像

（a）在培养室内集成在 RPM 上的显微成像模块；（b）在延时试验中获得的一例原始图像